医学・看護・福祉原論

いのちに基づいた医療＆健康

The principles of medicine, nursing and welfare

編著・渡邉勝之・広井良典

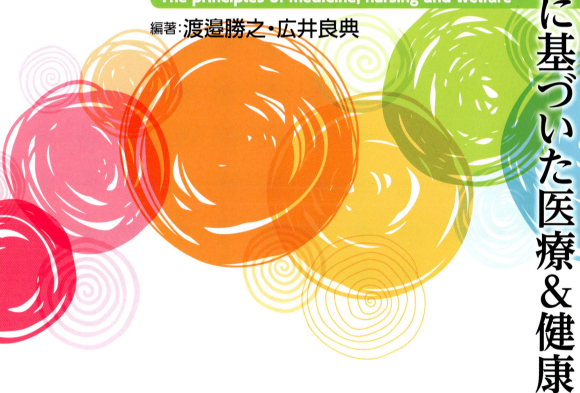

推薦の辞

筑波技術大学保健科学部教授　鮎澤 聡

　本書は「いのち」という「見えないこと」に向かって書かれています。

　見えないことは不確かなこととして扱われる場合が多いのですが、考えてみれば、私達のまわりは見えないことばかりです。いったい、熱や力を私達は見たことがあるでしょうか。見ているのは、熱や力で変化している物質であって、熱や力そのものではありません。また、喜びも、悲しみも、見えません。科学という枠組みにおいては、喜んだり悲しんだりしている生体を機械で計測し、その感じているありようを推定することが試みられています。しかしそれは、喜びや悲しみそのものを調べているわけではありませんし、何か発見があったとしても、それで喜びや悲しみが解ったのかといえばそうでもありません。しかし、我々は確かに喜び、そして悲しんでいるのです。

　編著者である渡邉君は鍼灸師です。初めて彼に会ったのは、十二・三年前に長岡で開催された人体科学会という学会の最中、蓬平温泉の湯船の中でした。その学会においてすでに彼は、本書で述べられているようなことを発表していたのです。彼に「なぜ鍼灸の学会で発表しないのか」と聞いたところ「発表できないのだ」との返事をもらったことが思い出されます。その頃の私にはその状況が充分にわかりませんでしたが、はからずも鍼灸の学会などに参加するようになり、彼の言わんとしていることが良く理解できました。そこには「いのち」を視座にいれた営みが欠落していたのです。科学の枠組みに乗せるために排除した、という方が適切なのかも知れません。

　本書は、渡邉君としては3冊目の編著書となります。はじめににもあるように、この3冊は彼自身の気づきに連動して上梓されています。取り上げられている内容もまた、医学・医療という枠を越えて「いのち」を射程とすることがより明確化されてきました。昨今、統合医療という言葉が使われますが、彼が求めているのは、技術として多くの伝統医療を寄せ集め近代医療と共に上手く用いることではなく、それらを包含する「いのちに基づいた医学・医療哲学」であり、さらにその基となる「いのち学」の構築です。

　本書は、医学のみならず、看護、福祉など様々な立場から書かれています。読者にはやや解りにくかったり、つながりが見えにくかったりする点もあろうかと思います。しかし、本書は多くの仲間と対話が重ねられた成果ですので、皆が共通の問題意識やビジョンを持っているのであり、それを読み解くこともまた、読者自身の哲学として興味のあるところです。

　医学・医療に限らず、今の世の中には「知の転換」が求められています。近代哲学を支えてきた「疑う知」だけではだめだ、ということです。むしろ、信じること、そして愛することから出発することが求められているのではないでしょうか。ただ、それは、疑うことの対極としての信じること、あるいは憎しみの対極としての愛、ではなく、それ自体として存在することです。おそらくそれが「いのちの自覚」ということなのでしょう。

　未来への鍵は一人一人の「いのちの自覚」にあるように思えます。本書が分野を越えて広く読まれ、そのきっかけとなることを期待しています。

2019年1月

はじめに

渡邉勝之

　編著者の一人である渡邉は、これまでに《いのち》を主題として『医療原論』（医歯薬出版）ならびに『医学・医療原論』（錦房）を出版してきた。筆者にとって、本著は、いのち（靈の智）学原論3部作の3冊目となる。

　1冊目の『医療原論』では、東西の医学・医療を統合することを目的として、世界三大伝統医学である、アーユルヴェーダ（生命の智恵）、ユナニ・ティブ（ギリシャ医学）、中国伝統醫学および近代医学の歴史を紐解いた。その結果、東西の医学・医療はルネッサンス（人間復興）期までは、類似した理論に基づいた医療が実践されていたことに気づいた。その理論的共通基盤を《いのち》とそのはたらきである《自然治癒力》におき、サブタイトルを"いのち・自然治癒力"として、（プラス次元の主客分離の認識で）執筆した。

　2冊目の『医学・医療原論』では、ライフワークの一つであった「死生観」（死んだら無になると捉える唯物論的死生観。死後はあの世・幽界に行く、また輪廻転生すると捉える唯心論的死生観なども包含できる、いのちに基づいた死生観）を確立することが出来た。

　その知的および体験的プロセスを、「いのち学」と命名した。またこれからの、医学・医療の基盤となる、セルフケア（自助）の紹介も行い、サブタイトルを"いのち学＆セルフケア"として、（0次元の主客一如の認識で）執筆した。

　今回の3冊目は、上記2著の執筆以降に、大きな気づきが訪れたことが執筆の継起となった。それを簡潔に表現すると〈主体（存在者・プラス1〜3次元認識の私）〉および〈主客一如（生活者・0次元認識の無我）〉から《主客逆転（いのち・マイナス1次元認識のわたし）》へと、立場・観点が逆転したことによる。

　それまでの認識であった、"存在者"（生かされているヒト・生きている人間：主体；1〜3次元）さらには"生活者"（生かされて活きている存在者：主客一如・0次元）の立場・観点が逆転したのである。主体であった〈自我（2・3次元認識）・自己（1次元認識）〉が客体となり、《いのち（マイナス1次元認識）》が主体となったのである。

　詳しくは第1部の総論Ⅰ「いのち学道　序説」で説明するが、わかりやすく表現すると「私（自我・自己）が生きているのではなく、《いのち》が《私》を表現している」となる。

　また、主客が逆転することにより、本来、我々一人ひとりが"創造者＝観察者＝被造物（者）"であることに気づく（自感）ことができた。問題はそれらを意識的に自覚（認識）し、能動的に創造者として自証（実在として実践）するのか。それとも無意識的（無自感）かつ無自覚で、受動的に被造物として無自証（存在として行動）しているかの相違だけだったのである。

　これまで、プロジェクトいのち（学際的研究会）・いのちの医療哲学研究会・いのちの医療実践会・人体科学会などで、議論および対話を重ね、一定の共通理解を得た同志の先生方に執筆をお願いした。各専門分野から、いのちに基づいた医療と健康について、第1部・総論、第2部・各論、第3部・身心技法と健康の3部に分けて編集した。

常識にとらわれることなく、人間なら誰もが気づくことができるが、言葉で説明および理解することが難しい、《いのち》の観点・立場・方向性を示した。

　医学・伝統医療（中国・日本・インド）・看護学・社会福祉学の哲学と倫理。さらには身心技法と健康において、セルフケア・養生・リラクセーション・ヨーガなど様々な分野から《いのち》の在り方を提示することにより、本著のサブテーマに設定した「いのちに基づいた医療＆健康」の全体像を浮き彫りにすることを目的とした。

　読者の皆様が本来の認識であり、状態である《いのち》に気づき、"自感、自覚・自証"の和を拡げ、自立した同志らと"共感・共育・共創"を実践してゆくことができれば本望である。

2019年5月1日

執筆・編集の骨子

　現在の日本は、世界に先例のない超高齢・少子化社会（就労人口の減少）に突入している。この現象は、日本のみならず、隣国である韓国・中国なども後を追う形で現実化しつつあり、日本がどのように対応するのか、世界的に注目されている。これらの課題を解決するためには、右肩上がりに成長する社会・経済を前提とした方法論ではなく、これまでの延長線上ではない"**持続可能な社会**"を実現するための戦略・戦術が必要となる。

　また、医学・医療の世界的潮流として、「病気」を対象とした「**病院モデル・pathogenesis（病気生成論）**」から、「健康」に焦点を当てた「**社会モデル・salutogenesis（健康生成論）**」すなわち、病院などの閉じられた時空間から、社会さらには自然に開かれた時空間が対象となる"**地域活性・地域包括ケア**"などが注目され実践されつつある。

　さらに日本における問題点として、明治維新以降、それまでの日本の伝統文化・医学・医療を全否定する形で、近代化を行い「富国強兵」・「殖産興業」を旗印として、経済成長を遂げ先進国の仲間入りをし、物質文明を謳歌して、現在に至っている。しかし、自然破壊を始め、自然災害およびそれに伴い発生した原発問題など、課題は山積している。

　他方、医学・医療の歴史的変遷として、江戸時代までは中国伝来の医学を長年の歳月をかけて日本化し「本道(ほんどう)」と呼称され実践されていた伝統医学を、自然消滅させる形で、ドイツ実験医学へと大きく転換した。さらには第二次世界大戦後、当時の最先端であった、アメリカ科学的医学を導入し、世界最先端の医学・医療が実施され、世界的に観てもトップレベルである。近代医学の特徴である、細胞病理学説および特定病因論が、「感染症」や「外傷」などには非常に有効であり、多大な貢献を果たしてきた。

　しかし、単純な因果律では対応が困難な、慢性疾患・生活習慣病をはじめとして、老化、QOL（生活の質）、終末期医療における尊厳死ならびにQOD（死の質）等の諸問題に対し、如何に対応していくのか、今、我々、全ての存在者・生活者一人ひとりが問われているのである。

　上記の課題を解決するためには、単なる古代回帰では不可能であろう。もちろん、日本特有の文化・伝統を継承しつつ、**温故創新**〔創身・創心・創芯〕さらには**現実創造**を行うことにより、現代に通用する医学理論・医療実践・健康増進の具体案を提示することが必要となる。

　上記の現状を踏まえ、執筆者らがこれまで活動してきた学会および研究会において、専門分野の垣根を越えて、意見交流および対話を積み重ねてきた。本書の共通基盤となる《**いのち（渡邉）・生成する無（広井）**》の共通理解が得られた先生方に執筆をお願いした。

　第1部総論では、編著者である渡邉と広井良典先生の二人が、相対二元的観点である〈生と死〉・〈有と無〉の根源かつ包摂である《いのち》（渡邉：『医療原論』、『医学・医療原論』）ならびに《生成する無》（広井：『ポスト資本主義』他）に焦点を当て、共通基盤・共通基軸となりうる理論構築

の方向性として、総論Ⅰ：いのち学道　序説、および総論Ⅱ：持続可能な医療とケア・死生観を提示した。

　それらの総説を受け、統合医療を専門とする小野直哉先生が、総論Ⅲ：世界の統合医療の現状― Integrative Medicine & Health care の国際比較と今後の動向―を提示した。

　これら第１部を基盤として、第２部各論では、医学・看護学・社会福祉学・伝統医療（中国・日本・インド）の各分野の専門家の先生方に執筆をお願いした。

　医師である杉岡良彦先生は、医学哲学のパイオニアである澤瀉久敬（おもだかひさゆき）の『医学概論』に触発され、医師になられた方である。渡邉も同様に『医学概論』に多大なる影響を受けた一人である。二人は『医学概論』を共通基盤として、西洋医学を基盤とする医師の観点と東洋医学を基盤とする鍼灸師の観点を統合すべく、長年に渡り共同研究において対話を重ねてきた。その成果の一端を「医学の哲学と倫理」として執筆していただいた。代表的著書として『哲学としての医学概論―方法論・人間観・スピリチュアリティ―』（春秋社）他を出版されている。

　看護師である守屋治代先生は、フローレンス・ナイチンゲールの一般的常識である『看護覚書』に記述されているナイチンゲール像だけではなく、近年刊行された『真理の探究』を研究され、真実のナイチンゲールの哲学と倫理に迫る、『「看護人間学」を拓く―ナイチンゲール看護論を再考して―』（看護の科学社）を出版されている。いのちの医療哲学研究会ならびに人体科学会において対話を重ね、専門領域は異なるが、看護学と伝統医学の共通基盤および方向性を共有していることから、「看護の哲学と倫理」を執筆していただいた。

　社会福祉士である松葉ひろ美先生は、渡邉が広井ゼミに出席していた頃から、意見交流を行い、広井先生の《生成する無》と渡邉の《いのち》の両方に共通する《生命》を基盤として社会福祉士の立場から論文を執筆されていることから、「社会福祉学の哲学と倫理」を執筆していただいた。

　伝統医学研究家である松田博公先生は、ジャーナリストとして活躍されたのち、鍼灸の世界に入られ、『鍼灸の挑戦』（岩波新書）をはじめ、多数の著書を出版されている。渡邉とは、大学院に入学されてから対話が始まり、お互いの問題意識ならびに目指す方向性を共有する同志である。中国伝統医学の真髄である『黄帝内経』を探究され、深く理解されている先輩として、今回、専門の「中国伝統医療の宇宙論」を執筆していただいた。

　鍼灸師である内田匠治先生は、学生時代からよく知る、故有川貞清医師に師事した後輩である。知性だけではなく感性さらに印知感覚（五感と同レベルの単細胞が有する生命感覚。有川の造語）にも優れた、教育者・治療家・研究者として尊敬し信頼している方である。中国および朝鮮半島から医学が輸入される以前の時期に行われていた日本固有の医学を、勅命により編集したとされる『大同類聚方（だいどうるいしゅうほう）』のほとんどが紛失しており、日本における伝統医学とは何かといった根本的な課題が存在する。そのような困難性を乗り越えるため、日本古代の縄文時代の精神から紐解き、現在に至るまでの「日本伝統医療の中の『いのち』」ならびに「伝統医療における身心技法」の２

つを執筆していただいた。

　ヨーガインストラクターである松原恵美先生は、渡邉が長年の課題であった、様々な死生観を包摂することが可能となる死生観を漸く確立できたと思い、『医学・医療原論』を執筆していた時期に巡り合った方である。御自身の体験に裏付けされた講演ならびに実習から、大きな気づきを得ることができた。それは、0次元認識の無我はゴールではなく、スタートまたは通過点であることだった。さらに被造物（被造者としての人間）で終わるのではなく、創造者として実践しなければ意味がないということに気づけたことである。
　この気づきが本著出版の契機となった。「ヨーガ哲学と倫理」ならびに「ヨーガにおける身心技法」の2つを執筆していただいた。

　さらに第3部では、上記の各専門分野に対応させた「身心技法と健康」に焦点を当て、各分野の実践者の方々に執筆していただいた。

　医師である山野隆先生は、神経内科の専門医であり、有川門下生の大先輩である。医師に治して貰うという受動的意識から、一人ひとりが「いのちの主人公・からだの責任者」として、能動的にセルフケアを実践する必要性を痛感し、前著『医学・医療原論』を執筆している時に、まさしく共時的にこれからの時代は"セルフケア"だよと連絡をいただき、力強い援軍を得て、拙著の推薦の辞をいただいた。また山野先生は、非常にシンプルな独自のセルフケアの方法論を確立され、多くの人材も育成されていることから、「セルフケアにおける身心技法」を執筆していただいた。

　看護師の小山敦代先生、西山ゆかり先生、岡田朱民先生は、看護師の立場から統合医療の教育・研究および実践をされている先生方である。
　特に小山先生は、プロジェクトいのち・いのちの医療哲学研究会において、長年対話を重ね、前著の推薦の辞をいただいた。また、今回、看護の哲学と倫理の執筆をお願いした守屋先生とも共通基盤を有しておられることから、理論と実践を繋ぐ役割を果たしていただいた。
　なお、小山先生には「看護の本質と特性」、西山先生には「看護における触れる技と癒し」、岡田先生には「全人的アプローチとしてのリラクセーション法」を執筆していただいた。

　本書を活用されることにより、いのちが主人公となり、病気を治して貰うといった受動的な意識から、健康は自分自身の責任であるといった能動的意識に転換する第一歩となる。
　さらに、生命の進化である個性化を発揮することにより各々が自立し、現象的な病気の治療を中心とした医学・医療を必要としない理想とする世界を創造し、各々が自立し、共創してゆくための礎になることができれば光栄である。

編著者　渡邉勝之

目　次

推薦の辞……………………………………………………………………鮎澤　聡　1
はじめに……………………………………………………………………渡邉勝之　2
執筆・編集の骨子　4

第1部　総論

Ⅰ　いのち学道　序説……………………………………………………渡邉勝之　14
1. はじめに……………………………………………………………………………14
2. 究極世界である《いのち》とマイナス1次元認識の《わたし》……………15
3. いのち学道…………………………………………………………………………17
4. 《いのち》の哲学と医学を説明する科学：認識（見るもの）と世界（見られるもの）の関係：空間論・時間論……………………………………………………18
5. 人間観：存在者・生活者・創造者：《いのち》…………………………………23
6. いのちに基づいた医療＆健康とは………………………………………………24
7. まとめ………………………………………………………………………………27

　コラム1　超弦理論におけるF理論：10＋2次元世界　26

Ⅱ　持続可能な医療とケア・死生観……………………………………広井良典　30
1. 「持続可能な医療」への視点……………………………………………………30
　1) 医療システムの全体的評価――アメリカにおける医学・生命科学研究から　30
　2) 近代科学と医学の意味　32　　3) 「持続可能な医療」という視点　33
2. ケアへの視点………………………………………………………………………35
　1) ケアの意味と「エコロジカル・モデル」　35
　2) 「つなぐこと」としてのケア――個人・コミュニティ・自然　36
　3) 「自然／身体性／現在」とのつながりの回復　37
3. 生と死への視点……………………………………………………………………39
　1) 現代版「不老不死」の夢　39　　2) 生と死のグラデーション　40
　3) 「無の科学」は可能か　41

Ⅲ　世界の統合医療の現状―Integrative Medicine & Health Care の国際比較と今後の動向―………………………………………………………小野直哉　44
1. はじめに……………………………………………………………………………44
2. 米国（アメリカ合衆国）…………………………………………………………45
3. 中国（中華人民共和国）…………………………………………………………48
4. インド（インド共和国）…………………………………………………………49
5. キューバ（キューバ共和国）……………………………………………………51
6. 各国の統合医療の特徴……………………………………………………………55
7. 統合医療と国際問題………………………………………………………………56

8. 統合医療と環境問題………………………………………………………………………56
　9. まとめ……………………………………………………………………………………57

第2部　各論

Ⅰ　医学の哲学と倫理 ……………………………………………… 杉岡良彦　66
　1. 医学の哲学とは何か………………………………………………………………………66
　2. 現代医学の科学論…………………………………………………………………………68
　　　1）応用科学としての医学　68　　2）分子生物学　68　　3）臨床疫学／EBM　69
　3. 現代医学の人間観…………………………………………………………………………72
　　　1）生物医学による人間観　72　　2）エンゲルの生物心理社会モデルと人間観　72
　　　3）全人的苦痛と生物心理社会スピリチュアルモデル　73
　4. 医療倫理と医療制度………………………………………………………………………76
　　　1）医療倫理が必要である根本的な理由と三つの背景　76　　2）生命倫理の4原則　78
　　　3）医療制度の問題　78
　5. 最後に………………………………………………………………………………………79

Ⅱ　看護の哲学と倫理 ……………………………………………… 守屋治代　81
　1. 看護の始原と変遷…………………………………………………………………………81
　2. ナイチンゲール看護論の特質……………………………………………………………82
　3. 看護実践に内在する原理的な課題………………………………………………………83
　4. 看護の目的…………………………………………………………………………………83
　　　1）連続体としての健康−病気　83
　　　2）生命の法則としての自然法則：健康管理の法則＝看護の法則　84　　3）看護の働き　85
　5. 看護の方法：他者理解……………………………………………………………………85
　6. art であり science である看護……………………………………………………………86
　7. 看護実践の倫理……………………………………………………………………………87

Ⅲ　社会福祉学の哲学と倫理 ……………………………………… 松葉ひろ美　89
　1. はじめに……………………………………………………………………………………89
　2. 福祉と心理──ポジティブ・ウェルフェアとポジティブ心理学の総合化……………89
　　　1）ポジティブ・ウェルフェア──人の可能性・内発性を引き出す福祉　90
　　　2）ポジティブ心理学──人と人の関係性に基づく幸福　91
　　　3）福祉と心理の総合化──人の幸福を実現させるもの　92
　3. 福祉と生命…………………………………………………………………………………92
　　　1）生命観の歴史的展開　93　　2）機械論と生気論の対立を超えて　94
　　　3）社会福祉学の哲学と歴史的展開の関わり　94
　　　4）生活モデルと社会福祉学の倫理　95
　4. 福祉・心理・生命の根源にある倫理……………………………………………………95
　5. ポジティブな無──統合医療の基本概念として………………………………………96

IV 中国伝統医療の宇宙論―『黄帝内経』入門― ……………………………… 松田博公 98

1. 「生き方」の書としての『黄帝内経』………………………………………………………… 98
   1)「気一元論」に始まる 98　　2) 黄老派のパラダイムの下に 99
2. マンダラ図による中国伝統医療の概念化 ……………………………………………………… 99
   1)「円」は循環する「天」を表す 99　　2)「円」は経脈を表す 100
   3)「天」は生命エネルギーの源 101　　4) 宇宙は四時（春夏秋冬）に回転する 101
   5)「四時」の摂理と死生観 101　　6)「正方形」は「地」を表す 102
3. ひとより尊い存在はない ……………………………………………………………………… 102
   1) 天と地が交わり「ひと」が生まれる 102　　2) ひとは天と合一し感応する 103
4. 万物を繋ぐ「天数」への信仰 ………………………………………………………………… 103
   1) 天地人三才思想 103　　2)「数」は気のネットワークの象徴 104
   3) 経脈は音楽が作り十二月に合する 104　　4) 五臓六腑も「天数」に従う 104
5. 治療も天道に反してはならない ……………………………………………………………… 105
   1) 天地と同じく頭寒足熱が健康 105　　2) 脈診はなぜ重視されたか 105
6. 中国伝統医療の倫理の可能性 ………………………………………………………………… 106
   1)「天地万物一体の仁」の医療 106　　2) 黄老派の「治身治国」思想 106
   3) 四気調神大論篇は王が順う「時令」である 107
7. 宇宙のリズムとともに生きる ………………………………………………………………… 108
   1)「開放系」の医療 108　　2) 己一個の養生を超えて 108

V 日本伝統医療の中の「いのち」 ……………………………………………… 内田匠治 110

1. はじめに――縄文時代の精神に日本人の「いのち」の根底を見る ……………………… 110
2. 日本語における「いのち」とは ……………………………………………………………… 110
3. 縄文時代の「いのち」観 ……………………………………………………………………… 111
   1) 縄文人の心性の中の「いのち」（ユングとエリアーデ⇒ネリー・ナウマン） 111
   2) 現代に生きる縄文土偶の「いのち」
      （土偶⇒鳥獣戯画⇒ハラノムシ、妖怪画⇒漫画、ゆるキャラ） 113
4. 日本人の「いのち」観の特徴 ………………………………………………………………… 114
   1) 縄文時代の医療と「いのち」 116　　2) 弥生時代の医療と「いのち」 116
   3) 古墳時代～飛鳥・奈良時代の医療と「いのち」 118
   4) 平安時代の医療における「いのち」 118
5. まとめ　平安以降の医療と「いのち」 ……………………………………………………… 119
   コラム2　天癸＝月の水説 112
   コラム3　縄文とカタカムナ 116

VI ヨーガ哲学と倫理 ……………………………………………………………… 松原恵美 122

1. ヨーガとは？ …………………………………………………………………………………… 122
2. 人間の本質とは「観るもの」である ………………………………………………………… 122
3. ヨーガの解脱・梵我一如 ……………………………………………………………………… 123
4. 世界を知る自分・世界と一つの自分 ………………………………………………………… 123

5. 時間の実体は瞬間である……124
6. 観られるものは変わる・世界の展開……124
7. 5つの鞘……126
8. ヨーガの定義……127
9. ヨーガの歴史……128
10. ヨーガの種類・流派……129
11. ヨーガの聖典・経典……129
12. 根本経典　ヨーガ・スートラ……130
13. 心の止滅……131
14. 輪廻転生……131
15. ヨーガの解脱へ至る行法・8支則……132
16. 瞑想と三昧の境地……134
17. ヨーガの解脱……135
18. ヨーガの変遷・身体は小宇宙……136
19. まとめ・ヨーガ哲学が伝えていること……136

第3部　身心技法と健康

I　セルフケアにおける身心技法……山野　隆　140
1. フィンガーケア……141
   1) テンフィンガーケア　141　　2) マスターキイポイントフィンガーケア　142
2. スティックケア……143
3. 選択ケア……143
4. セルフケアイ……144
5. セルフケアチ楽の特徴……144
6. セルフケアチ楽の効果……145
7. セルフケアチ楽を理解しやすくする基礎……145
8. チ楽……146

II　伝統医療における身心技法……内田匠治　149
1. 診断における身心技法……149
2. 気の四診……150
   1) 気の望診　150　　2) 気の聞診　151　　3) 気の問診　151　　4) 気の切診　151
3. 「気の四診」を用いた臨床の特徴……152
4. 「気の望診」を用いた臨床の実際……152
5. 東洋医学の治療法における身心技法……153
   1) 鍼灸における身心技法　153　　2) 『黄帝内経』における「神」の身心技法の核心　155
6. 「ゾーン＝フロー」を技とする東洋医学の技術について……156

III　看護領域における身心技法……小山敦代・西山ゆかり・岡田朱民　158
1. はじめに　　小山敦代……158

2. 看護の本質と特性　　小山敦代……………………………………………………159
　　　1) 看護の本質と特性　159　　　2) 看護領域における身心技法　161
　3. 看護における触れる技と癒し　　西山ゆかり………………………………………163
　　　1) 医療の中の看護　163　　　2) 看護の技（art of nursing）　164
　　　3) 看護が生みだすもの　164　　　4) 患者に触れる技と癒し　165
　　　5) 触れる（タッチ）の効果　166
　4. 全人的アプローチとしてのリラクセーション法　　岡田朱民………………………168
　　　1) ストレスと心身のバランス維持の仕組み　168
　　　2) リラクセーションの概念とリラクセーション法　168
　　　3) 看護におけるリラクセーション法に関する研究　169
　　　4) 全人的アプローチとしてのリラクセーション法とその効果　170
　　　5) リラクセーション法の基本となる呼吸法　171

IV　ヨーガにおける身心技法……………………………………松原恵美　174

　1. ハタ・ヨーガとは？……………………………………………………………………174
　2. チャクラ………………………………………………………………………………175
　3. プラーナ………………………………………………………………………………176
　　　1) 主生気　176　　　2) 副生気　177
　4. 気道（ナーディー）……………………………………………………………………177
　5. 身体法（アーサナ）……………………………………………………………………178
　　　1) 具体的なアーサナの行法　178　　　2) ヨーガを行うのに最適な環境と時間帯　180
　6. バンダ…………………………………………………………………………………181
　7. プラーナヤーマ・調気法・呼吸法……………………………………………………181
　8. ムドラー（手印）………………………………………………………………………183
　9. 瞑想（ラージャ・ヨーガ）……………………………………………………………183
　10. 笑いヨーガ（ラフター・ヨーガ）……………………………………………………184
　11. タントラとしてのハタ・ヨーガ………………………………………………………185
　12. あとがき………………………………………………………………………………186

おわりに……………………………………………………………広井良典　189

索　引　192

第1部
総論

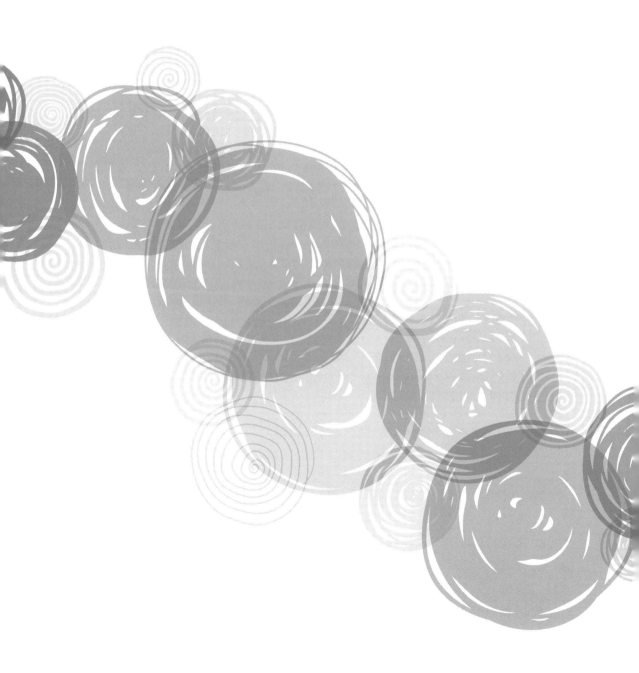

総論 I

いのち学道　序説

渡邉勝之

> **ポイント**
>
> 1. いのち：物質世界・精神世界・生命世界の全てが融合した究極世界
>   わたし（全一意識）：マイナス1次元認識
>   私　（分離意識）：1・2・3次元認識
> 2. いのち学道　理　解：2・3次元認識；自我［自他分離・主客分離］［私：分離我（ぶんりが）］
>   　　　　　　体　得：1 次 元 認 識；自己［自他関係・主客関係］［私：小我（しょうが）］
>   　　　　　　非体験：0 次 元 認 識；無我［自他一如・主客一如］［無私・大我（たいが）］
>   　　　　　　非体験：マイナス1次元認識；いのち［主客逆転］　　［わたし：全一我（ぜんいつが）］
> 3. 《いのち》の哲学と医学を説明する科学：認識（見るもの）と世界（見られるもの）の関係；空間論・時間論
> 4. 人間観：存在者・生活者・創造者；《いのち》のはたらき・入れ子構造
>   プラス1～3次元認識　存在者【被造物：生かされている存在・生きている存在者】
>   0次元認識　　　　　生活者【観察者：生かされて活きている存在者】
>   マイナス1次元認識　いのち【創造者＝観察者＝被造物：死んで生きる実在】
>   　　　　　　　　　　被造物【太極（たいきょく）】＝創造者【中極（ちゅうきょく）】＝観察者【無極（むきょく）】
> 5. いのちに基づいた医療＆健康とは
>   EBM：Evidence Based Medicine；根拠に基づいた医療　［物質世界］
>   NBM：Narrative Based Medicine；物語に基づいた医療　［精神世界］
>   LBM：Life Based Medicine　　　；いのちに基づいた医療［生命世界］
>   《CORE》medicine & health　　；いのちの玄点（中極）に立脚した医療と健康

1. はじめに

　人間は何故、生まれてきたのか。何のために生きているのだろうか。ただ、生まれ、老い、病み、死んでゆく、受動的な存在なのだろうか。また、あなたにとって大切なものは何でしょうか。物質（からだ）？　精神（こころ）？　それとも、生命（いのち）ですか？
　本来の人間は、多元的に分離した意識的存在であり、「生老病死（しょうろうびょうし）」と相対的に変化する、"私（思

考・感情・記憶・感覚・肉体：自我・自己の分離我）"でしょうか。それとも、全ては一元的に分離していない意識的実在であり、始めも終わりもない絶対的な、"わたし（全一我）"でしょうか？
さて、どちらが本来の人間の認識または状態（在り方）なのでしょうか。

　ソクラテスの「汝自身を知れ」の問いから、哲学は始まったとされ、それ以降「人間とは何か」、「自分自身とは何か」と言った根本問題に対し、多くの先駆者達が自問自答してきた。著者自身も、納得するまで全身全霊で探求し続けてきた結果、漸く"いのちの根源（玄点）"に辿り着くことができた。本章ではそこに至るまでの非体験的アプローチを紹介したい。

　いのちとは何か。それは、いのちに成りきり、いのちを生ききることにより、はじめて実感できることなのである。私達は日々生きていると思い、そう感じている。しかし、瞬時も休むことなく心臓が鼓動し、起きている時だけではなく、自我意識が寝ている時にも呼吸が営まれている。さらに、全身の細胞は刻一刻と新陳代謝を繰り返し、生体の恒常性を維持し、一人ひとり異なる、容姿・形態を維持している。果たして、これら肉体の働きは、"自我・自己である私"が、全身のバランスを調整し、活動しているのであろうか。

　また、肉体の健康維持能力や自己治癒力だけではなく、思考・感情・記憶・感覚などの精神も、肉体の一部である頭脳の機能と考えられている。果たして本当にそうなのであろうか。仮にそうだとしても、頭脳の機能は何によって、営まれているのだろうか。

　現在の常識に捕らわれることなく、著者自身のこれまでの私の知的アプローチおよび体験的アプローチさらには、わたしの非体験的アプローチによる考察を深めてゆきたい。

2. 究極世界である《いのち》とマイナス1次元認識の《わたし》

　いのちの実在は、生きている限り人間なら誰もが実感している。しかし、いざそれを言葉で表現する、頭脳で理解しようとすると大変難しい問題となってしまう。それは一体、何故なのであろうか。その理由として、様々な要因が考えられるが、要点を箇条書きする。

1. 肉体は、約60兆個（最近の報告では37兆個とも言われている）の細胞で構成されている。
　一方、頭脳は140億個の細胞で構成されており、部分で全体を理解することの困難さがある。また本当に頭脳が、いのちを認識することができるのかといった、根本的な疑問が存在する。
2. 肉体で体感・体得するのは、**主観**（主に五感などの感覚である、1次元的認識）である。
　一方、頭脳で理解できるのは、文字通り分けることによりわかる。すなわち、全体を同時に理解することができないのである。**自然科学**（客観：3次元的認識）、または**人間科学**（間客観：2次元的認識）も分科学であり、**生命**（0次元認識）および、**いのち**（マイナス1次元認識）を把握し、理解・体得することは、認識次元の階層が異なるため不可能である。
　個別に生命・いのちが存在するのではなく、分けることができない一つの実在なのである。
3. 上記に示したように、"**相対・有限・時間**"である私の頭脳で作り理解し、考えた言葉で、"**絶対・無限・永遠**"である、生命・いのち・わたしを表現することは無理なのである。
　また言語化することは固定化することであり、動的に生成発展している、生命・いのち・わたしを言葉で定義する、または表現することは原理的に不可能である。

他にも多くの因子が存在するが、最大の要因は、絶対・無限であるいのち・わたし（全一我）を、相対・有限である私（分離我）すなわち、自我（思考：3次元認識、感情：2次元認識）で理解し、自己（感覚：1次元認識）で体得することはできない。

　では、どのようにして、生命・いのちに気づき（自感）・認識（自覚）することができるのであろうか。それは主体と客体を分離して、主体（自我・自己）の観点から、外側に客観的な存在として見るのではなく、生命・いのちに成りきることにより、実在としての生命・いのちに気づき（自感）・認識（自覚）し、実践（自証）することができるのである。それ以外に方法はないと思われる。

　この私の非体験である、わたしの認識をマイナス1次元認識とする。

　さて、知性や感性ではなく、何を用いてどのように認識するのであろうか。それは、いわゆる五感とは異なる、印知感覚（0次元認識：五感と同等の感覚で単細胞が有する生命感覚）および、全一意識（全一は一つのいのちの現れであると認識する意識）と全一体感覚（全存在が生成消滅する場所である、いのちの一体感を感得する感覚）を統合した"いのち意識・いのち感覚（以後、マイナス1次元認識）"により、いのちであるわたし（全一我）が認識するのである。

　冒頭に問うた、肉体（からだ）も精神（こころ）も、一つのいのちの表現であると認識している。（図1）

　上記の限界を認識しつつ敢えて言葉で、いのちを表現すると「いのちとは、全一なるもの（玄氣）であり、多なるもの（瑛・氣・気）に分割してはたらく、実在である」。

　また「いのちとは、全存在がそこから生まれ、そこで生活し、そこに死んでゆく、究極世界（太極＝中極＝無極）の場所および玄点である」と捉えている。（渡邉案）

　以後、本章では上記の意味を《いのち》と表記する。

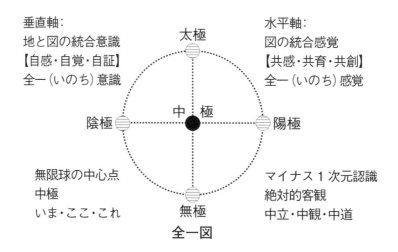

【図1　中極；太極・無極、陰極・陽極】

注）分割とは、1つの受精細胞が分割して、肉体を形成しているように、分離とは異なる。
　玄氣(げんき)：究極世界である、《いのち》のはたらき：叡智・光・愛・力の素
　瑛(えい)　：生命世界である、《いのち》のはたらき：原始信号系　（方向性）
　氣(き)　　：精神世界である、《いのち》のはたらき：情報系　　　（波動性）
　気(き)　　：物質世界である、《いのち》のはたらき：エネルギー系　（粒子性）
（表1・図5参照）

3. いのち学道

　一般的には、学は主に知的理解を意味し、道は主に体得的実践を意味する。これまで、西洋では"精神と物質"を二元的に捉え、知性・理解を重視してきた。他方、東洋では"身心一如（からだとこころ）"を一元的に捉え、感性・実践を重視してきた特徴がある。

　しかし、先に述べたように《いのち》は自我（頭脳・精神）または自己（肉体・物質）である私（分離我・小我）は、理解も体得もできない。

　分離我・小我（プラス次元の認識）を突破し、無我（0次元の認識）を経て、全一我（マイナス1次元の認識）である、《いのち》に成りきる、《いのち（世界的側面）》である《わたし（認識的側面）》を生ききることにより、初めて《いのち》の実在に気づくことができる。その結果、自我・自己の分離意識である、〈私〉が抱いている、不安・不幸・恐怖が消失し、全一意識である《わたし》の、【生成・発展・創造】、【調和・循環・拡大】の状態となる。

　すなわち〈プラス次元の認識（私・分離我）〉から《0次元（無私・無我）》さらには《マイナス次元の認識（わたし・全一我）》へと、二度、意識を転換する必要がある。

　「私（自我・自己）が生かされ・生きているのではなく、《いのち》である《わたし》が表現している」。また、一人ひとりの《生命・いのち》が有るのではなく、《生命・いのち》は一つであることに気づくことである。「（からだとこころの私が二度）死んで、（いのちであるわたしが）生きる」とも表現できる。これは、道元の「身心脱落・脱落身心」とも相似するであろう。

　また本著のテーマである、倫理（実践哲学）においても、プラス次元認識（主客分離）における分離我の"良心(りょうしん)"と、0次元認識（主客一如）における無我の"良心"。さらに、マイナス次元認識（主客逆転）における全一我の"良心"の相違がある。

　当然、各々の次元認識により、"良心"に基づく行動規範および倫理は自(おの)ずと、下記に示すように認識の範囲が異なってくる。

　［私（分離我）・自我・自己＜家族＜社会＜地球＜宇宙＜いのち・わたし（全一我）］と、認識の次元が深まるに従い、認識の範囲が広がり、《わたし》である《いのち》となる。

　この時「宇宙の中に私が存在するという認識から、わたしの中に宇宙が存在するという認識」へと世界観が逆転する。倫理においても、この《いのち》の観点・立場が究極となるのではなかろうか。全ては《わたし》の責任という自覚・認識となる。

　これまでの、結果次元の被造物としての〈私の観点・立場〉の延長線状ではない、新たな学道として、原因次元の《わたしの観点・立場》に基づいた、学（観察者となる）ならびに道（創造者となり実践する）を「いのち学道(がくどう)」と命名し、本章を序説としたい。

4.《いのち》の哲学と医学を説明する科学：
認識（見るもの）と世界（見られるもの）の関係；空間論・時間論

　《生命・いのち》に立脚した、日本の哲学者として、西田幾多郎・澤瀉久敬・森信三・鈴木亨・井筒俊彦らの先駆者から多くの気づきを得た。また医師である、有川貞清[1]・稲福 薫[2]らの臨床家から、多大なる示唆を受けた。これらの哲学（理論哲学・実践哲学・倫理）ならびに医学（医学理論・

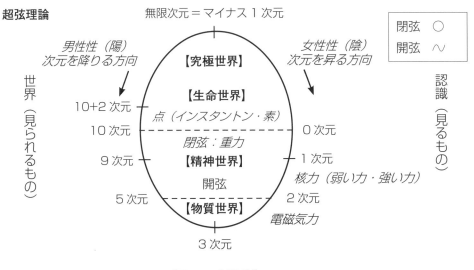

【図2　空間論】

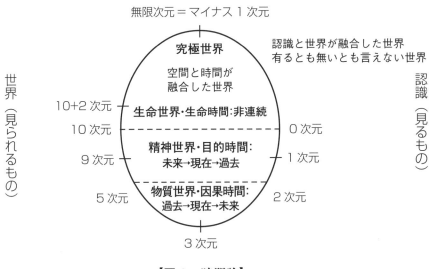

【図3　時間論】

医療実践）を説明しうる、新たな科学を創る必要があると暗中模索している時に、超弦理論と哲学を統合した、周藤丞治の『いざ高次元世界へ』[3] に巡り合った。これまで著者が《いのち》と表現してきた内容と非常に相似しており、また言葉と図表で説明してきたことの限界を突破し、最先端の科学理論と哲学を統合し、次元（数）を用いて表現することにより、誰もが容易に理解するための足掛かりになるのではないかと思い、大きな可能性を感じた。

下記に、周藤の図を参考として、現時点で到達した、**物質・精神・生命と《いのち》の関係**を説明する。

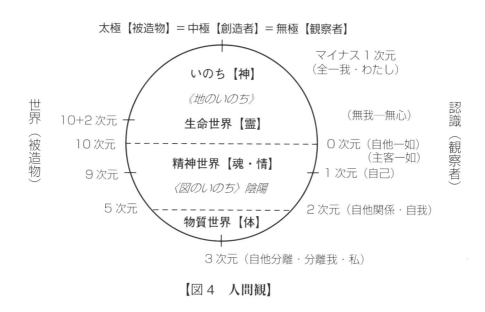

【図4　人間観】

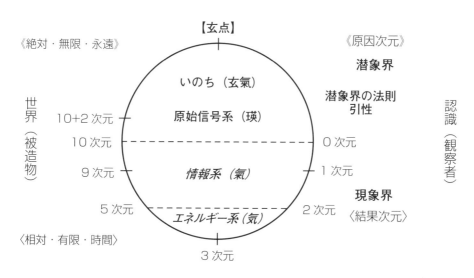

【図5　いのちのはたらき；玄氣・瑛・氣・気】

（図2：空間論、図3：時間論：周藤丞治[3)]が作成した図を参考とし、著者が作成した。
図4：人間観、図5：いのちのはたらき：図2を参考として著者が作成した。）

　量子力学・相対性理論・素領域理論・超弦理論（superstring theory）など、独学ではあるが昔から興味を持って学んでいた。しかし、これらの自然科学と主題である《いのち》をどのように関連づければよいのか、思考錯誤していた。故有川貞清医師に師事した当初（1999年）、本当に印知感覚（五感とは異なる、単細胞が有する原始感覚）を身に付けた時、掌がひっくり返るように世界が変わると教示された。また、この始原東洋医学（医学の源流を意味する）はまだ医学とは呼べない、医術レベルである。あなた方の世代が、人類がこれまでに自然科学を構築して、現象界（自然：物質世界）の法則を明らかにしてきたように、潜象界（王然：生命世界）の法則（引性etc）を明らかにする「潜象界の科学」を創りなさいという、大きな宿題が課された。

　このような経緯もあり、《生命・いのち》の哲学・医学を包摂的に説明できる科学は存在するのか、もし存在しないのであれば、どのようにして、この壮大な科学を創造すればよいのか、東西医学の共通基盤の構築『医療原論』および死生観の確立『医学・医療原論』の執筆後に残された、著者自身に課された大きな課題であった。

　これまで量子力学と相対性理論を統合する可能性があると期待されている、超弦理論（superstring theory）の基礎は知っていた。3次元（縦・横・高さ）の空間と（連続）時間を1次元とする、4次元の宇宙観がアインシュタインの相対性理論以降、常識とされている。しかし、この理論が示す、10次元および12次元をどのように捉えればよいのか、なかなか腑に落ちない状態でいた。周藤が、認識（見るもの）と世界（見られるもの）との関係を、次元（数）で説明していることに目が開かされた。また、一般的に物質と精神の間の領域に生命を配置する理論が多く提出されているが、これまでの著者自身の哲学研究および医療実践の経験から、精神世界よりも広く、また物質世界をも包含する、《いのち》（潜象界・生命世界）の観点・立場を主張してきたこととこの理論は符合し、力強い最新の科学的理論の援軍に出合った気がした。

　前著では究極の点である【太極而無極】をまだ太極と無極が垂直に分離した図でしか、表現することができなかった。（図1：詳細な説明は『医学・医療原論』を参照）
　その理由は、前著の執筆時点では、図4の0次元の主客一如（自他一如）の観点・立場だったからである。その後、主客逆転が起こり、マイナス1次元の認識に気づいてから、【太極】を無限次元（世界・見られるもの・被造物）、【無極】をマイナス1次元（認識・見るもの・観察者）とすれば、文字通り【太極而無極】が図示できる。（図4）
　また周藤は、究極世界を生命世界・精神世界・物質世界が分離していない、全てを融合した、空間と時間が融合した世界と説明していることから、まさしく著者が表現してきた《いのち》と符合する。その究極の一点が、【太極而無極】であり、全ての世界および存在はこの一点から生成（創造）され、消滅（破壊）する。この究極世界である《いのち》の究極の一点（以後：玄点）を【中極】と命名し、【太極（世界・被造物）＝中極（真人・創造者）＝無極（認識・観察者）】とした。（図4）
　存在者（物質・植物・動物）、生活者（人間）は全て、この玄点である【中極】から生成し、消滅する。この《いのち》の玄点の気づきならびに《いのち》の"自感・自覚・自証"が、創造者の観点・立

場である"中立・中観・中道"の土台となる。

　図2の空間論では、【生命世界】は、点（インスタント・素）が存在し、生命時間（瞬間の刹那時間・非連続時間）であると説明している。また、9次元の【精神世界】では、閉弦（弦の端が繋がり輪のように閉じている弦）である重力の世界。さらに、5次元の精神世界では、開弦（弦の両端が離れて開いている弦）である、核力（強い力と弱い力）の世界。3次元の【物質世界】では、現在の常識的な世界観である、開弦である電磁気力の世界と説明している。

　自然科学の客観的（自他分離的）な3次元の認識では、3次元の【物質世界】が認識される。自我の間客観的（自他関係的）な2次元認識では、5次元の【精神世界】。さらに、自己の主観的な1次元の認識では、9次元の【精神世界】を認識する。まさに、認識の次元により、見える世界が変化するのである。しかし、これらの次元は別々に存在するのではなく、図6に示すように、入れ子構造（重畳構造）となって重なり合っているのである。

　一方、図3に示す時間論では、1〜3次元の認識で見る、3〜9次元の世界では、連続時間（未来→現在→過去と流れる目的時間。過去→現在→未来と流れる因果時間）と水平的かつ不可逆的な時間と捉えられている。しかし、0次元で認識する、10次元の生命世界では、非連続の刹那時間（生命時間・螺旋時間）、さらにマイナス1次元認識における究極世界・《いのち》では、垂直時間（絶対現在：過去・現在・未来が同時に存在する。または、時間が有るとも無いとも言えない世界。永遠の今。中今）となる。

　さらに前著のテーマであった、死生観と重ね合わせると、3次元の客観的な認識では死後は無になるという、唯物論的死生観となる。他方、1次元（自己）と2次元（自我）の認識では、表1に示すように、4次元〜9次元に存在すると思われる（人間の想念によってつくられたと思われる）"あの世（幽）"の世界が、民族や宗教などの様々なバイアスを受け、集合的無意識の世界を呈し、

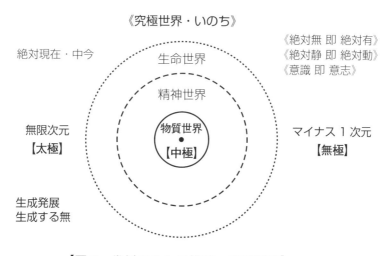

【図6　世界の入れ子構造・重畳構造】

【表1 《地のいのち》と〈図のいのち〉】

図地	相似	仏教	幽玄	神道	認識	世界（空間）	時間	エネルギー・系
地のいのち【全一・裏】	潜象界・原因次元	空・一・無分別	見えない世界（玄）	神	-1次元 0次元	無限次元 究極世界 【いのち】	非連続 絶対現在 今中 （垂直時間）	創造エネルギー 【玄氣：叡智・光・愛・力】
				霊		10次元 【生命世界】	非連続 （螺旋時間）	結合エネルギー 原始信号系【瑛】 引性の法則
図のいのち【分離・表】	現象界・結果次元	色・多・分別	あの世（幽）	魂	1次元	6〜9次元 【精神世界】 （閉弦・重力）	連続時間 （目的時間）	精神エネルギー 情報系【氣】 （脳・遺伝子）
				情	2次元	4・5次元 （開弦・強い格力・弱い核力）	連続時間 （水平時間）	情動エネルギー エネルギー系【気】 （内臓系）
			見える世界	体	3次元	3次元 【物質世界】 （開弦・電磁気力）	連続時間 （因果時間）	生命エネルギー エネルギー系【気】 （体壁系）

　天国と地獄、幽界、輪廻転生などの死生観が、各宗教・各民族などで異なった世界が伝えられ、信じられ、現在に至っている。

　また、一般的に"あの世（幽）"と"見えない世界（玄）"が混同されていることが多いが、プラス次元の分離意識によって認識された**個に分離した世界**と、マイナス1次元の全一意識で認識された**無分別の世界**の相違があると捉えている。0次元の認識は、自我・自己が消失した、**無我・無心の自他一如・主客一如**に相当し、生命世界を認識するのである。

　周藤によれば「生命時間は必ず、空間方向１つとペアで存在する。この方向と生命時間の方向の２つを組み合わせると、平面がつくれます。生命時間は、この平面の中で一瞬一瞬、回転するようにして振る舞います。この生命時間が振る舞う様子に応じて、９次元世界の設定が決まるという仕組みになっています。９次元世界において、弦がどのような物質の素になり、それらの物質がどのように影響を及ぼしあうのか。そうした設定には無数の可能性があるのですが、その中から１つを選んで決めるのが、生命時間の役割です」[3]と述べている。

　この記述を読んで、驚愕した。それまで**生命世界**は非連続の刹那時間であることは、認識していたが、空間方向とペアで存在することは知らなかった。この**空間方向**こそ、有川が生命の定義で提出した、「瑛（原始信号系）：存在を存続せしめる方向性」[1]と一致する。

　さらに、生命時間と空間方向の２つが組み合わさると平面がつくられ、その平面の中で一瞬一瞬回転するように振る舞うという記述は、有川の現象界と潜象界の境界領域を重視する理論とも合致する。また、生命の原理である螺旋・渦の原型も垣間見ることができる。

　（有川は、現象界と潜象界は、数で表現できるかどうかで明確に区別することができる。しかし、現象界と潜象界は全く別の世界ではなく、重なりあっている世界であるとしている。虚数も潜象界ではなく、現象界であり、潜象界・王然は０（ゼロ）の世界であると述べている。さらに、**潜象界（生命世界）の法則**の１

つとして"引性"を指摘していた。表1に記したように、神道では、霊・結合エネルギーと表現しており、有川の瑛・引性と相似している。）

　前著において、少しでも理解しやすくなるようにと工夫をして、"相対・有限・時間"に限定・制限された現象界（物質世界・精神世界）を〈図のいのち（分離・表）〉。一方、"絶対・無限・永遠"の限定・制限されていない潜象界（生命界）を《地のいのち（全一・裏）》と表現した。しかし、その時には、生命世界・精神世界・物質世界を包含する、究極世界という認識はなかった。何故なら、0次元の無我・無心の認識であり、マイナス1次元である【太極（被造物）＝中極（創造者）＝無極（観察者）】の《わたし》の認識まで到達していなかったからである。

　ようやく、認識と世界が一つとなる、究極世界を認識することができる、無限次元（太極）＝マイナス1次元（無極）の認識・立場が腑に落ちるようになり、《いのち》とはまさしく、この究極世界であることに気づいた。これは、全存在（物質・植物・動物）・全生活者（人間）も同様であり、《いのち》の実在に気づいているか気づいていないかの相違だけだったのである。

　人間は誰もが、このマイナス1・0・1・2・3次元のどの認識も可能な存在として、自由意志を持って生まれてきたのである。究極世界である《いのち》の認識と世界が統合している一点が、《いのち》の玄点【太極＝中極＝無極】であり、全ての現象である存在はそこから生まれ、そこで生活し、そこに死んでゆく場所であり、玄点なのである。

　この気づきこそが、"病気と健康"・"戦争と平和"・"貧困と裕福"などの相対的な世界（物質世界・精神世界）で現象化している、様々な問題を根本的に解決する道である。

5. 人間観：存在者・生活者・創造者：《いのち》

　澤瀉久敬は『医学概論』[4)]において、人間とは下記の6項目の存在であると述べている。
1) 人間の身体は物質からなる。　2) 人間は生物である。　3) 人間は心身結合体である。
4) 人間は独立的存在である。　5) 人間は社会的存在である。　6) 人間は自覚的存在である。
　上記に関しては、『医学・医療原論』において検討したので、今回は、別の角度から人間観を考察する。

　表1に示すように、神道では人間存在を、"神・霊・魂・情・体"の、5つの入れ子構造として捉えている。

　全ての存在は、生成発展している無限次元空間と、非連続時間・連続時間の2個を生み出す、《いのち》の究極世界の玄点から生成（創造）と消滅（破壊）を一瞬一瞬、刹那的に行っている。ゆえに、《いのち》を生命・精神・物質を融合した、神【玄氣；叡智・光・愛・力の素、創造エネルギー】として捉え、生命世界は人間構造における霊【原始信号系・瑛；結合エネルギー】と捉えている。上記2つを、潜象界・原因次元とも表現する。

　また、精神世界は魂【情報系・氣；精神エネルギー】・情【エネルギー系（内臓系）・気；情動エネルギー】、物質世界は体【エネルギー系（体壁系）・気；生命エネルギー】に相当する。
　上記3つを、現象界・結果次元とも表現する。（図5・表1参照）

上記の世界（物質・精神・生命・究極）と同様に、人間も５つの階層である、**神・霊・魂・情・体**の入れ子（重畳）構造をなす。水平的かつ連続的な時間も、現在の常識的な、**過去→現在→未来**に不可逆的に流れると言った**物質世界の因果時間**。またそれとは逆である、**未来→現在→過去**と時間の流れを認識する**精神世界の目的時間**が認識されてきた。ギリシャの哲学者アリストテレス以降、ルネッサンス期までこの目的時間が時間認識の主流だったのである。

しかし、**生命世界**では、非連続時間（刹那時間）であり、西田幾多郎は**絶対現在**。

神道では、**中今**と表現している。《いのち（究極世界）》では、時間と空間が融合し、過去・現在・未来が同時に存在し、全ての空間次元も同時に存在する世界なのである。

ゆえに、究極の世界と表現され、無限の可能性を与えてくれている。これが究極世界である《いのち》なのである。**究極の世界を見るには、究極の認識になればよい。そうすると究極の世界そのものになる。**（すなわち、《いのち》に成りきる。《わたし》を生ききる。）

全一なる《いのち》を自由自在に認識し、入れ子構造となっている、世界および人間の何処の階層に焦点を当てているかにより、見える世界が異なる。ゆえに、何が正しく、何が間違っているのかと言った問題ではない。みんな違って、みんな良い世界、各人が個性を発揮することがすなわち、《いのち》が主人公となった生き方であり、これが《生命》の進化となる。

「個人的な自我・自己を没するほど《いのち》を発揮する。《わたし》が個性化することは、《いのちがわたし》を自覚することであり、《いのちがわたし》を自覚することは、《いのち》が創造に邁進することである。**生命の発生は、Activity（玄氣：瑛・氣・気）の誕生であり、生命の進化の方向は、Individualization（個性化）なのである**」。

6. いのちに基づいた医療&健康とは

医学・医療の歴史的変遷は、『医療原論』で詳細に述べたが、表２の医の文字変遷から、簡潔に纏めると、**鑿：生命**（霊・瑛・気体）→**毉：霊性**（魂・シャーマニズム）→**醫：体液**（感情・液体）→**医：細胞**（固体）となる。《生命世界》の無分節の霊・瑛を見ていた医学・医療の源流である鑿から、精神世界（個に分離した魂）の毉へ、さらには文字文化以降に発展した、精神・物質世界（感

【表２　医の文字変遷】

鑿	毉	醫	医
【生命世界】	【精神世界】	【精神・物質世界】	【物質世界】
霊・瑛	魂	情・体液	体・細胞
気体(滞)病理学説	シャーマニズム	液体病理学説	固体病理学説

【究極世界】である《いのち》は【絶対・全一・十全】の完全であり、
「生・老・病・死」の四苦が存在しない、無限・永遠なる実在である。

情・体液のアンバランス）の醫へと変貌を遂げた。

さらに、ルネッサンス以降、それまで肉眼で見えなかった細胞の病理変化が疾病であるとする、ウイルヒョウの細胞病理学説を基礎として、それまでの伝統醫学と大きく袂を分かち、発展したのが近代医学である。この医学・医療の歴史的変遷において問題なのは、自然科学の発展とは異なり、前の医学・医療を包含する形で移行したのではなく、否定する形で推移したことである。

ゆえに、現在の近代医学は3次元認識の3次元物質世界である、細胞およびDNA（分子）のみを対象とし、精神医学と分離している。または、物質（からだ）と精神（こころ）を別の実体として捉え、心身の関係性を探究しているが、《生命・いのち》の観点が欠落しているのではないだろうか。果たしてこの認識の枠組みの延長で、さらに物質世界の量子医学へと研究が発展することにより、医学・医療を統合することができるのであろうか。

ニュートンの古典力学は、マクロ領域の相対性理論とミクロ領域の量子力学が科学技術の主流になった現在においても、等身大の領域では十分に通用している。また、天動説から地動説にコペルニクス的転換が起こったと言われているが、どちらも観点・立場によっての相違であり、一概に間違いであるとは言えないのではないか。さらに、量子力学における観測問題も、3次元の客観的な認識のみでは難問となるが、マイナス1次元を含む、認識次元の問題を考慮すれば、解決することは可能であろうと思われる。

このように、認識の相違により、毉・毉・醫・医の4つの医学・医療の相違を包括的に捉え直す必要がある。物質世界に有効な自然科学化するだけでは、真の統合にはならない。

精神世界・生命世界も射程に入れた真の科学、さらに哲学をも統合した**全一学**を構築し、その科学・全一学に立脚した医学・医療の姿が理想であろう。さらに一人ひとりが、いのちに気づき、いのちを自覚することにより、現在の主流である疾病の治療を主とした医学・医療を必要としない世界を創造することこそが、真の医学・医療の発展ではないだろうか。

その方向性の第一歩として、**表1**に示すように、生命世界の毉（瑛・原始信号系）、精神世界の毉（氣：情報系）、精神・物質世界の醫（気：エネルギー系・体液）、物質世界の医（細胞・分子）を、一人ひとりに最も適した、時間と場所を考慮して、適材適所で使い分ける、**随機制宜**（時間・空間・人間に応じて対応する）すなわち個性に適した、テーラーメイドの《いのち》の智慧（毉・毉・醫・医の智）と方法論が必要となる。

また20世紀までは、主に病気を対象として、医学・医療である病気生成論（pathogenesis）が実践されてきた。しかし、21世紀に入り、その限界性が見え始め、病気ではなく健康に注目する健康生成論（salutogenesis）が世界的な潮流である。しかし、これは決して新しい考え方ではなく、伝統醫学は病気ではなく、元氣（健康）に注目していたのである。

上記の2つの観点では、物質世界の**身体**（からだ）と精神世界の**心情**（こころ）は認識されているが、生命世界・究極世界である《生命・いのち》の観点が欠落している。

澤瀉久敬[4]は、医学・医療の方針として、下記の4つを挙げている。
(1) その人の生命力を妨げているものを除くこと　【治療・病気生成論】
(2) その人の生命力を保持させること　　　　　　【健康維持・未病・養生】
(3) その人の生命力を強めること　　　　　　　　【健康増進・健康生成論】

⑷ その人の使命を助けること　　　　　　　　【援助・産婆術・いのちの気づきの共育】

　生命世界・究極世界を視野に入れた、《いのち》の観点・立場とは、上記の⑷にあたる。原因次元である《いのち》の気づき（自感）・学び（自覚）・道の実践（自証）を援助することが、医学・医療の《中核・CORE》となる。病気・疾病が治癒する。または、健康を維持・増進することは、結果次元の現象なのである。

　EBM（Evidence Based Medicine：根拠に基づいた医療）は、病気・疾病の治療に焦点を当て、物質世界の肉体の変化を個人性ではなく集団として捉え、統計処理が可能な数すなわち"量"を指標としている。物質世界の観点と言えるであろう。

　一方、NBM（Narrative Based Medicine：物語に基づいた医療）は一回性・個人性を重んじ、精神世界の魂情（こんじょう）の変化は量では捉えることができないとして、"質"を指標としている。精神世界の観点と言えるであろう。

　現在、このEBMとNBMが車の両輪として、世界的規模で医学・医療が実践されている。

コラム１　超弦理論におけるＦ理論：10+2次元世界

　インスタントが飛び回る世界は、９次元世界（９次元空間＋連続時間）と平面（境界領域：新しい空間方向（瑛）＋生命時間）を合わせた、10次元空間＋時間２個の高次元世界である。マイナス１次元認識の状態で見える高次元世界では、生命時間が散りばめられたり、集まったりしている様子があらわに見れる。私たちは一瞬一瞬、その中の一つを選んで体験して生きている。一瞬一瞬、生命時間を選んで生きていくのですから、連続的な時間に流されることはありません。もし、自分が選んできた軌跡を振り返れば、過去が認識できる。これから選ぶであろう軌跡を予期すれば、未来が認識できる。そのように連続的時間を認識することは可能です。すべての高次元世界に連続的時間は含まれているから、認識しようと思えばできます。しかし、それを認識しないのが、マイナス１次元認識の生き方。認識する時間は生命時間つまり今生きている瞬間だけなのです。生命時間とは、あらゆる次元の世界を決めている、大宇宙の設計図のようなものだとイメージすることができる。

　その設計図を見ながら、一瞬一瞬を選んで生きていくのが、マイナス１次元認識の状態。すべての物質と精神と生命が共存しているのが、高次元を究極まで突き詰めた、無限次元世界であると考えられる。

　物質と精神と生命が融合した世界・無限次元世界（いのち）であると言ってもよいかと思います。究極の世界には、あらゆる可能性が用意されている。私たちはそれらを自由に選んで体験していけばよい。

　究極の世界が無限の可能性を与えてくれている。そのことを認識しながら、できれば感謝しながら、生きていく方がよいのではないか。究極世界を実際に見るには、究極の認識状態になればよい。究極の認識と究極の世界は同じ状態ですから、究極世界そのものになる。言わば、神（**いのち：絶対静 即 絶対動・絶対無 即 絶対有、意識 即 意志**）そのものになる。悟りのステップとは、様々な認識の状態を抜け出して、あらゆる対立を融合させて、最終的には神そのものに至る（**中極：中立・中観・中道**）果てしない道程です。
（『いざ高次元世界』を元に著者が太字を加筆。）

しかし、"量"も"質"も、また分離我である私の1～3次元認識では捉えることができない、《生命世界・いのち》を現在の医学・医療に通用する形で復活させる必要性を痛感する。

ここに、LBM（Life Based Medicine：いのちに基づいた医療）を提唱する理由がある。

人間は本来、「生老病死」の四苦の変化が存在しない、無始無終である《いのち》の実在であることに気づき、一人ひとりの使命を全うすることを援助することが、LBMの主な役割となる。

これを《いのち》の"自感・自覚・自証"と表現している。さらに、《いのち》の気づきを多くの方々と"共感・共育・共創"することが、《わたし》の使命である。

（具体的な使命は、一人ひとり異なるが、最終的には《いのち》の玄点に還ることに集約されるのではなかろうか。）

これまで、0次元的認識で捉えた**自然治癒力**と1次元的認識に捉えた**自己治癒力**。さらに3次元的認識で捉えた**ホメオスタシス（生体恒常性）**は著者の理論的枠組みに納めていた。

しかし、稲福[2]が実践している、両親（実在している生命の連続性を父親からメインに引き継ぎ、母親からはサブに受け継いでいる人。逆に、母親からメインに引き継ぎ、父親からはサブに受け継いでいる人のどちらかに鑑別することができる）が治癒するという観点は全く抜け落ちていた。

確かに《生命》は両親および先祖なくしては、"いまここ"に繋がらない。従って、一人ひとりの"生命・生活・人生"は存在することすらできないのである。"病気（不調和）・健康（調和）"も同様である。このあたりまえであり、基本的な事柄が、著者の盲点となっていたことに気づいた。

さらに、誰もが私である個人のプラス次元の認識から抜け出し、0次元およびマイナス1次元のわたし（稲福は、ぽっかり人と呼称している）の認識に至る方法［一点集中・両親に感謝・光の一点］も、開発されている。単に臨床効果だけではなく、これまでの常識や固定観念を転換させ、現在、表面化している諸問題を解決するためには、一人ひとりが、究極世界の玄点である【太極＝中極＝無極】に気づき、《いのち》になりきる学、《わたし》を生ききる道、以外に方法はないのではないかと実感している。

これが「いのち学道」を提唱する所以である。

『医療原論』で提唱した、《CORE》medicine & health の《CORE（中核）》は、マイナス1次元認識の時に捉えることができる、無限次元の《いのち》の世界を意味する。すなわち、マイナス1次元の認識【無極】と無限世界【太極】は同じであることに気づき、《いのち》そのものになり【中極】を生きる（その立場・状態を、中立・中観・中道と表現している）。

自覚的存在である人間の根本的問題である、汝自身とは《いのち・わたし》であり、生きる意味とは、全存在・全生活者の故郷であり、究極世界である《いのち》の玄点である【太極＝中極＝無極】に気づき、そこに還り、創造者となることだったのである。

7. まとめ

人間が持つ不安・不幸・恐怖をはじめ、様々な問題が現象化する原因は、自（自我・自己）と他（他者・他物）を別々のものとし、主体と客体を分けて捉える。私である**分離我**の**分離意識・分離感覚**が主に関与している。

さらに一番の根本原因は、人間の大多数が分離我（自我・自己）に囚われ、**全ての存在を生成発展創造している、全一我**である《いのち・わたし》を忘却していることである。

これまで述べてきたように、認識により世界の見え方が異なる。下記にその要点を記す。

(1) １～３次元認識では、自他・主客が分離していることから、〈図のいのち（分離・表）〉すなわち相対的かつ二元（多元）的に世界が分かれ、貧富の格差をはじめ、健康格差、宗教戦争・民族紛争などが、今現在も世界中で繰り広げられている。これらの問題を解決するためには、一人ひとりの認識を、プラス次元の分離我から０次元の無我さらにはマイナス１次元の**全一我**であるわたしへと変容させる以外に方法はないと捉えている。（見られるものである世界を変えるには、見るものの認識を変える以外に方法はない。）

(2) ０次元認識では、自他一如・主客一如となることから、全一意識・全一体感覚となり、自我が無くなると同時に他者が無くなるので、優劣を比較することをはじめ、争うことが愚かな行為であることに気づく。しかし、まだ冒頭に述べた自覚的存在としての課題である、「人間とは何か」、「何故、生まれてきたのか」、「何のために生きているのか」といった、まさしく"汝自身を知れ"の問題に、納得のゆく答えを導き出すことはできなかった。

また、《いのち》の生成発展に寄与することもできない。何故なら０次元認識は、終着点ではなく、観察者としての通過点だったからである。

この０次元認識の無我では、究極世界である《いのち》に気づいているが、主体がなくプラス次元の認識とマイナス次元の認識を行き来して、不安定な状態なのである。

(3) 主客が逆転することにより、**プラス３・２・１の次元認識→０次元認識→マイナス１次元認識**へと、まさしく＋から０さらに－への変容が示すように、認識が逆転する。それまで主体であった分離我の〈私〉から、主体が全一我の《わたし》へと転換するのである。

全存在・全生活者の根源であり、全ての存在はそこから生成され、そこに消滅する、究極世界である《いのち》の玄点【太極（被造物）＝中極（創造者）＝無極（観察者）】を、マイナス１次元認識になった時、成りきることができる。すなわち《いのち》そのものに成るのである。〈私〉が客体となり、《わたし》が主体となる。すなわち《わたし＝私》の創造者となるのである。《わたし》が〈私〉を通して現実創造をするゆえに、これが決してゴールではない。

何故なら、動的に生成発展創造している《生命・いのち》に、停止はあり得ない。

我々人間全てが、自由自在に次元を選択できる認識能力である自由意志を有しているのである。"病気と健康"・"戦争と平和"・"貧困と裕福"などの〈相対・有限・時間〉である結果次元の**被造物**（者）として受動的に存在するのか、"神・玄氣：叡智・光・愛・力の素"の《絶対・無限・永遠》である原因次元を、**創造者＝観察者＝被造物**（者）を統合して能動的に実践するのか、今、我々一人ひとりが問われている。

✣参考文献

1) 有川貞清（2008）：始原東洋医学—潜象界からの診療—、高城書房。
2) 稲福 薫（2009）：無の精神療法—薬によらない統合失調症の治し方—、よろず医療会ラダック基金。
3) 周藤丞治（2017）：いざ高次元世界へ—精神文明の夜明けに—、きれい・ねっと。
4) 澤瀉久敬（1945、49、60）：医学概論　第一部　科学について、第二部　生命について、第三部　医学について、誠信書房。

総論 II

持続可能な医療とケア・死生観

広井良典

> **ポイント**
> 本章では、現代の医療を考えていく基本的な視点として、まず「持続可能な医療」というコンセプトをベースにしながら医療の「サイエンス」としての側面そして社会的な側面を中心とする吟味を行い（1）、続いて高齢化の進展や精神疾患の増加等の中で重要となっている「ケア」というテーマにそくした考察を展開し（2）、最後に死生観あるいは「生と死」という主題をめぐる話題について、現代的な課題を視野に入れながら考えてみたい（3）。

1.「持続可能な医療」への視点

1）医療システムの全体的評価——アメリカにおける医学・生命科学研究から

現代の医療は様々な課題に直面しているが、ここではまずその全体像を、アメリカにおける医学・生命科学研究政策の展開を手がかりにしながら幅広い視点でとらえてみよう。

図1をご覧いただきたい。これは1950年代からのアメリカ政府の研究開発予算の分野別推移を示したものだが、医療分野の大きさと、特に80年代以降の比重の増加が際立っているのがわかる。図からもわかるように、近年においてはアメリカ政府の科学研究予算（国防分野を除く）の約半分を医療分野が占めているのである。

このように、アメリカは医学・生命科学研究（biomedical research）——それは基本的に西欧近代科学をベースとするものである——に莫大なお金を使ってきているのだが、一方、医療のあり方を考えるにあたっては、こうした研究開発面だけに注目するのは部分的であり、システムの全体を視野に入れる必要がある。

そうした点に関して、図2は、主要先進諸国の医療費の規模と平均寿命を表したものである。これを見ると、**アメリカは医療費の規模（対GDP比）が先進諸国の中で突出して高く、しかしそれにもかかわらず、平均寿命は逆にもっとも低い**という状況が示されている。

つまりアメリカは、研究費を含めて医療分野に莫大なお金を投入しているが、にもかかわら

図1　アメリカ連邦政府の研究開発予算（国防関連以外）の分野別推移（1953-2017年度、10億ドル〔実質〕）

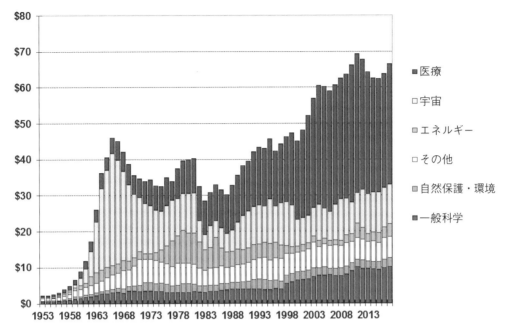

出典：AAAS（アメリカ科学振興協会〔American Association for the Advancements of Science〕）資料。

図2　医療費の対ＧＤＰ比と平均寿命の関係
（国際比較）

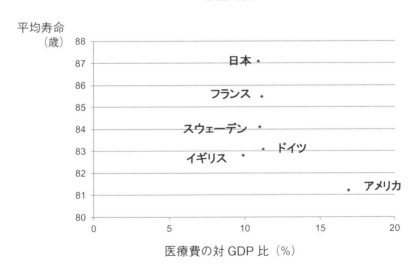

（注）いずれも2015年。OECD Health Statistics 2017より作成。

ず、その成果ないしパフォーマンス——ここでは健康水準——はむしろかなり見劣りのするものとなっているのである。なぜだろうか？

一般的に、ある国ないし社会の健康水準は無数の要因によって規定されるもので、それは食生活や労働時間などの生活パターンに始まり、経済格差、コミュニティとのつながり、犯罪率、公的医療保険の整備状況等、複雑な要因が絡み合う結果として帰結する。

アメリカの医療パフォーマンスの低さの背景には、食生活のあり方や、甚大な経済格差、あるいは犯罪率の高さから「殺人」が死因の上位に位置していること等に加え、公的医療保険が未整備で多数の無保険者が存在すること、また医療を市場経済に委ねているため、医療の「価格」が高騰するといったメカニズムが働いていることが考えられる。

同時に、以上のような状況が示すのは、"(西欧近代科学的な) 医学・生命科学研究への投資が、病気の治療や健康水準を高めるもっとも有効な方策である" とは必ずしも言えないという点である。したがってこうしたテーマを考えていくにあたっては、一方でそもそも「科学」とは何か、「治療」とは何か、「健康」とは何か等々といった、近代科学と医療のあり方に関する根本的な問いなおしが必要になってくる。

2) 近代科学と医学の意味

そもそも医学とは何だろうか。あるいは「科学」とは何だろうか。

科学史的に見ると、現在の医学は、遡れば17世紀にヨーロッパで起こった「科学革命」に起源を有するものであり、そのパラダイム（考え方の枠組み）の中心にあるのは、19世紀に成立した「特定病因論」という考え方である。

これは「一つの病気には一つの原因物質が対応しており、その原因物質を同定し、それを除去すれば病気は治療される」という病気観で、①基本的に個人の身体内部の物理化学的関係によって病気のメカニズムが説明されると考えること、また②「原因物質→病気」という比較的単線的な因果関係が想定されていることに特徴がある。こうした特定病因論の考え方が、感染症や外傷等の治療においては絶大ともいえる効果を上げてきたことは確かな事実である。

ところが現在はどうか。「現代の病」という表現があるが、うつなどの精神疾患を含め、慢性疾患等への疾病構造の変化の中で、こうした「特定病因論」のみでは解決が困難な病気がむしろ一般的になっている。

こうした状況においては、病は身体内部の要因のみならず、ストレスなど心理的要因、労働時間やコミュニティとの関わりなど社会的要因、貧困・格差など経済的要因、自然との関わりを含む環境的要因など、無数ともいえる要因が複雑に絡み合った帰結としての心身の状態として生じるという視点がきわめて重要になってくる。

いわば、「"複雑系"としての病」という把握が、現代における心身の健康や病気をとらえるにあたっては本質的な意味をもっていると言えるだろう。

たとえば、近年発展している社会疫学（social epidemiology）と呼ばれる分野は、「健康の社会的決定要因（social determinants of health）」という基本コンセプトに象徴されるように、まさにそうした病気や健康をめぐる「社会的」な要因に注目し、対応や政策のあり方を含む研究や分析を行っている。

この分野での代表的な研究者の一人であるウィルキンソンは、著書『格差社会の衝撃』の中

で、肥満などかつて贅沢病とされたものの社会的分布が逆転し貧困層の病気となっていること、ニューヨーク市のハーレムでの死亡率はバングラデシュのそれよりも高いこと等の事実を押さえながら、所得格差と人々の社会的関係の質、そして心理社会的要因を介した健康との関わりの全体を明らかにしようとしている（ウィルキンソン（2009）。なお社会疫学に関して近藤（2005）参照）。

3)「持続可能な医療」という視点

以上のような点を踏まえて考えると、これからの医療のあり方について、「持続可能な医療」というコンセプトが、次のような理由から非常に重要となってくるだろう。それはまず、そもそも望ましい「医療費の規模」というものをどう考えるかという基本論に関わってくる。

医療費の規模は単純に大きければよいとか、小さければよいといった議論では片付かない。この場合、医療費との関係で「持続可能な医療」という姿を考えるにあたってひとつの重要な基準となるのは、いわゆる「医療の費用対効果」という点だろう。ここで、先ほどの図1をあらためて見ると、これはマクロのレベルにおける医療の費用対効果をもっとも基本的なレベル——医療費の規模と平均寿命——において国際比較したものととらえることができる。

アメリカについて見ると、既に確認したように、医学・生命科学研究を含めて医療費の規模は突出して大きいにもかかわらず、平均寿命は主要先進諸国の中でもっとも短いという状況にある。この背景には、たとえば図3に示されるように、アメリカの場合、心臓病（虚血性心疾患）の死亡率が国際的に見てもっとも高い部類に入り、また図4のように肥満率ももっとも高いなど、食生活や格差・貧困などの社会的要因が関与していると思われる。

逆に日本について見ると、日本はこれら（心臓病死亡率や肥満率）が国際的に見てもっとも低

図3 虚血性心疾患の死亡率の国際比較

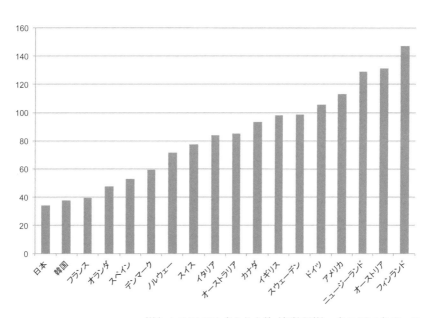

（注）人口10万人当たり人数（年齢調整）。主に2014年データ。
出典：OECD Health Statistics より作成。

いのであり、したがって日本の医療パフォーマンスの良さ（比較的低い医療費で高い健康水準を実現）は、医療技術や医療システムに関する要因もさることながら、同時に実は（狭義の）医療以外の要因——食生活を含む生活パターンなど——が大きく関与していることが示されている。

やや議論を急ぐことになるが、こうした事実から示唆される問題提起として、またそもそも「持続可能な医療」というコンセプトの基本認識に関わるものとして、「『**多資源投入型医療**』は必ずしも対費用効果的（cost-effective）ではない」という視点が浮かび上がってくる。

つまり、アメリカのような医療システムのあり方は、実は医療のみならず社会全体のあり方とも深く連動している。そこでは"大量生産・大量消費・大量廃棄"という消費パターンないし生活スタイル、あるいは利潤極大化という生産パターンと一体のものとして、"栄養過多→肥満等→高有病率→高治療費"という、医療や健康をめぐるサイクルが支配的になっている（個人的な経験を記すと、私は80年代末と2001－02年の計3年間アメリカに滞在したが、こうしたことを日常生活のあらゆる場面で痛感した（広井（1990）、同（2004））。

象徴的に言うならば、ある意味でそれは"過剰による病"と呼びうる姿であり、かつての時代の病気が（栄養失調など）"欠乏による病"を基調とするものであったのとは対照的なことである。ちなみにイギリスの医学者・医学史家のマッキューンは、"Disease of Affluence（豊かさの病）"という表現を使っている（Mckeown(1988)）。

いずれにしても、医療のあり方は生産や消費、労働のあり方を含む社会全体のありようと深く結びついており、したがって「持続可能な医療」というコンセプトは、医療以外の分野を広く視野に入れ、「持続可能な社会」のありようと一体に構想していく必要がある。

図4　肥満率の国際比較

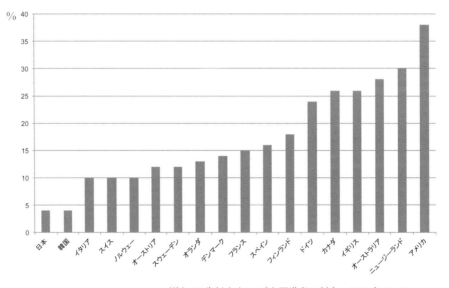

（注）15歳以上人口のうち肥満者の割合。2014年データ。
出典：OECD, Caring for Quality in Health, 2017より作成。

2. ケアへの視点

1）ケアの意味と「エコロジカル・モデル」

前節では、アメリカの医学・生命科学研究予算をめぐる話題から始めて、主に医療の「サイエンス」としての側面そしてその社会的側面について考えたが、医療はサイエンスとしての側面と同時に、「ケア」としての側面をもつ領域あるいは営みである。

「ケア」という言葉ないし概念は、①もっとも狭義では「介護」ないし「看護」といった（医療・福祉などの領域に特化した）意味として使われ、②中間的な意味として「世話」、③広義では「配慮、気遣い」という意味がある。さらに広義の用法として、近年では（人と人との、あるいは自然等との）「関係性」とほぼ重なるような意味で「ケア」が使われることも多くなっている（広井（2005））。

ところで前節では、"複雑系としての病"という把握に言及しながら、「病は身体内部の要因のみならず、ストレスなど心理的要因、労働時間やコミュニティとの関わりなど社会的要因、貧困・格差など経済的要因、自然との関わりを含む環境的要因など、無数ともいえる要因が複雑に絡み合った帰結としての心身の状態として生じる」ということを指摘したが、こうした点を踏まえると、「ケア」についても総合的なアプローチが必要になってくる。

図5はそうした「ケア」の多様なモデルをやや単純化して示したものだが、図の左上の「医療モデル（biomedical model）」——これは前節でふれた「特定病因論」的な生命観・病気観をベースにするものである——のみならず、予防・環境モデル、心理モデル、生活モデルといった様々なアプローチを視野に入れた、包括的な対応が求められている。

図5　「ケア」に関する様々なモデル

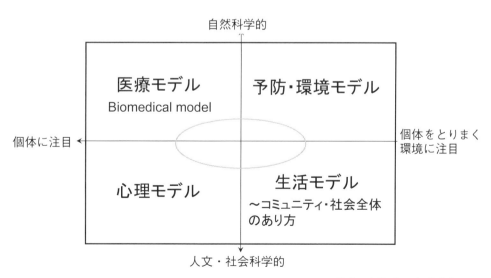

出典：広井（1997）を改変。

そしてさらに、ケアに関するこれらのモデルの全体を包含するものとして、病気や健康に関するいわば「エコロジカル・モデル」ともいうべき理解が最終的に重要になってくるだろう。

いま述べた「エコロジカル・モデル」とは、そもそも「病気」というものをどうとらえるかという基本論に関わるものである。

こうした点に関し、しばらく前から「進化医学 evolutionary medicine」と呼ばれる新たな研究領域が浮上しており、それは病気というものを、人間あるいは個人をとりまく「環境」との関わりにおいてとらえるものである（進化医学に関しては Nesse and Williams(1994)、井村（2000）等参照）。

大きく振り返ると、人間の遺伝子つまり生物学的な特性は、私たちの祖先である現生人類（ホモ・サピエンス）が地球上に登場したおよそ20万年前頃からほとんど変わっていない。言い換えれば、私たちの身体は当時の環境、つまり比較的ゆっくりした時間の流れの中で、狩猟採集生活を営んでいた生活環境に適した形に作られている。たとえば当時は食糧が慢性的に欠乏しがちだったので、食物の摂取量が多少不足しても血糖値を高く保つような仕組みが人間の身体には備わっている。

ところが前節でもふれた、現在のような"飽食"の時代には、そうした人間の身体的特性はかえってマイナスに働き、逆に糖尿病や肥満など様々な病気の原因になっている。同様のことは様々なアレルギーや各種の慢性疾患にもあてはまるし、ストレスやそれに由来する疾患などはその最たるものといえるだろう（進化医学の科学史的な意義について広井（2000）参照）。

私たち現代人は"高速道路を自転車で全力疾走する"ような生活を送っている、という表現がなされることがあるが、まさにそれは確かなことである。つまり人間をとりまく環境は大きく変わったが、人間の生物的特性は基本的に不変であり、そのズレないしギャップが様々な病気の根本的な背景として存在しているのだ。

こうした視点に立つと、**病気というものは、個人の"内部"に完結して存在するというよりは、個人と環境との関係、あるいは環境そのものの中にある**という新たな把握が浮上する。たとえば過労とストレスからうつに至った人が、精神科を訪れ薬をもらったが、職場での労働パターンが変わらないので結局同じ事態が繰り返されるという話をしばしば身近で聞く。

前節でふれた「社会疫学（social epidemiology）」という研究分野ともつながるが、「環境」には労働時間などのほか、コミュニティ、経済状況、自然とのつながりといった要素が広く含まれる。そして、以上のような現代における心身の健康や病気に関する理解のあり方が、「エコロジカル・モデル」と呼びうるものである（広井（2000）、同（2013）参照）。

2）「つなぐこと」としてのケア——個人・コミュニティ・自然

このような把握を踏まえて、「ケア」というテーマをさらに考えていくと、一つの新たな視点として、「ケア」ということの本質は、「つながる」こと、あるいは（失った）つながりを何らかの形で回復することにある点が浮かび上がってくる。

ここで図6を見てほしい。これは人間をめぐる基本的構造をまとめたもので、もっとも上層に「個人」という次元があり、その根底には「コミュニティ」という次元がある。しかしコミュニティというものは決して"真空"に存在するものではなく、そのベースには「自然」あるいは「生命」という次元があり、さらにもっとも根底的な次元として、「スピリチュアリティ」——この場合は、有と無、あるいは物質的なものを超えた次元といった広い意味——とも呼ぶべき層が

図6 「ケア」に関する様々なモデル

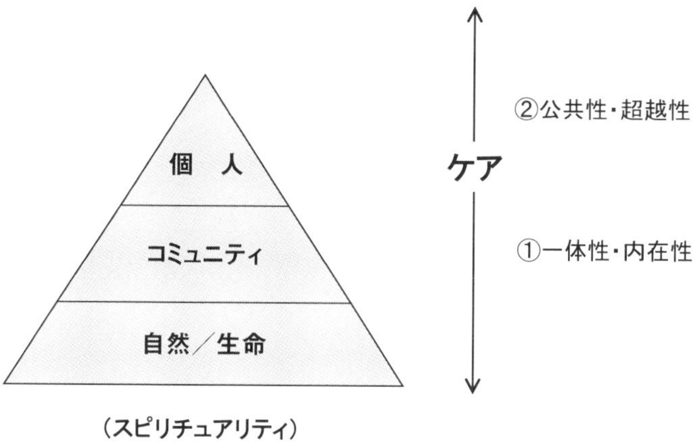

```
         ▲
        /個\      ②公共性・超越性
       / 人 \
      /------\        ケア
     /コミュニティ\   ①一体性・内在性
    /----------\
   /  自然／生命  \
  /_____\
         ▼
   （スピリチュアリティ）
```

存在する。

　しかしながら、現代社会における個人は、こうした個人の土台にあるコミュニティや自然から切り離されがちであり、そうしたものとの「つながり」を何らかの形で回復していく必要がある（図の下方に向かうベクトル①）。「コミュニティ」に関しては、他者とのつながりということであり、「自然／生命」に関しては、緑や森などの自然環境がそうであるし、また、デスクワークやストレスに追われる現代人は"身体"からも離れがちであるので、身体とのつながりあるいは「身体性」の回復という点も非常に重要となる（気功やヨガなどの東洋医学的な身心技法はそうしたこととも深く関連している）。

　このうち「自然／生命」とのつながりというテーマに関しては、近年「自然欠乏障害」というコンセプトが関心をもたれている。これは、アメリカの作家リチャード・ルーヴが2005年に公刊した著書『あなたの子どもには自然が足りない（原題：Last Child in the Woods）』で提起したとらえ方で、その内容は、子どもあるいは広く現代人は自然とのつながりが根本的に不足しており、それが発達の過程にマイナスの影響を及ぼすとともに、大人を含めて様々な現代病の背景にもなっているというものである（Louv(2005)）。

　同書はアメリカや多くの国々でベストセラーとなったが、自然とのつながりが心身の健康について重要な意味をもつということは、特に東京などのような大都市圏を中心に、多くの人が実感としても感じることだろう。

　それは単に物質的な意味での「自然」ということにとどまらず、いわばゆっくりと流れる「自然の時間」やリズムに同調することで、現代人が都市生活の中で失いがちな次元を回復するという意味があると思われる。これは先の図6との関連で見れば、図における「個人→コミュニティ→自然」に向かうベクトルの下方の次元ほど、「時間」がゆるやかに流れるという理解ともつながっている（こうした把握や「自然との関わりを通じたケア」について広井（2003／2015）、同（2005）参照）。

3）「自然／身体性／現在」とのつながりの回復

　なお、自然や身体性とのつながりの回復が重要な意味をもつのは、特に日本のような社会の場

合、もう一つの側面に由来すると私は考えている。それは「コミュニティのもつ"抑圧的側面"」からの**解放**という点である。

　先ほど、「コミュニティとのつながり」ということをプラスの意味で述べたが、コミュニティというものは、必ずしもプラスの面ばかりをもつものではない。たとえば"しがらみ"とか"ムラ社会""空気"といった言葉があるように、それは時によって非常にストレスフルな、ひいては抑圧的なものにもなりうる。「忖度（そんたく）」という言葉が流行語にもなったが、そうした同調圧力は特に日本社会において顕著な側面をもっている（私は日本社会のそのような傾向は、"稲作の遺伝子"とも呼べるような、長い時間にわたる社会構造やそこでの人々の行動様式に由来するものと考えている。広井（2009）、同（2011）参照）。

　したがって、先ほどの図6にそくして言えば、真ん中の「コミュニティ」の次元にいわば"閉じ込められて"身動きがとれなくなり、その根底にある「自然／生命」の次元からの乖離が生じ、結果として心身の健康を損なうようなケースがあるだろう。

　しばらく前になるが、ある時テレビで「ひきこもり」状態になってしまったという20代の女性のインタビューが紹介されていたとき、彼女が自分の心の状態を"透明な真綿で全身を軽く圧迫されている感じ"というように表現していたのが印象に残った。それはここで述べている日本社会の抑圧的側面とつながっているだろう。

　したがっていま論じている、自然との関わりや（ヨガや気功などを含む）身体性をめぐる身心技法は、まさにそうしたケースにおいて、「自然／生命／身体」の次元とのつながりを回復し、それによってコミュニティの抑圧的側面から個人を"解放"するという意味をもつと考えられるのである。

　さらにそれは「時間」という視点にそくして見れば、管理化された時間の拘束から離れて、"根源的な「現在」"とのつながりを回復する試みととらえることもできる。

　こうした点に関し、かつてフランスの精神医学者ミンコフスキーは、その著書『生きられる時間』において、現代社会の病は人々が「現実との生命的接触」から離れてしまっていることに由来すると論じ、何らかのかたちで生命の次元とのつながりを回復することの必要性を説いた（ミンコフスキー（1972））。それはいわば"原・現在性"とも呼べるような、根源的な「現在」を指していると思われる（"原・現在性"については広井（1994）を参照されたい）。

　ちなみに、近年関心の高いいわゆる「マインドフルネス」ストレス低減法において、「今」に関心を集中させることの重要性が強調されているのも、以上のような点と関連すると思われる（J. カバットジン（2007））。

　さて、以上は図における下方に向かうベクトル（ベクトル①）にそくして「ケア」の意味を考えたことになるが、一方、そうした方向は、それだけでは（個人がコミュニティや自然と"一体になる"という性格のものなので）"閉じた"ものになってしまうおそれを持っている。

　しかし人間には、自ら自身を一歩外（メタレベル）からながめて相対化し、「外部」や「社会」に対して開かれた方向に向かうようなもう一つのベクトルが同時に必要である。それが図の上方に向かうベクトル②であり、それは公共性あるいは超越性ということと重なっている。

　なお、瞑想に関して「集中瞑想（focus attention）」と「観察瞑想（open monitoring）」という二者が挙げられることがあるが、以上の議論との関連では、前者は図6におけるベクトル①と、後者はベクトル②と、それぞれ関連しているということもできるだろう。

いずれにしても人間にとって、あるいは心身の健康にとって重要なのは、以上のような二つの方向に向かう異質なベクトルであり、「ケア」ということの本質はこうした点にあると考えられるのである。

3. 生と死への視点

前節では「ケア」というコンセプトを導きの糸として、その四つのモデルと「エコロジカル・モデル」、そして「つなぐこととしてのケア」という理解について述べてきた。しかしながら、思えばこれらは全体として「有」あるいは「生」の内部に完結した議論になっている。けれども本書全体の基本テーマである「いのち」ということの全体をとらえるには、「死」あるいは「無」ということまでも含んだ、より深い把握がどうしても必要になる。最後にそうしたテーマについて考えてみたい。

1）現代版「不老不死」の夢

手がかりとして、「不老不死」という話題を取り上げてみよう。

「不老不死」は、人間にとっての古代からの"永遠の夢"と呼べるようなテーマであった。ところが近年に至って、こうした不老不死をめぐる話題が、「科学」の分野において正面から取り上げられるに至っている。

私が見るところ、それには次のような二つの異なる流れがあるように思われる。第1は生命科学や医療の領域で、その象徴はやはり再生医療の急速な展開である。第2は、情報科学に関連する領域であり、その一つの典型は、人間の「意識」を機械やインターネット上に"移植"し、「永遠に生きられる」ようにするという議論だ。

単純に言えば、前者は主として人間の「身体の不死」に関わるものであり、後者は主に「意識の不死」を目指すものと言うこともできるだろう。

以上のうち、メディア等を通じて近時私たちに身近になっているのは、後者の「意識の不死」に関する話題かもしれない。

たとえば2014年に公開された、ジョニー・デップ主演の映画『トランセンデンス』では、殺害された天才科学者の脳の情報のすべてを、同じく科学者の妻がインターネット上に"アップロード"し、死んだ夫がコンピューターの中で"生き続ける"ようにするという内容のものだった。こうした発想の下敷きの一つになっているのは、アメリカの未来学者カーツワイルの「シンギュラリティ」論——AIなどがやがて人間の知性を凌駕するという議論——である（カーツワイル（2007））。

しかも、これは単にSF的な荒唐無稽の話にとどまるのではない。一昨年出版された『脳の意識　機械の意識——脳神経科学の挑戦』という本の中で、工学研究者の渡辺正峰氏は、「未来のどこかの時点において、意識の移植が確立し、機械の中で第2の人生を送ることができることが可能になるのはほぼ間違いないと私は考えている」と述べているのである（渡辺（2017））。

一方、先ほど「不老不死」に関する第1の流れとして指摘した、再生医療など生命科学の展開に関しては、アメリカの大統領生命倫理評議会が2003年に報告書（『治療を超えて』）を公刊して

おり、生命関連技術の発達によって可能となる「不老の身体」といった話題が正面から論じられている（カス（2005））。

　私たちはこうしたテーマをどう受け止め、考えたらよいのだろうか。寿命、あるいは生命や意識というものを無限の時間に伸ばしていくことが、人間の幸福につながると考えるべきなのだろうか。

　ここでの短い文章でそれを十全に論じることはできないが、ここでまずふと思い出されるのは、やや唐突に響くかもしれないが、作家佐野洋子氏のよく知られた絵本『100万回生きたねこ』である。

　すでに読まれた方も多いと思うが、100万回の生と死――あるいは永遠の生――を繰り返しても充足されることのなかった主人公の猫のこころが、一つの出会いや愛情によって満たされ、生として完結するというのがその骨子である。これを仏教的な"輪廻転生"からの解放や解脱として把握することも可能だろうが、そうした解釈には尽きないことをこの物語は表現しているように思える（広井（2001））。

　技術による"現代版「不老不死」の夢"の時代において忘れてはいけないのは、この作品が私たちに示す、人生の意味や価値についてのメッセージではないだろうか。

2）生と死のグラデーション

　生と死をめぐるこうしたテーマについて、老いや介護といった話題も視野に入れながら、さらに考えてみよう。

　個人的な例を挙げることになるが、私の実家（岡山）にいる母親は今年87歳になるが、何十年も続けてきた商店を2年ほど前に店じまいしたせいもあってか、しばらく前から現れていた認知症の症状が一層顕著になってきた。以前にはなかったことだが、10年以上前に亡くなった両親や、8年ほど前に亡くなった夫（つまり私の父）は今どこに行っているのか、なかなか帰ってこないではないか、といった趣旨のことを口にするようになった。

　そのような母親の言葉を聞いていると、ある意味で半分"夢の中の世界にいる"といった印象を受けることがある。そしてさらに言えば、「生」と「死」というのは通常思われているほど明確に分かたれるものではなく、そこには濃淡のグラデーションのようなものがあり、両者はある意味で連続的であって、母親はそうした（中間的な）状態にあるようにさえ思えることがある。

　以前は、「ピンピンコロリ」といった言い方もあるように、たとえば"昨日まで田んぼで農作業をしていたが今朝見たら亡くなっていた"というようなイメージとともに、生から死へとストンと落下するような、ある意味で非連続的な生－死のとらえ方が一般的で、またそうした亡くなり方が比較的望ましいものとして描かれることが多かった。

　私自身もそれは一つの"良い"死に方になりうると思ってきたが、しかし上記のような経験から、先ほど述べたような「**生と死のグラデーション**」あるいは「**生から死へのゆるやかな移行**」という見方も重要ではないかと思うようになったのである。

　それはやや理屈っぽく言えば、「生」と「死」を明確に区分し、「生＝有、死＝無」とした上で、死の側を視野の外に置いてきた近代的な見方に対し、生と死をひとつづきの連続的なものとしてとらえることで、いわば死をもう一度この世界の中に取り戻し、両者をつなげるという意味をも担うのではないか。

そして実はこうした方向は、意外にも現代の科学の新たな展開と共振する。それは「リアルとバーチャルの連続化」と呼びうるような方向だ。

いわゆるAIや情報技術などが高度化する中で、『マトリックス』や『インセプション』といった映画が印象的に描いてきたように、"現実とは脳が見る（共同の）夢に過ぎない"という世界観が浸透し始めている。つまり何がバーチャル（仮想的、夢）で、何がリアル（現実）かの境界線が曖昧になり、連続化しているのである。

こうして超高齢化の進展と、情報科学の展開というまったく異なる背景から、「夢と現実」の境界、そして「生と死、有と無」の境界のゆらぎが生じ、あるいは「リアルとバーチャルの連続化」が進んでいる。そして、高度成長期には確固たるものに見えた「唯一の現実」というものが多層化し、夢と現実がクロス・オーバーしていく。こうした根本的に新しい──同時に"なつかしい未来"と呼びうる──時代の構造変化の中に、私たち日本人の死生観のゆくえは位置しているのではないだろうか。

3）「無の科学」は可能か

そしてこのように考えていくと、テーマは「無」そのものに行き着くことになる。

現実的な状況を確認すると、いささか"縁起でもない"言い方となるが、現在の日本は「**死亡急増時代**」である。すなわち、戦後日本における年間死亡者数は、高度成長期を中心に70万人程度で推移していたが、1980年代頃から増加傾向となり、2000年過ぎに年間100万人を超えるとともに以降も急速に増加しており、2040年前後に167万人程度でピークを迎えると予測されている。もちろんこの背景にあるのは超高齢社会の到来だ。

こうした中で、看取りのケアのあり方や、"孤独死"などをめぐる対応が大きな社会的課題となるのは言うまでもないが、私はそのもっとも根本にあるのは「死生観」の再構築というテーマだと考えている。

死生観という時、私が連想する好きな文学作品の一つに、よく知られた芭蕉の「閑さや岩にしみ入る蝉の声」の句がある。

ここでの「蝉」、短い一生でありながら命の限り声を出して鳴いている蝉とその声はまさに"生"の象徴であり、一方、ここでの「岩」は、イメージとしては奥深い山の中にある、苔むし少し湿って黒々とした岩で、それは"死"の象徴である。

そして、蝉の声が岩に「しみ入る」というのは、静寂を舞台に"生"と"死"が融合するという、宇宙的とも言えるような世界観を表現したものであると思っていた。それは先ほどの「生と死のグラデーション」の究極的な把握とも言える。

しかし何年か前、よく行っている八ヶ岳の南麓で何気なく過ごしていた時、次のような経験をした。それは、その近辺にわりと多く見られる巨大な岩の群──かつて噴火があった時のものだろうか──のいくつかが、まるで大きなエネルギーをもっているかのように思われたのである。

ひるがえって、そのような経験から先ほどの芭蕉の句を思うと、それを少し違った意味に理解することができると考えた。

すなわち、芭蕉の句での「岩」は、先ほど述べたような"死"の象徴というよりも、むしろ根源的な「生命」あるいは究極の「存在」そのものを表すものであり、そして静けさの中で蝉の声がしみ入るというのも、それらが生命や存在の根源に融合するといったイメージではないか。

以上は芭蕉の句にそくした私の解釈に過ぎないが、一方、現代の物理学では（アインシュタインが示したように）質量とエネルギーの等価性ということが言われ、多少比喩的に言えば岩のような物質ないし物体は"エネルギーのかたまり"であり、したがって岩にある種のエネルギーを見てとるという発想は、一概に非合理的と言えない面もあるだろう。

　さらに、近年の物理学や宇宙論においては、「真空のエネルギー」や「無のエネルギー」といった話題が議論されるようになっている。「無のエネルギー」といった発想は、ある意味で究極的な逆説を含むものだが、いずれにしても、こうして17世紀に生まれた近代科学もまた、その歩みの究極の展開において、「無」そのものを正面から論じるに至っている。

　先ほど述べた超高齢化時代の到来ということとも相まって、「無」や「死」についての文・理を超えた、科学、人間、社会等の多領域に及ぶ横断的な探究が今求められているのである。

　総論Ⅱでは、「持続可能な医療」への視点、ケアへの視点、生と死への視点という流れにそくして、現代の医療に関して、その土台として重要と思われるテーマについて考えてきた。このように現代の医療はその「広さ」と「深さ」の双方において大きな広がりを持っており、一人ひとりが自分自身の関心の原点に立ち返りながら、それぞれの実践や探究を深めていくことが重要である。

❖ **参考文献**

伊東俊太郎（2015）：インドにおける「精神革命」―ゴータマ・ブッダを中心として―、比較文明研究第20号。
井村裕夫（2000）：人はなぜ病気になるのか―進化医学の視点―、岩波書店。
リチャード・G・ウィルキンソン（池本幸生・片岡洋子・末原睦美訳、2009）：格差社会の衝撃―不健康な格差社会を健康にする法―、書籍工房早山。
レイ・カーツワイル（井上健監訳、2007）：ポスト・ヒューマン誕生―コンピュータが人類の知性を超えるとき―、NHK出版。
レオン・カス（倉持武訳、2005〔原著2003〕）：治療を超えて―バイオテクノロジーと幸福の追求―大統領生命倫理評議会報告書、青木書店。
ジョン・カバットジン（春木豊訳、2007）：マインドフルネスストレス低減法、北大路書房。
近藤克則（2005）：健康格差社会―何が心と健康を蝕むのか―、医学書院。
広井良典（1990）：エイプリルシャワーの街で―MIT（マサチューセッツ工科大学）で見たアメリカ―、相川書房。
広井良典（1992）：アメリカの医療政策と日本―科学・文化・経済のインターフェイス―、到草書房。
広井良典（1994）：生命と時間―科学・医療・文化の接点―、勁草書房。
広井良典（1997）：ケアを問いなおす―〈深層の時間〉と高齢化社会―、ちくま新書。
広井良典（2000）：ケア学―越境するケアへ―、医学書院。
広井良典（2001）：死生観を問いなおす、ちくま新書。
広井良典（2003/2015）：生命の政治学―福祉国家・エコロジー・生命倫理―、岩波書店（2015年に岩波現代文庫として再刊行）。
広井良典（2004）：脱ア入欧―アメリカは本当に「自由」の国か―、NTT出版。
広井良典（2005）：ケアのゆくえ　科学のゆくえ、岩波書店。
広井良典（2009）：コミュニティを問いなおす―つながり・都市・日本社会の未来―、ちくま新書。
広井良典（2011）：創造的福祉社会―「成長」後の社会構想と人間・地域・価値―、ちくま新書。
広井良典（2013）：人口減少社会という希望―コミュニティ経済の生成と地球倫理―、朝日選書。
広井良典（2015）：ポスト資本主義―科学・人間・社会の未来―、岩波新書。

広井良典（2018）：持続可能な医療―超高齢化時代の科学・公共性・死生観―、ちくま新書。

ミンコフスキー（中江育生・清水誠訳、1972）：生きられる時間（１）　現象社会・精神病理学的研究、みすず書房。

渡辺正峰（2017）：脳の意識　機械の意識―脳神経科学の挑戦―、中公新書。

Richard Louv (2005), *Last Child in the Woods: Saving Our Children from Nature-Deficit Disorder*, Atlantic Books.

Thomas Mckeown (1988) , *The Origins of Human Diseases*, Wiley-Blacwell.

Randolph M. Nesse and George C. Williams (1994), *Why We Get Sick*, Vintage.

総論 Ⅲ

世界の統合医療の現状
―Integrative Medicine & Health Care の国際比較と今後の動向―

小野直哉

ポイント

近代西洋医学と共に統合医療を構成する伝統医学や相補・代替医療を含め、統合医療に係る海外（米国・中国・インド・キューバ）の現状を概説し、各国の統合医療の特徴、統合医療と国際問題、統合医療と環境問題などについて述べる。

1. はじめに

　統合医療（Integrative Medicine）は、近代西洋医学（Modern Western Medicine）と共に伝統医学（Traditional Medicine）や相補・代替医療（Complementary and Alternative Medicine）を併用する医療として、2000年前後に米国内から提唱され始めた言葉であるが、その形態は各国によって多様である。アジア諸国において統合医療を考える際、伝統医学や相補・代替医療においては各国の伝統医学が日常の臨床に与えている影響は大きい。伝統医学などの近代西洋医学以外の医療体系を正規の医療システムとして自国の医療政策に取り入れている（制度化している）アジアの国は、韓国、中国、台湾、ベトナム、インドなど[1,2]である。

　現在、先進国の少子高齢化に伴う医療費負担の増大や開発途上国の人口増加に伴う末端への確実な医療の供給が問題となっており、経済的な理由やマンパワーを含めた医療資源配分の問題から伝統医学及び相補・代替医療への関心が世界的に持たれている。また、一部の先進国やアジア諸国では、知的財産の観点から、健康サービス産業分野で世界に先んじるために、近代西洋医学による現行の医療分野に比べ学術的に未開拓である伝統医学や相補・代替医療分野に参入し、バイオテクノロジーなどの最新の科学技術を駆使して、伝統医学や相補・代替医療の分野から有益な知的財産を見出し、特許を取得していく戦略が展開されている[3-8]。一方、日本では超少子・高齢・

人口減少・独身社会が加速し、年金や医療など社会保障制度全体の再構築や労働力の問題ばかりではなく、単なるモノ作りから、健康関連商品やサービスなど、健康をキーワードとした高付加価値の産業分野へ産業構造そのものの転換が迫られている。

また、2011年3月11日の東日本大震災では、地震と津波で被災地の約80%の病院が被災し、その機能を失った[9]。近代西洋医学による現行の医療システムの強靭性は地球の自然界の猛威には為す術もなく崩れ、その脆弱性が露呈した。これまでも、二酸化炭素削減などの環境問題やピーク・オイル（世界の石油生産量がピークとなる時期・時点を迎え、その後減少して行くこと）、原子力発電所の安全性などのエネルギー問題が世界的に注目されるなか、各国では環境的にも経済的にも持続可能な社会の模索が行われている。医療においても、いずれそれ自体の持続可能性が問われようとしており、震災や津波などの災害や戦争による電気やガス、交通網の寸断など、インフラが崩壊した際の近代西洋医学のみによる有事の際の医療の在り方も問われている。

これら世界の医療財政や産業、経済的社会状況、地球環境を背景に、伝統医学及び相補・代替医療は有益な疾病治療・予防手段として、将来有望な産業分野として、さらには持続可能な社会における医療や有事の際の医療への応用として、世界から期待と注目を集めている。

本稿では、近代西洋医学と共に統合医療を構成する伝統医学や相補・代替医療を含め、統合医療に係る海外の現状、特に欧米諸国の中で最も相補・代替医療の調査研究が盛んな米国と、自国の伝統医学を制度化している中国とインド、先進的統合医療政策を展開するキューバの現状を概説し、各国の統合医療の特徴、統合医療と国際問題、統合医療と環境問題に付いて述べる。

2. 米国（アメリカ合衆国）

2008年12月10日に発表された米国疾病対策センター（CDC：Centers for Disease Control and Prevention）の調査[10]では、成人の約40%、17歳以下の子どもの約12%が相補・代替医療を利用していることが明らかとなっている。利用者は成人では男性より女性が多く、高齢になるほど増え、さらに高学歴者に利用が多かった。

1992年、米国議会は、米国保健福祉省公衆衛生局の米国立衛生研究所（NIH：National Institute of Health）内に、相補・代替医療事務局（OAM：Office of Alternative Medicine）を設立し、1992年と1993年にOAMに合計400万ドルの資金を割り当てた[11]。1998年に入るとOAMは、米国立相補・代替医療センター（NCCAM：National Center for Complementary and Alternative Medicine）へと昇格し、予算も2,000万ドルへと増額され[11]、組織としてはNIHの他の研究所やセンターと同レベルとなった。

当初OAMやNCCAMの立場は、近代西洋医学に取って代わる代替の医療（Alternative Medicine）の色彩が強く、通常医療（近代西洋医学）以外の新たな「疾病の予防と治療」方法の研究開発が期待され、全米の大学や研究所へ相補・代替医療に関する研究項目を振り分け、米国政府からの多額の研究投資（15億9,520万ドル：1992年度～2012年度）が行われ、2009年の研究助成は200件を超えていた[11]。NCCAMから助成を受けた大学や研究機関、それらの研究対象の一部を表1に示す。しかし、NCCAMの立場は、2001～2005年の戦略計画及び2005～2009年の戦略計画において近代西洋医学を相補う補完の医療（Complementary Medicine）へと変遷しており、

近代西洋医学と相補・代替医療を包括した統合医療（Integrative Medicine）の推進を図るようになっていた。しかし、相補・代替医療による疾病予防や治療方法の研究開発を目的に行われた臨床試験の多くは期待したほどの成果が得られなかった。そのため、米国内では当日、NCCAM は国税の投入先としては不適切との厳しい批判を受けた[12]。これにより、2010 年頃から NCCAM の研究目的は、近代西洋医学に取って代わる代替の医療（Alternative Medicine）から、近代西洋医学を相補う補完の医療（Complementary Medicine）への変更が明確化し、これまでの各種施術療法の総称である相補・代替医療（Complementary and Alternative Medicine）から補完的健康ア

表1　NCCAM から研究助成を受けた大学及び研究機関と研究対象の例

大学・研究機関	研究対象
スタンフォード大学（疾病予防センター）	老化現象
ハーバード大学（医学部オッシャー研究センター、ベス・イスラエル・ディーコネス医療センター代替医療研究教育部門）	内科、医学全般
カリフォルニア大学（UCSF オッシャー統合医療センター、UCLA、UCDavis）	喘息、アレルギー、ハーブ、健康・栄養食品
テキサス大学（CAM 医療センター）	癌疾患
コロンビア大学（老年・女性 CAM 研究センター）	老化と女性の健康一般
バスチール大学（AIDS 研究センター）	HIV、AIDS
ミネソタ大学（ミネアポリス医学研究財団）	薬物中毒、麻薬中毒
メリーランド大学（CAM ペインセンター）	関節炎、疼痛
アリゾナ大学（ヘルス・サイエンス・センター）	小児疾患、植物医学
ミシガン大学	心臓血管系疾患
バージニア大学（CAM 看護センター）	疼痛
パルマー・カイロプラクティック大学（パルマー センター研究所）	カイロプラクティック
ニュージャージー医科大学	脳卒中、神経症
ユタ大学	関節炎
デューク大学	鬱病
ピィッツバーグ大学	アルツハイマー痴呆症
ケスラー・リハビリ研究所	神経リハビリ
マハリシ大学	心臓血管疾患とアメリカ黒人の老化
カイザー財団病院	頭蓋・顔面障害
エモリー大学	神経変性疾患
オレゴン大学	神経系障害
パデュー大学	老年病に対するハーブ
イリノイ大学	女性の健康に対するハーブ、健康・栄養食品
ジョン・ホプキンス大学	癌疾患
ペンシルバニア大学	癌とハイパーバリック酸素療法

出典：小野直哉（2013）：[特集] 漢方医と鍼灸師のコラボレーション、世界の統合医療の現状②―欧米諸国（米国、英国、フランス、ドイツ、スウェーデン）―、鍼灸 OSAKA、Vol.28-4, pp.81-90,（通巻 108 号）、森ノ宮医療学園出版部。

プローチ（Complementary Health Approaches）へと変遷した。NCCAM は 2014 年 12 月には米国立補完統合衛生センター（NCCIH：National Center for Complementary and Integrative Health）に名称が変更され、代替医療の「代替」を現わす"Alternative"が名称から除かれた。これに伴い、NCCAM の研究目的である「病気の予防・治療」が、NCCIH の研究目的である「症状の管理」に変更された[13,14]。

表 2 に示す通り、NCCIH の補完的健康アプローチの現在の研究対象は、大別すると天然物（Natural Products）と心身療法（Mind and Body Practices）の 2 つに分けられている[14]。

また、NCCAM から継続して NCCIH のホームページ上でも、学術的に正確な相補・代替医療の情報を一般の米国民及び医療従事者へ提供しており、インターネットを通じた相補・代替医療の啓発活動も行っている[15-17]。

米国での統合医療の試みは、幾つかの医療機関で行われている。例えば、スローン・ケタリング記念がんセンター（MSKCC：Memorial Sloan Kettering Cancer Center）のベンドハイム統合医療センター[18]では、がん患者の入院施設で、多様な統合医療サービス［タッチ・セラピー（アロママッサージ、リフレクソロジー、指圧、タイ式マッサージなど）、マインド・ボディセラピー（瞑想、イメージ療法、マインドフルネスベースド・ストレスリダクションなど）、クリエイティブセラピー（音楽療法、サウンドセラピー）、鍼、栄養療法、ハーブなど］を提供している。また、カリフォルニア太平洋医療センター（CPMC：California Pacific Medical Center）の「健康と癒しの研究所」[19]では、漢方や鍼、栄養療法、ハーブ療法、精神療法、イメージ療法、ストレス管理、スピリチュア

表2　NCCIHにおける研究対象

分類	補完的健康アプローチ
天然物	・薬草（生薬、ハーブ）を使った製品 ・ビタミン・ミネラルなどのサプリメント ・プロバイオティクス ・栄養補助食品など
心身療法	・鍼治療 ・瞑想（仏教に由来するマインドフルネス瞑想、超越瞑想など） ・マッサージ療法 ・西洋・東洋の動作を用いた療法（フェルデンクライスメソッド、アレクサンダーテクニック、ピラティス、ロルフィング、トレガーアプローチなど） ・リラクセーション法（呼吸法、誘導イメージ療法、漸進的筋弛緩法、身体の自然な弛緩反応を誘導するように設計されている） ・脊椎マニピュレーション（カイロプラクティック、オステオパシー） ・中国の伝統的な動作法（導引や太極拳、気功など：姿勢・動作と呼吸を調和させて行い、精神を集中させる） ・様々なスタイルのヨーガ（姿勢、運動、呼吸法、瞑想を兼ね備える） ・他：催眠療法などの精神療法、ヒーリング・タッチ（手当て療法）など
その他	・伝統的なヒーラーによる施術 ・中医学（中国伝統医学） ・アーユルヴェーダ（インド伝統医学） ・ナチュロパシー ・ホメオパシー ・民間療法など

出典：Complementary, Alternative, or Integrative Health: What's In a Name? National Center for Complementary and Integrative Health (NCCIH). https://nccih.nih.gov/health/integrative-health（2019年3月25日検索）より作成.

ルカウンセリング、ライフスタイル・チェンジ・プログラム、ヨーガ、瞑想、ボディワークなどを用いて、多職種連携による統合医療ケアプログラムやセルフケアプログラム、教育セミナーなどが提供されている。さらに、ダーナル米陸軍医療センターなど、米軍の医療機関では現在、自然災害及び戦争などの人的災害による心的外傷後ストレス障害（PTSD：Posttraumatic Stress Disorder）や湾岸戦争症候群（Gulf War Syndrome）など、米軍帰還兵の戦闘ストレス反応に伴う戦争後遺症の治療や米軍における兵士の疼痛管理に、鍼治療やヨーガなどをはじめとした相補・代替医療が用いられている[20, 21]。それら米軍における相補・代替医療の調査研究にも米国政府から研究費の助成が行われている[22-24]。また、米空軍軍医により戦場鍼（Battlefield Acupuncture）[25]が研究開発されたことにより、メリーランド州アンドルーズ空軍基地に米空軍鍼灸・統合医療センターが設置され、米軍における鍼治療の臨床と研究、教育が行われている。現在では、米軍四軍（陸軍、海軍、海兵隊、空軍）での疼痛管理に戦場鍼をはじめとした鍼治療が用いられている[20, 26, 27]。また、米軍からの医療における軍事技術の民間転用により、現在、戦場鍼は米国の民間の医療機関でも疼痛管理に活用されている。

3. 中国（中華人民共和国）

中国には、漢民族で伝統的に行われて来た医療として、生薬や鍼灸などを用いた中医学や他の少数民族で用いられて来た複数の伝統医学（民族医学）が存在する。

中医学を提供している医療機関には、中医病院、中西病院がある。中国全土の医療機関のうち、75〜85％の医療機関に中医科が設けられており、さらに近代西洋医学の病院の75％に中医科が設置されている。他に中国国内には196の民族医学病院がある。中国の町中には、定年を迎えた中医師が常駐している薬局（省や自治地区によって中医師常駐の条件が異なる）があり、そちらでも中医学や中医薬の相談を行っている。

中医病院では中医学の診療技術の代わりに近代西洋医学の医療機器を使用して診療を行う「中西医結合」が広がっており、医薬品も、中医薬だけでなく近代西洋医薬も投与されている。また、中国全土には、私立の中医学の医療機関が3600カ所あり、経済的に発展している南方地域で中医学の需要が増えており、個人開業の中医師が多く存在している。

中国においては、「中西医結合」は近代西洋医学と中医学による統合医療であり、「中西医結合」の学術団体として、59の学術専門委員会から成る中国中西医結合学会が北京市内に本部を置き、上海市をはじめ、現在、中国全土に31支部がある[28]。

中医学を規制する法律としては、2003年の中医薬条例が存在し、他にも過去数回、中医学、中医薬に関する条例が中国政府から出されている。また、1984年に施行された専利法（中国の特許法）でも中医学が扱われており、1992年及び2000年、2015年に改正されている。さらに、2016年に中医学の基本法である中医薬法が施行された。

伝統医学の政府管轄機関としては、2013年の省庁改編に伴い、中国国務院衛生部から改組された中国国家衛生計画生育委員会に中国国家中医薬管理局がある[29]。中国国家中医薬管理局は、中医学や中医薬関連の教育、制度を管理するために、1986年に設立され、衛生部副大臣が局長を兼務し、立法の権限を有している。これ以外に、中国国家中医薬管理局とは別に省レベルの管理

部署がある。また、中国国家中医薬管理局内の原中西医結合民族医処では、中国少数民族の伝統医学に関する教育・制度を管理している。

また、1955年に北京市内に設立された中国中医科学院[30]は、傘下に研究所13カ所、研究病院6カ所、中医学の古典書籍出版社、中医学の学術雑誌などを有し、中国国内最大規模の中医学の臨床と教育、研究の総合一体型研究機関であり、中国国家中医薬管理局直属の研究機関として現在に至っている。

中国政府は「予防医学は中医学を中心に行う」との政策を打ち出し、国内に重点を置いた予防医療政策を展開し、中医学の根本理念である「未病治」という概念を中国の医療政策に取り入れる試みを行っている。現在、中国の保険会社では、これらの医療政策に注目している。

1993年に中国政府は、中医薬を含む医薬品に対する特許保護を始めた。以来、知的財産権の重視により製薬会社の中医薬に対する保護意識が強まった。現在、中医薬は、主に行政による新薬保護、中医薬品種保護、特許保護によって保護されている。また、中医薬由来のドリンク剤や健康食品などが、中国市場では年々増える傾向にある。中医学では823の中医薬が、民族医学では47の民族医薬が公的医療保険の適用になっている。公的医療機関における治療費は国の公定価格で決まっている。

中国では中医学及び中医薬に関する効果効能の研究に比べ、本格的な費用対効果の研究は未だ少ない。中国政府及び中医学や中医薬関連学会では、今後行うべき研究課題となっている。

中国で中医学を始めとした伝統医学を正式な医学としている理由には次の4つが挙げられる。①近代西洋医学では治療できない疾病に対し、伝統医学で治療できる可能性がある。②医療を受ける際、ある時は近代西洋医学、ある時は中医学のように、その都度疾病の種類や患者の状況に応じて、費用のかからない医療を利用する方が良い。そのための医療サービスの選択肢として重要である。③今後の中国及び世界の人類の科学的研究テーマ、研究資源として伝統医学は重要である。④体調管理において、中医学は有効であり、予防・健康増進からも有効な医療資源及び手段として期待されている。

4. インド（インド共和国）

インドでは、近代西洋医学による医療機関だけではなく、伝統医学による医療機関も多数あり、貧困層の多くが通っている。英国による植民地支配の際に近代西洋医学がインドにもたらされたが、それ以前から今日まで伝統医学と呼ばれる様々な医療が行われていた。現在でもこれらの伝統医学はインドにおいて根強い支持があり、アーユルヴェーダ、ヨーガ、ナチュロパシー、ユナニ、シッダ、アムチなどが存在する。

インドの伝統医学はこれまで慢性疾患に多く用いられていたが、近年、メタボリック・シンドロームや生活習慣病、多因子疾患病の管理に用いられるようになっている。ヨーガは、肥満及び循環器系疾患の予防と手術後の予後のサポートやストレスの緩和に用いられている。

インドでは長年、近代西洋医学の医師とインドの伝統医学の医師は相互にあまり交流をすることがなく、それぞれが別個に臨床に当たっていた。近代西洋医学と伝統医学が同じ建物にあっても、互いに連携して統合医療のサービスを提供することはなかった。そのため、インドでの統合

医療は、伝統医学を用いた統合医薬品の製薬開発の分野などの物理的側面でのみ行われ、統合医薬品の開発過程は、生薬学、分析化学、植物化学、薬理学の分野で実践されてきた。しかし、近年、インドでは経済的豊かさと共に年々循環器系疾患が増大しており、最新の循環器系疾患の外科手術に携わってきた心臓外科医が中心となり、2000年以降、インド政府国立ヨーガ研究所と共同研究を行い、循環器系疾患の予防と予後に対するヨーガの効果を検証してきた。そこで得た知見から、近代西洋医学の医師とインドの伝統医学であるアーユルヴェーダの医師が協力し、現在、近代西洋医学の最先端の技術とインドの伝統的医療資源の知見を用いた臨床の実践と研究開発を行う MediCity[31] 計画が進められている。

　伝統医学を規制する法律には、The Central Council for Indian Medicine, New Delhi. The Indian Medicine Central Council Act, 1970. と The Drugs and Cosmetics Act, 1940. などが存在する。研究に関しては、Central Council for Research が AYUSH（Ayurveda Yoga & Naturopathy, Unani, Siddha and Homoeopathy）省[32]の下に独立した組織として、伝統医学ごとに設置されている。政府からの資金提供を受け、研究所と医療機関の協働により科学的な研究を行っている。

　インドの伝統医学の政府管轄機関としては、2014年の省庁改編に伴い、インド保健家族福祉省の一部局であった AYUSH 局が改組、昇格し、インド保健家族福祉省から独立した AYUSH 省が設置され、伝統医学に関わる教育、臨床、管理の全てを統括している。

　また、インドの伝統医学を提供する機関としては、インド政府 AYUSH 省のトップである Secretary の下に Commissioner／Director が置かれ、都市の診療所と地区レベルの診療所は Senior Medical Officer が統括し、村レベルは Junior Medical Officer が統括している。その下にさらに大学、薬草園、病院、調査研究部署、薬局が置かれている。

　公的研究機関としては、アーユルヴェーダとシッダ、ユナニ、ホメオパシー、ヨーガとナチュロパシーに対応した国立の4つの研究機関と8つの教育機関、2つの法廷協議会、他に国家薬用植物評議会、公共事業部などがある。

　ほとんどのインドの伝統医学において、効果効能の研究に比べ、費用対効果に関する本格的な研究はあまりされていないのが現状である。しかし、2005年にプライマリ・ヘルス・ケアにおけるホメオパシーの費用対効果に関する先駆的な研究が試みられている。

　インドが伝統医学を医療政策に用いている理由としては、次の5つが挙げられる。①インド独自の伝統医学は、多様な形態でインド国民に実践されている。②インドの伝統医学のいくつかの理論や実践は日常の生活習慣の一部であり、食習慣や生活習慣、社会の慣例に影響を与えている。③救急医療や抗生物質、外科手術、麻酔など、近代西洋医学の利用が増しているが、地方人口の約70％は伝統医学を利用している。④インドの伝統医学は、慢性疾患において、費用対効果で有益である場合が多く、勿論予防医学の分野において有用である。⑤今日、劇的な変化が伝統医学に起こっており、メタボリック・シンドロームや生活習慣病、多因子疾患の管理への効果、そして、生活の質を高めることが求められている。

　また、産業的側面から、2017年12月に、ニューデリーで、AYUSH 省及びインド政府商工省、インド医薬品輸出促進協議会の協力の下、インド商工会議所連盟（FICCI）主催による、AYUSH と健康部門に係る最初の国際展示会（AROGYA 2017）が開催された。「AYUSH のグローバルな可能性を高める」をテーマに、AROGYA 2017 の目標は次の6つが掲げられた。①グローバルな状況におけるインドの医療システムの強みと科学的検証を紹介する。② AYUSH（アーユルヴェー

ダやヨーガ、自然療法、ユナニ、シッダ、ソワ・リッパ、ホメオパシー）に対する意識と関心を促進し、強化する。③ AYUSH の国際的な促進、開発、認知を促進する。④利害関係者との交流と国際レベルでの AYUSH の市場開発を促進する。⑤国際市場で AYUSH 製品を増やす。⑥ AYUSH 部門の研究と最新の動向を展示し、その可能性を活用する。AROGYA 2017 では、世界 60 カ国以上から 1,500 人の代表者とインド国内から数千人の代表者が参加し、250 以上のインドの伝統医療機器メーカーが製品とサービスを紹介し、インド政府はインドの伝統医学を国際的に展開する方針を打ち出している。

5. キューバ（キューバ共和国）

ソ連（ソビエト社会主義共和国連邦）の崩壊に伴い、ソ連と米国の東西経済陣営による冷戦が終結した 1990 年代、社会主義経済圏が消失すると、エネルギーおよび物資全般の輸入をソ連に依存してきたキューバの経済構造基盤は大打撃を受け、さらに米国の経済封鎖の強化により、深刻な物不足となった。キューバ政府では、近代西洋医学で使用する医療機器や必須医薬品などが入手困難となり、「全ての国民に無料で最良の医療を提供する」、キューバ革命以来の建国の基本方針を堅持するためにも「持続可能な医療」の摸索を余儀なくされ、国民の健康維持、医療保障のために、それまで近代西洋医学による対処療法を主眼とした急性期中心の医療政策から、予防と健康増進に主眼を置いた医療政策へ基本方針を転換せざるを得なくなった。

キューバ医療の特徴は、原則無料、予防と健康増進を医療政策の基本とし、プライマリ・ヘルス・ケアを重視したキューバ独自の医療モデルを構築していることである。図1はキューバの医療システムを示したものである。1次医療の段階で、ファミリードクター診療所で対応できない疾病患者は、ポリクリニコと呼ばれるより専門的な治療を行うための市町村地区診療所へ紹介される。それでも対応できない場合は、2次医療として、より設備の整った市町村病院や州病院へ紹介され、さらに3次医療として、高次機能総合病院である全国病院や特定診療科に特化した専門医療機関へと紹介される[33-35]。

キューバ政府は、1990 年代初頭の深刻な経済状況下で予防と健康増進に主眼を置いた医療政策へ基本方針を転換する中、世界中に医療従事者を派遣し、近代西洋医学を補完及び代替する治療手段として伝統医学及び相補・代替医療を探索させた［当時、日本の明治鍼灸大学（現、明治国際医療大学）にもキューバ政府から軍医が日本の鍼灸の視察に訪れていたが、日本でその視察理由を明確に理解していた者は皆無であった］。キューバ公衆衛生省は、1991 年に「2000 年を目標とした国民の健康増進に付いての医療ガイドライン」を作成し、伝統的な薬草療法の重視を謳った。その結果、翌 1992 年にはキューバ公衆衛生省に自然・伝統医学（キューバにおける伝統医学及び相補・代替医療の総称）管轄及び推進のための専門部局である自然・伝統医学局（Departamento de Medicina Natural y Tradicional）[36,37] が設立され、各国の伝統医学及び相補・代替医療を日常臨床に導入し、近代西洋医学との併用を積極的に奨励するようになった。ファミリードクターは、身近に自生している薬草など自然・伝統医薬の利用を往診の際に患者や患者の家族に勧め、啓発のための資料を診療所内に掲示し、伝統医学及び相補・代替医療の積極的な利用を地域住民に促している[33-35,37,38]。また、ポリ・クリニック以上の高次の病院や医療機関には、自然・伝統医学科が

図1　キューバの医療システム

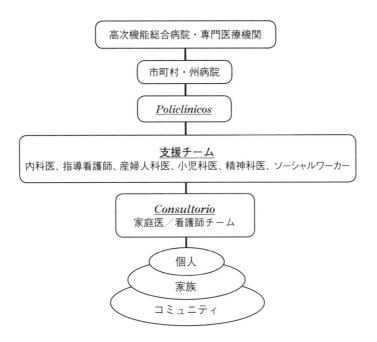

出典：諫山憲司・小野直哉・柴山慧：持続的かつレジリエントな社会へ向けてわが国の災害医療対策：キューバの自然伝統医学と災害対策の調査研究からの教訓、Japanese journal of disaster medicine 21(2), 179-187, 2016-11. 日本集団災害医学会。

設けられ、伝統的な薬草療法、鍼灸（中国式とベトナム式、北朝鮮式が共存）や吸角（吸玉、カッピング）、タラソテラピー由来のファンゴテラピー（海泥パック、泥療法）、オゾン療法（オゾンガスによる治療）、磁気療法、太極拳、医療機関の立地によっては温泉療法などが行われている[33-35,37,38]。町の薬局では、伝統医学及び相補・代替医療の薬も扱っておりキューバ国民には身近なものになっている。オゾン療法に関しては、オゾンガスによる腰痛治療や褥瘡治療など、オゾンガスの様々な疾病への効果や臨床応用研究がキューバ国立オゾン研究所で行われている。また、図2に示す通り、キューバ国立自然・伝統医学センターを中心に臨床、研究、教育、防災など、医療・健康に関わる幅広い分野での臨床・研究・教育・支援活動が行われている。さらにキューバ生体エネルギー・自然伝統医療学会（SCMBN：Sociedad Cubana de Medicina Bioenergética y Naturalista）[39]は、キューバ公衆衛生省自然・伝統医学局及びキューバ国立自然・伝統医学センター、キューバ国立オゾン研究所と連携し、3年毎にハバナで、ラテンアメリカ諸国を対象とした統合医療の国際会議（キューバ生体エネルギー・自然医療学会国際会議：BIONAT）を開催し、統合医療分野の国際学術交流と振興に努めている。

　2009年時点でプライマリ・ヘルス・ケアの約25％、入院患者の約11％が何らかの伝統医学及び相補・代医療を受診しており、全体の医療サービスの約3分の1が伝統医学及び相補・代替医療で賄われていたが、2015年には全体の医療サービスの約45％に増加していた。図3に示す通り、キューバでは、伝統医学及び相補・代替医療による医療サービスの利用者は年々増加しており、

図2 キューバ国立自然・伝統医学センターの組織図

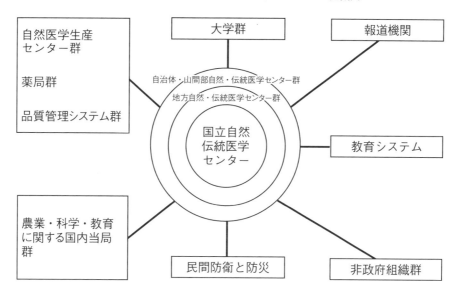

＊組織図は、自然・伝統医学が国家の医療システムに統合されていることを示している。
出典：小野直哉（2012）：［特集］鍼灸の法制度を考える、世界の統合医療の現状①―アジア諸国とキューバ―、鍼灸OSAKA、Vol.27-4, pp.49-66,（通巻104号）森ノ宮医療学園出版部。

図3 キューバにおける自然・伝統医学で治療された患者数（2010年～2017年）

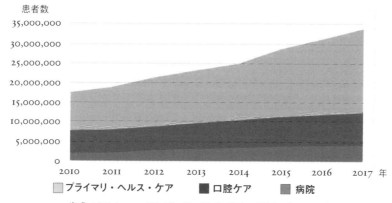

出典：Ministry of Public Health in Cuba, White Paper, March 2018.

　今日、伝統医学及び相補・代替医療は、キューバの医療政策において重要な予防・健康増進・治療手段としてその位置を占めている。
　キューバは、地理的に大型ハリケーンの通り道で、ハリケーンによる被害が後を絶たない。ハリケーン大国のキューバでは、国策として災害医療に力を入れている。また、キューバでは医療を外交手段として用いている。年間約3～4万人の医師や看護師などの医療従事者を災害医療支援のために海外の被災地へ派遣している。2010年のハイチ地震の際も医師団をはじめ、多くの医療従事者がキューバから派遣され、インフラの寸断や物資の欠乏した各被災地の状況に応じて、近代西洋医学と伝統医学及び相補・代替医療を併用したキューバ独自の統合医療システムによる

災害医療の支援活動を行った。また、災害には自然災害（気象災害、地震、噴火など）と人為的災害(戦争、テロ、原子力事故など)があり、キューバの統合医療政策の柱となる自然伝統医学は、キューバ革命以降、有事の際にキューバ軍で活用されてきた経緯がある[40]。キューバの自然伝統医学は、長年キューバ軍を統括・掌握してきた革命第一世代の第二代国家元首ラウル・カストロ（初代国家元首フィデル・カストロの実弟）によって庇護、支援されてきた。

　ただし、これらキューバ独自の統合医療システムを可能にしているのは、キューバの予防や健康増進を基本とした医療政策を軸に、キューバ独特の医学教育に依るところが大きい。医師養成の教育課程において、近代西洋医学と共に、公衆衛生学、伝統医学や相補・代替医療、災害医療は必修科目となっている[41]。キューバの多くの医師が伝統医学及び相補・代替医療の知識を有し、特に1990年代以降に医学教育を受けた全てのキューバの医師にとって、伝統医学及び相補・代替医療の知見は医学的常識となっている。キューバ国民は日常診療において近代西洋医学と伝統医学及び相補・代替医療の双方の医療を受けられ、臨床・教育・研究・予算の全ての面で、キューバの医療は世界で最も統合医療化された公的医療システムを構築している[1,2,42]。表3、4に示す通り、キューバの統合医療政策は、低い医療費と米国同等の効率性で、日本や米国、英国などの先進国に引けを取らない健康状態をキューバ国民に保障している。

表3　キューバ及び日本、米国、英国の人口おける健康状態の違い

	キューバ	日本	米国	英国
出生時平均余命	79	84	79	81
5歳未満死亡率 (出生1,000人あたり)	6	3	7	5
医師数 （人口1,000人あたり）	6.7 (2010年)	2.3 (2010年)	2.5 (2011年)	2.8 (2011年)

出典：諫山憲司・小野直哉・柴山慧：持続的かつレジリエントな社会へ向けてわが国の災害医療対策：キューバの自然伝統医学と災害対策の調査研究からの教訓、Japanese journal of disaster medicine 21(2), 179-187, 2016-11. 日本集団災害医学会。

表4　キューバ及び日本、米国、英国の保健医療ランキング（順位）

		キューバ	日本	米国	英国
効率性	医療水準	40	9	72	24
	総合評価	40	10	37	18
公平性	医療水準	33	1	24	14
	総合評価	40	1	15	9
医療費		118	13	1	26

出典：WHO, The world health report 2000 - Health systems: improving performance より作成。

6. 各国の統合医療の特徴

　米国の統合医療は、近代西洋医学による一元的医療制度の下で、近代西洋医学の補完医療として、補完的健康アプローチ（伝統医学及び相補・代替医療）を行うものである。米国では、「伝統医学」は相補・代替医療の一部として捉えられている。米国における自国の伝統医学とは、正規の医科大学や医学部、医学校で教授される "School Medicine" である「近代西洋医学」であり、それを正規の医学（Official Medicine）として医療制度や教育制度が構築されている。それ故、統合医療においても、近代西洋医学に従属する形で、伝統医学を含む相補・代替医療が用いられており、近代西洋医学と伝統医学を含む相補・代替医療はモザイク的に共存し、医療制度的に融合せずに分離している。また、米国の統合医療は、米軍による戦争などの人為的災害においても活用されている。

　中国やインドの近代西洋医学と伝統医学を用いた統合医療的アプローチは、近代西洋医学と伝統医学を並立化した二元的医療制度での政策展開にしか過ぎず、近代西洋医学と伝統医学のそれぞれの社会的・制度的立場から生じる軋轢や確執から、臨床で実践できる医療サービスや研究には少なからず制約が生じ、中国での「中西医結合」の試みもこの範疇を出ていない。また、これらの国では、自国の伝統医学以外の伝統医学及び相補・代替医療は医療政策に含まれず、正規の医療として認めていない。

　一方、キューバでは、近代西洋医学と伝統医学及び相補・代替医療の区別がなく、一本化した一元的医療制度での政策展開をしている。そのため、同じ一元的医療制度でも、米国における近代西洋医学と伝統医学を含む相補・代替医療がモザイク的に共存し、医療制度的に融合せずに分離している状態とは異なり、また、中国やインドのように二元的医療制度下で生じる近代西洋医学と伝統医学のそれぞれの社会的・制度的立場を原因とする軋轢や確執による制約も少ない。経済的困窮から伝統医学及び相補・代替医療の導入を余儀なくされたキューバでは、米国のように近代西洋医学と伝統医学を含む相補・代替医療を医療制度的に融合せずに分離しておく余裕はなかった。また、元来、近代西洋医学が中心のキューバでは、自国の伝統的民間療法である薬草療法が若干存在する以外は、鍼灸などの伝統医学の歴史や文化が無かったため、中国やインドに比べ、政治社会的にも近代西洋医学や伝統医学、それぞれのセクト主義的な柵が無いので、近代西洋医学と伝統医学及び相補・代替医療が文字通り「統合」された。この一本化した「ハイブリッドな医療体系」を独自に構築し、国の医療政策として統合医療を実践している。さらに、キューバの統合医療には、有事の際にキューバ軍で活用され、庇護、支援されてきた経緯がある。

　ただし、キューバでは「統合医療」＝通常「医療」であるため、米国や中国、インドのように近代西洋医学と伝統医学や相補・代替医療が分離しているが故に統合しなければならない状況下で用いられる「統合医療」という言葉を必要とせず、一般的にはほとんど用いられない。キューバには「医療」という言葉のみが存在するだけである。

7. 統合医療と国際問題

　近代西洋医学と共に統合医療を構成する各国の伝統医学の多くは、自然界に存在する動植物や鉱物を素材とした薬を多用している。これら伝統医学における薬の素材の多くは、地球上の生物多様性による各国の遺伝資源と伝統的知識に依拠していることが多い。そのため、インドは近隣諸国と共に、自国の伝統医学で用いられる遺伝資源のアクセスと利益配分に関する基本的ルールの整備を進めている。他方では、産業の側面から中国が中心となり、国際標準化機構（ISO）において、中医学の国際標準化を進めており、韓国や日本に賛同を求めているが、各国の伝統医学の存亡に関わる危険性があるとし、韓国や日本はこれに慎重である。

　また、韓国は 2009 年に国際連合教育科学文化機関（UNESCO）の「世界の記憶」に韓医学の古典医学書である『東医宝鑑』の登録を完了し、中国は UNESCO の「無形文化遺産」に中医学の鍼灸を登録すると 2010 年 9 月に宣言し、同年 11 月に登録を完了し、さらに、2011 年に「世界の記憶」に『黄帝内経』と『本草綱目』を登録している[3-8]。両国では、それぞれの伝統医学の帰属性をめぐって、互いの国民感情を刺激するまでに発展し、ナショナリズムの衝突の様相を呈しているが、一方で自国の文化を保存し、世界へ発信する重要な文化戦略をも担っており、中国も韓国も伝統医学を医療資源のみならず、文化資源、知的資源としても捉えている。これら両国の動きは、国家の知的財産戦略上の産業資源としての伝統医学の保護・保存・利活用と自国への伝統医学の帰属性の確保の先鞭も兼ねている。

　さらに、伝統医学だけではなく、近代西洋医学においても同様の問題を抱えている。ニューマン（Newman）らの報告[43]によれば、1981 ～ 2002 年の間に承認された 1,031 の近代西洋医学の医薬品における新規化合物（NCE：New Chemical Entities）の過半数（52％）が天然物関連であった。つまり、近代西洋医学においても、伝統医学同様、遺伝資源と伝統的知識は創薬において必要不可欠なのである。

　しかし、今日、これら伝統医学や近代西洋医学を取り巻く遺伝資源と伝統的知識の問題は、国際連合環境計画（UNEP）や生物多様性条約（CBD）、国際連合教育科学文化機関（UNESCO）、国際連合食料農業機関（FAO）、国際標準化機構（ISO）、世界貿易機関（WTO）／知的所有権の貿易関連の側面に関する協定（TRIPs）や世界知的所有権機関（WIPO）、世界保健機関（WHO）など、環境・文化・農業・産業・貿易・知的財産・医療に関わる各国際機関や条約で縦割りに議論されており、多岐の分野にわたる事柄が複雑に絡み合い、単独の機関で解決できる事柄ではなくなっている[3-8]。これら多岐にわたる遺伝資源や伝統的知識の議論を総合的かつ有機的に捉え、問題解決に当らなければならない時期になっており、伝統医学や相補・代替医療を含む統合医療においても、否応なしに直面せざるを得ない事柄となっている。

8. 統合医療と環境問題

　主に先進国における現行医療と WHO の根幹を成す近代西洋医学は、大量生産大量消費を基盤

とする消費社会の上に成立している。また、医療の現場では人命救助が至上命令である。その名の下では、人の命を救うために人的資源（人材）及び物的資源（医療資材）の投入が問題にされることはあっても、どれ程の地球の環境資源が投入されているのかなどは問題とされない。そのため、医療従事者の多くは、環境問題などには余り興味を示さない。しかし、地球の生態系の一部である人は、地球の生態系から完全に逸脱して存在することはできない。地球上で人が生きる限り、あくまでも地球環境の許容範囲内でしか人の生は保てない（ただし、今後の宇宙開発の動向次第では変わる可能性もある）。

現在、二酸化炭素削減などの環境問題やピーク・オイル、原子力発電所の安全性、代替エネルギーなどのエネルギー問題が世界的に注目されるなか、スローライフやスローフード、ゼロ・エミッション、金融及び産業危機など、各国では環境的にも経済的にも持続可能な循環型社会を目指して検討と模索が行われ、国際連合（UN）では、2015年に「持続可能な開発目標（SDGs: Sustainable Development Goals）」[44,45]が採択されている。また、WHOと国際連合児童基金（UNICEF）では、SDGs（目標3 すべてのひとに健康と福祉を）を踏まえ、世界各国の保健医療福祉に影響を与えてきた「アルマ・アタ宣言」（1978年、WHOとUNICEFにより採択）を継承する宣言として、2018年に「アスタナ宣言」が採択されている[46]。医療においても、いずれはそれ自体の持続可能性が問われることになる。消費社会を基盤とする医療からの脱却が不可避となり、地球の生態系を考慮し人命を救済する「新たな医療モデル」の構築が必要となる。消費社会の上に成立している近代西洋医学による現行医療モデルのみによる医療の持続は困難である。

「持続可能な医療」の根本には、人間の健康は、汚染されていない空気、水、土、動植物、作物などを含めた循環型の自然環境、生態系で維持される事実を見直し、生態系が健全でなければ「人間の健康の持続性」も存在しないというEcological（環境保護的）な思想が問い直される。

いずれにせよ、Ecological（環境保護的）でEconomical（経済的）でEthical（倫理的）な医療、海外ではGreen Medicine（グリーン・メディスィン）とも呼ばれる要素を一部含んだ、Eco-medicine（エコ・メディスィン）またはEco-health care（エコ・ヘルス・ケア）の構築が必要となる。そこでは、近代西洋医学に加え、電気や燃料、医療機器・部材に依存しない伝統医学及び相補・代替医療を併用する「ハイブリッド医療」＝「統合医療」が、Eco-medicine（エコ・メディスィン）またはEco-health care（エコ・ヘルス・ケア）と成り得る可能性を秘めている。

エネルギー資源に恵まれないキューバは、1990年代のソ連崩壊に伴う社会主義経済圏消失と米国の経済封鎖の強化によるエネルギーや物資不足など経済的要因から、結果的に他の国よりも早く、ピーク・オイルなどのエネルギーや環境問題に国として直面しなければならなくなった。そのため、持続可能な社会における医療の持続可能性も模索しなければならなくなり、図らずして自国の医療システムが独自の統合医療モデルとなったのである。これら持続可能な社会における持続可能な医療の模索は、キューバ同様、エネルギー資源に恵まれない国にとっては、医療や福祉などの社会保障制度を維持する上での重要な課題の一つである。

9. まとめ

相補・代替医療が米国を中心に欧米諸国で興味を持たれている要因には少なくとも次の3つが

挙げられる。

　①急性期疾患から慢性疾患中心の疾病構造の変化により、治療から予防・健康増進へと医療の潮流が大きく変化していること。②各国の医療費の高騰や医療財政の悪化。③産業としての「保健・医療・福祉」を考えた際、臨床および予防医学や健康増進において、伝統医学や相補・代替医療が秘める経済的可能性への期待である。

　特に近代西洋医学と相補・代替医療による統合医療分野の研究に対する米国政府の多額の研究投資は、膨張し続ける高齢者保険をはじめとする国民医療費の抑制と、健康・医療分野における産業育成と経済の発展に繋がることを期待したものであり、それらを念頭に置いた先行投資といえる。しかし、長年に亘る米国政府の多額の研究投資の割には、相補・代替医療による疾病予防や治療方法の研究開発を目的に行われた臨床試験の多くは期待したほどの成果が得られなかったことから、現在では、相補・代替医療による「病気の予防・治療」から、補完的健康アプローチによる「症状の管理」に、米国政府の研究目的は変遷している。

　また、米国同様、欧州諸国では、「伝統医学」は相補・代替医療の一部として捉えられている。欧米諸国における自国の伝統医学とは、正規の医科大学や医学部、医学校で教授される"School Medicine"である「近代西洋医学」であり、それを正規の医学（Official Medicine）として医療制度や教育制度が構築されている。それ故、統合医療においても、近代西洋医学に従属する形で、伝統医学を含む相補・代替医療が用いられており、近代西洋医学と相補・代替医療はモザイク的に共存し、医療制度的に融合せずに分離している。ただし、図4で文明と医学・医療の系譜を示す通り、近代西洋医学は、中世期に知識の伝承と発展が途絶えていた古代ギリシャ医学の流れを汲む欧州の伝統医療が、ルネサンス期にイスラム圏の伝統医学であるユナニなどの知見の影響を

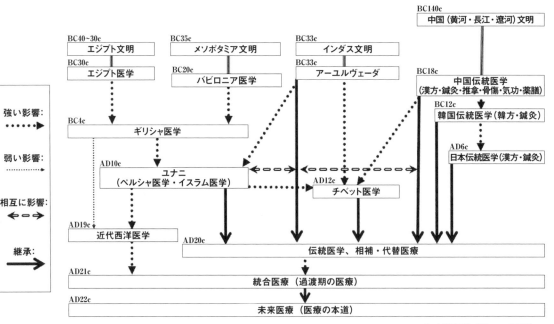

図4　文明と医学・医療の系譜

© 小野直哉（Naoya ONO）

多分に受け、その後18世紀以降の近代科学の思想的基盤を成す近代合理主義や産業革命による技術革新を取り入れながら発展し、今日の旺盛を極めるに至っているのが医学史上の事実である。

中国やインドなどアジア諸国の医療体系は、近代西洋医学と伝統医学の2元的医療制度で、正規の医師として近代西洋医学の医師と伝統医学の医師が共存する医療体系である。いずれの国も、伝統医学を正規の医療として医療政策に用い、各国の政府機関内に伝統医学の担当部局が設置されており、国立の研究機関や病院も設立されている。各国内の伝統医学専門の大学や欧米の大学、研究機関と連携し、研究活動を行っている。

また、国民の福祉と経済発展のために、医療資源及び知的財産資源の両側面から伝統医学が注目・見直され、医療・産業・科学技術政策に積極的に活用されている。インドのMediCityの統合医療モデル構築の試みは、まさに伝統医学を医療資源ととらえ、国民の医療と福祉のために、近代西洋医学と共に活用し、新たな医療サービスとその方法論を開発し、提供する試みである。もちろん、各国特有の伝統医学の教育システム、制度及び医療システムによるところは大きいが、世界的にも統合医療モデルの模索が行われている現在、インドの統合医療モデルは示唆に富んだ試みである。

一方、キューバは、エネルギー資源に恵まれず、1990年代のソ連崩壊による社会主義経済圏消失と米国の経済封鎖の強化に伴うエネルギーと物資不足の経済的要因から、「持続可能な医療」の模索を強いられ、予防と健康増進による医療政策への転換を余儀なくされた。その過程で、世界中から伝統医学及び相補・代替医療を従来からの1元的医療制度に取り入れ、独自の医療システムを構築した。図らずしも、それは世界で最も統合医療化された公的医療システムとなり、日常及び有事の医療で威力を発揮し、今日ではキューバの外交手段や産業、経済活動の屋台骨となっている。

さらに、中国やインドなどアジア諸国やキューバの統合医療が成立する背景には、各国の医療財政や産業、環境、経済的社会状況が影響を与えている。特にアジア諸国においては生物多様性条約（CBD）などで議論されている資源国（主に開発途上国）と利用国（主に先進国）による遺伝資源と伝統知識の問題、キューバにおいては、エネルギーや物資不足など経済的要因による持続可能な社会と環境問題である。

世界保健機関（WHO）では以前から開発途上国における伝統医学及び相補・代替医療の応用を試みており、伝統医学及び相補・代替医療を用いた政策評価のためのデータを世界に求めている。ただし、経済状況や政治体制、医療制度、文化の違いにより、それぞれの国で伝統医学及び相補・代替医療を用いている要因は異なるため、欧米などの先進国と第三世界の開発途上国で伝統医学及び相補・代替医療が用いられている現状を一元化して議論することには注意が必要であり、それぞれ区別した議論を要する。世界各国における現実の医療は、近代合理主義を基盤とした近代科学による知識や技術の集積のみならず、各国の風土や民族特有の文化や習慣、法体系や諸制度、経済状況や人口動態にも影響を受けている。医療と一口に言っても、国によってそれぞれ特徴があり、それは各国の相補・代替医療や統合医療の現状においても同様である。また、今日の日本の医療システムにも少なからず問題があるように、欧米などの先進国や第三世界の開発途上国のそれぞれの国の医療システムにも、そのシステムなりの問題が存在することは事実であり、それらを考慮した議論も必要ではある。

いずれにせよ、今後、遺伝資源と伝統的知識の問題や持続可能な社会と環境問題を考慮した「新

図5　近代国家を構成する3要素（軍事国家・産業国家・福祉国家）：国民国家（核家族）が基盤

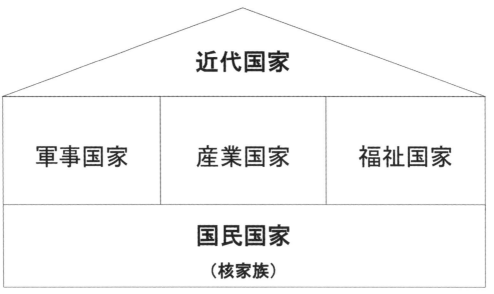

© 小野直哉（Naoya ONO）

出典：小野直哉（2016）：健康を取り巻く世界と日本の諸問題―20世紀型健康政策と21世紀型健康政策はどのように異なるか―、社会鍼灸学研究会2015、通巻10号より一部改編。

図6　近代国家の構成3要素の補完関係と機能

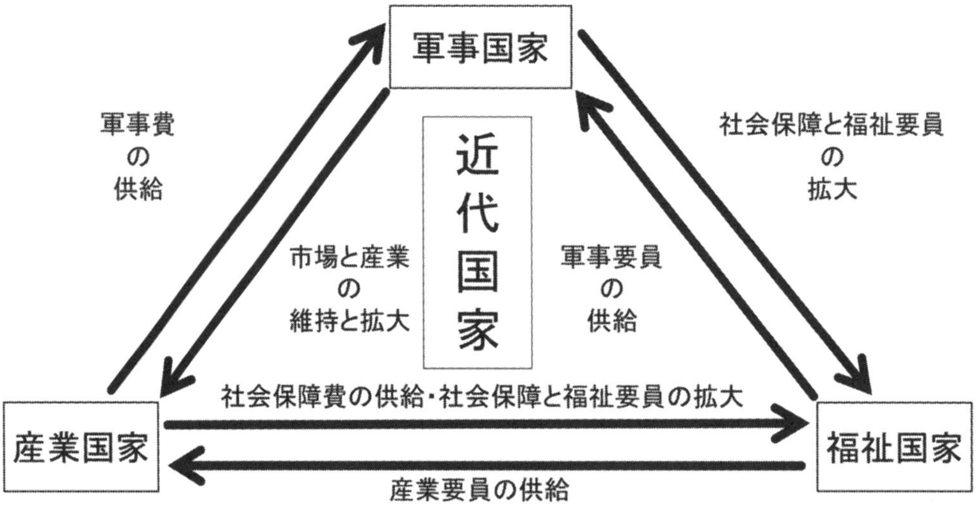

© 小野直哉（Naoya ONO）

出典：小野直哉（2016）：健康を取り巻く世界と日本の諸問題―20世紀型健康政策と21世紀型健康政策はどのように異なるか―、社会鍼灸学研究会2015、通巻10号より一部改編。

たな医療モデル」を摸索・構築する必要が、日本も含め世界各国にあるのなら、相補・代替医療の調査研究が盛んな米国や自国の伝統医学を有する中国やインド、先進的統合医療政策を展開するキューバの現状は、参考になるであろう。

　ところで人はこれまで人自身の人工的品種改良を行ったことが無いため、人の「生老病死」（人は生まれ、老い、病になり、死んでいく）は自然の摂理であり、洋の東西問わず、近代西洋医学や伝統医学による医療は、「老い」と「死」には無力である。しかし、近代西洋医学や伝統医学による医療は、人が存命中の生活の質（QOL）の向上や維持に貢献している。ただし、SDGs（目標3　すべてのひとに健康と福祉を）も含め、世界の先進国や開発途上国のいずれの国の近代西洋医学や伝統医学による医療も自然治癒力や免疫力が高い、若い世代の患者が中心の人口動態を前提としており、図5及び図6で示す通り、国民国家である近代国家（軍事国家・産業国家・福祉国家）[47]の構成員である国民（軍事要員・産業要員・福祉要員）[47]の健康を効率的かつ合理的に近代国家が管理する制度化された医療[48]の範疇（枠組）は越えていない。それは、いずれの国の統合医療でも同様であったが、近年、日本独自の統合医療の概念モデルとして、図7に示す通り、狭義の統合医療である「医療モデル」と広義の統合医療である「社会モデル」が考えられている[49]。「医療モデル」は、主として病院や診療所での、患者を中心とした疾病の治療が目的であり、「社会モデル」は、主として日常の生活の場での、生活者を中心とした疾病予防や健康増進が目的である。そして、「医療モデル」と「社会モデル」は、補完し合いながら有機的な繋がりの中で機能し、住民の生活の質（QOL）の向上、尊厳の保障、健康格差の是正、地域経済の活性化、地域コミュ

図7　日本独自の統合医療の概念モデル

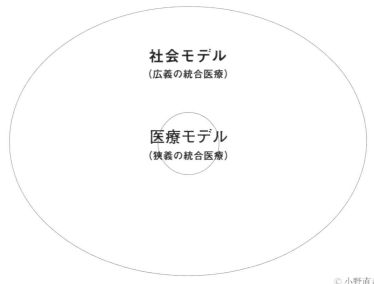

© 小野直哉（Naoya ONO）

＊日本独自の統合医療の概念モデルに関係すると考えられる省庁
医療モデル関係省庁：内閣官房、内閣府、厚生労働省、消費者庁、文部科学省、農林水産省、経済産業省、総務省
社会モデル関係省庁：内閣官房、内閣府、厚生労働省、文部科学省、農林水産省、経済産業省、国土交通省、環境省、総務省、スポーツ庁、文化庁、消防庁、防衛省

ニティの創出に寄与すると考えられている。日本独自の統合医療の概念モデルが考えられた背景には、日本が直面する 4 つのシリアスな現実がある。①超少子・高齢・人口減少・独身社会の急速な進展に伴い、日本は歴史的にも他の先進国や開発途上国のいずれにも先例がない非常に特異な状況となった。②この状況の下、今後、高い確率で発災が予想されているネクストクライシス（南海トラフ連動型巨大地震など）や災害の際に行われる可能性が高いデフォルトへの対応も含め、日本は海外に前例のない多くの問題を抱える課題先進国となった。③既に欧米の医療モデルや北欧の介護福祉モデルは、日本が模倣すべき社会モデルの先進事例とはならず、逆に世界各国がキャッチアップすべき社会モデルを日本に求めている。④日本には否応なしに自ら課題解決をしなければならない「研究実験国家日本」[50] になることが求められている。日本独自の統合医療の概念モデルが、既存の医療の範疇（枠組）を越えるか否かは、今後の社会実装の成果次第である。世界の統合医療の現状は国によって千差万別であり、「多様性の中の統一」は各国の統合医療に大同小異共通している。

✤参考文献

1) G. Bodeker et al.: Who Global Atlas: of Traditional, Complementary and Alternative Medicine: Text volume. World Health Organization; illustrated edition. 2005/4/30/.
2) C. K. Ong et al.: Who Global Atlas: of Traditional, Complementary and Alternative Medicine: Map volume. World Health Organization; illustrated edition. 2005/4/30/.
3) 小野直哉・田上麻衣子・高澤直美・東郷俊宏（2013）：「日本の鍼灸を取り巻く国際情勢」、全日本鍼灸学会雑誌、63 巻 1 号、pp.17-32。
4) 小野直哉（2017）：[教育講演] 日本鍼灸を取り巻く国内外の状況と小児はり、日本小児はり学会会誌、通巻第 10 号、pp.27-32。
5) 小野直哉（2017）：[特集] 漢方の国際化の問題と課題、序論　漢方と最新治療、世論時報社、26 巻 3 号（通巻 102 号）。
6) 田上麻衣子・森岡一・東郷俊宏・小野直哉（2017）：[漫画＋解説] もしも日本の治療スタイルを変える鍼灸の国際標準が決まったら、医道の日本、2017 年 6 月号（通巻 885 号）。
7) 田上麻衣子・森岡一・東郷俊宏・小野直哉（2017）：[巻頭座談会] 世界情勢における鍼灸の国際標準化、利権競争の現状を知ろう―無関心から脱却するためのプロローグ、医道の日本、2017 年 6 月号（通巻 885 号）。
8) 小野直哉（2018）：「日本伝統医療」の特徴と存在意義―国内外における日本伝統医療の戦略的共通課題、社会鍼灸学研究会 2017、通巻 12 号。
9) 東日本大震災等に係る状況、資料 1、第 18 回社会保障審議会医療部会資料（平成 23 年 6 月 8 日）。
10) Patricia M. Barnes, Barbara Bloom, Richard L. Nahin, Complementary and Alternative Medicine Use Among Adults and Children: United States, 2007, National health Statistics Reports, Number 12, December 10, 2008.
11) 小野直哉（2013）：[特集] 漢方医と鍼灸師のコラボレーション、世界の統合医療の現状②―欧米諸国（米国、英国、フランス、ドイツ、スウェーデン）―、鍼灸 OSAKA、Vol.28-4, pp.81-90,（通巻 108 号）、森ノ宮医療学園出版部。
12) Wallace I. Sampson, M.D., Why the National Center for Complementary and Alternative Medicine (NCCAM) Should Be Defunded. https://www.quackwatch.org/01QuackeryRelatedTopics/nccam.html　（2019 年 3 月 25 日検索）
13) NIH complementary and integrative health agency gets new name, National Center for Comple-

mentary and Integrative Health (NCCIH). https://nccih.nih.gov/news/press/12172014 （2019 年 3 月 25 日検索）

14）Complementary, Alternative, or Integrative Health: What's In a Name? National Center for Complementary and Integrative Health (NCCIH). https://nccih.nih.gov/health/integrative-health （2019 年 3 月 25 日検索）

15）「統合医療による国民医療費への影響の実態把握研究」、厚生労働科学研究費補助金（医療安全・医療技術評価総合研究事業）平成 20 年度総合研究報告書、2009 年 3 月。

16）Be an Informed Consumer, National Center for Complementary and Integrative Health (NCCIH). https://nccih.nih.gov/health/decisions （2019 年 3 月 25 日検索）

17）Resources for Health Care Providers, National Center for Complementary and Integrative Health (NCCIH). https://nccih.nih.gov/health/providers （2019 年 3 月 25 日検索）

18）Bendheim Integrative Medicine Center, Memorial Sloan Kettering Cancer Center. https://www.mskcc.org/locations/directory/bendheim-integrative-medicine （2019 年 3 月 25 日検索）

19）Institute for Health & Healing, California Pacific Medical Center. https://www.sutterhealth.org/services/holistic-integrative-medicine/institute-health-healing （2019 年 3 月 25 日検索）

20）Patricia M. Herman, Melony E. Sorbero, Ann C. Sims-columbia, Complementary and Alternative Medicine in the Military Health System, RAND Corporation; 1 edition (August 22, 2017).

21）Richard C. Niemtzow, Lisa Marcucci, Alexandra York, John A. Ives, Joan Walter, and Wayne B. Jonas, The Roles of Acupuncture and Other Components of Integrative Medicine in Cataclysmic Natural Disasters and Military Conflicts, Published Online: 16 Oct 2014.

22）Matthew J. Reinhard, Psy D., Complementary and Alternative Medicine (CAM) and Chronic Multi Symptom Illness. War Related Illness and Injury Study Center (WRIISC) Washington DC, VAMC. Office of Public Health. Department of Veterans Affairs. February 29th, 2012 at the Institute of medicine of the national academies.

23）Complementary and Alternative Therapies for Gulf War Veterans. War Related Illness and Injury Study Center Washington, DC. Office of Public Health & Environmental Hazards. Department of Veterans Affairs. RAC-GWVI Meeting Minutes February 28 - March 1, 2011 Page 193 of 240.

24）Pain Management Task Force, Final Report May 2010. Providing a Standardized DoD and VHA Vision and Approach to Pain Management to Optimize the Care for Warriors and their Families. Office of The Army Surgeon General. May 2010.

25）Acupuncture in the Military, Medical Acupuncture, December 2011, 23(4): 203-285.

26）Walker PH., Pock A., Ling CG., Kwon KN., Vaughan M., Battlefield acupuncture: Opening the door for acupuncture in Department of Defense/Veteran's Administration health care, Nurs Outlook, 2016 Sep-Oct; 64(5): 491-498.

27）Madsen C., Patel A., Vaughan M., Koehlmoos T., Use of Acupuncture in the United States Military Healthcare System, Med Acupunct, 2018 Feb 1; 30(1): 33-38.

28）中国中西医結合学会　http://www.caim.org.cn/　（2019 年 3 月 25 日検索）

29）中国（中華人民共和国）国家衛生計画生育委員会国家中医薬管理局 http://www.satcm.gov.cn/ （2019 年 1 月 23 日検索）

30）中国中医科学院　http://www.catcm.ac.cn/　（2019 年 3 月 25 日検索）

31）Medanta - The MediCity, https://www.medanta.org/　（2019 年 3 月 25 日検索）

32）Ministry of Ayurveda, Yoga & Naturopathy, Unani, Siddha and Homoeopathy(AYUSH), Goverment of India. http://ayush.gov.in/ （2019 年 3 月 25 日検索）

33）Dresang LT. et al.: Family medicine in Cuba: community-oriented primary care and complementary and alternative medicine, J Am Board Fam Pract, 18(4) 297-303, 2005.

34) 吉田太郎（2007）：世界がキューバ医療を手本にするわけ、築地書館。
35) 諫山憲司・小野直哉・柴山慧：持続的かつレジリエントな社会へ向けてわが国の災害医療対策：キューバの自然伝統医学と災害対策の調査研究からの教訓、Japanese journal of disaster medicine 21(2), 179-187, 2016-11．日本集団災害医学会。
36) キューバ（キューバ共和国）公衆衛生省自然・伝統医学局（Departamento de Medicina Natural y Tradicional）http://www.sld.cu/sitios/mednat/（2019年3月25日検索）
37) Diane Appelbaum et al.: Natural and Traditional Medicine in Cuba: Lessons for U. S. Medical Education, Academic Medicine, 81(12): 1098-103, 2006.
38) Diane Appelbaum et al.: Natural and Traditional Medicine in Cuba: Lessons For U.S. Medical Education. Reprinted with permission from Academic Medicine (Academic Medicine. 81(12): 1098-1103, December 2006), MEDICC Review, Vol.10, No.1, Winter 2008.
39) キューバ生体エネルギー・自然伝統医療学会（SCMBN：Sociedad Cubana de Medicina Bioenergética y Naturalista）http://www.sld.cu/sitios/mednat/temas.php?idv=4503（2019年3月25日検索）
40) MINFAR. Guía de Procederes terapéuticos de la medicina Tradicional y Natural en las FAR. Atención médica Básica. Sección de Servicios Médicos JLFAR. Ciudad de La Habana. Cuba. 1997.
41) Razel Remen, Lillian Holloway: A Student Perspective on ELAM and its Educational Program. Social Medicine in Practice, Social Medicine, Volume 3, Number 2, 158-164, July 2008.
42) Legal Status of Traditional Medicine and Complementary/Alternative Medicine: A Worldwide Review Who/Edm/trm/2001.2. Who Unit on Traditional Medicine, World Health Organization. 2001/1/1/.
43) David J. Newman et al.: Natural Products as Sources of New Drugs over the Period 1981-2002, Journal of Natural Products, Vol.66, No.7, 1022-1037, 2003.
44) 持続可能な開発のための2030アジェンダ 英語本文．https://www.mofa.go.jp/mofaj/gaiko/oda/sdgs/pdf/000101401.pdf（2019年3月25日検索）
45) The Sustainable Development Goals - UNITED NATIONS. https://www.un.org/sustainabledevelopment/（2019年3月25日検索）
46) 小野直哉（2019）：目標3 すべてのひとに健康と福祉を、第3章 企業が取り組むべきSDGs、（編著）ピーター D. ピーダーセン、竹林征雄：SDGsビジネス戦略－企業と社会が共発展を遂げるための指南書－、日刊工業新聞社、pp.121-127。
47) 小野直哉（2016）：健康を取り巻く世界と日本の諸問題―20世紀型健康政策と21世紀型健康政策はどのように異なるか―、社会鍼灸学研究会2015、通巻10号。
48) 佐藤純一（2011）：「医療の制度化」に関してのメモ - 鍼灸医療の「（半）制度化」を考えるために、Ⅱア・ラ・カルト、【特集】鍼灸の法制度を考える、鍼灸OSAKA、Vol.27-4, pp.33-40，（通巻104号）、森ノ宮医療学園出版部。
49)「統合医療の推進のために Ⅳ」報告書、自由民主党 統合医療推進議員連盟、平成30年3月23日。
50) 長谷川敏彦（2014）：変わる人生・社会・ケア－研究実験国家日本の挑戦－、（企画・編集）鎌田東二：講座スピリチュアル学、第2巻、スピリチュアリティと医療・健康、ビイングネットプレス。

第 2 部
各論

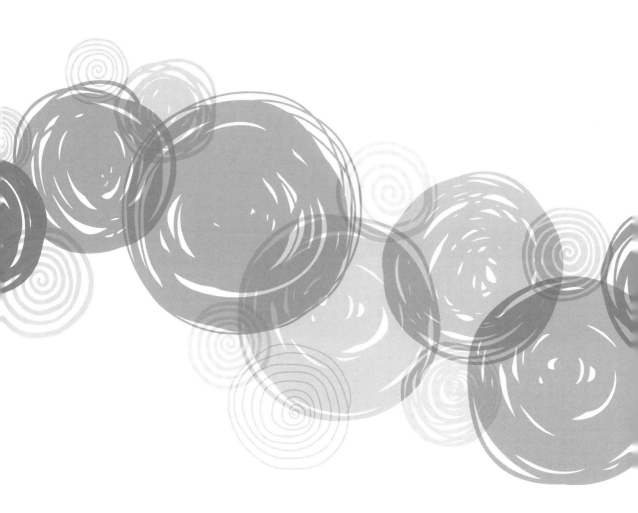

各論 I

医学の哲学と倫理

杉岡良彦

> **ポイント**
> 1. 医学哲学は現在の医学を反省することによってより良い医学を構築しようとする学問である。
> 2. 現代医学の科学論として、かつての分子生物学を中心とする方法論だけではなく、臨床疫学がある。臨床疫学は科学的根拠に基づく医学（EBM）を支える方法論である。
> 3. 現代医学の人間観として、人間を生物学的にのみ理解するのではなく、生物心理社会という次元からの人間理解、さらに最近では病気の意味や生きる意味も視野に入れた生物心理社会スピリチュアルな次元からの人間理解がある。
> 4. 現代医学は人を対象とする学問であり実践であるため、医療倫理への配慮が不可欠である。

1. 医学の哲学とは何か[1]

「医学の哲学」つまり「医学哲学（philosophy of medicine）」というのは多くの読者にとってなじみのない言葉かもしれない。しかし哲学には、「科学とはどのような学問か、科学の学問としての特徴は何か、科学はどのような方法論に基づくのか」などを論じる「科学哲学（philosophy of science）」という学問がある。医学は科学であるとすれば、医学哲学は科学哲学の一分野であるということもできる。しかし、医学哲学は、本論で後に述べるように、通常の科学哲学では問題とされない医学哲学固有の問題がいくつもある。

医学哲学という学問を日本で最初に構築したのは哲学者の澤瀉久敬（おもだかひさゆき）（1904 – 1995）である。彼は1941年から、現在の大阪大学医学部において「医学概論」という講義を担当した。そして、この講義に基づいて、『医学概論　第一部　科学について』（1945年）、『医学概論　第二部　生命について』（1949年）、『医学概論　第三部　医学について』（1960年）という著書を出版し、彼の「医学概論」を完成させた。

医学概論とはどのような学問だろうか。そもそも概論という言葉は二つの意味で用いられてきた。一つは、一般的概括的な知識をあたえるものとしての入門（introduction）の意味であり、も

う一つは哲学（philosophy）としての意味である。現在、医学部や多くの医療系大学での医学概論・医療概論などの講義内容は、「医学の入門」がほとんどである。しかし、澤瀉は自らの「医学概論」を「医学の哲学」であるとした。つまり、澤瀉の医学概論が意味するのは、医学入門ではなく、本論で取り上げる医学哲学である。

　ところで、哲学とは何だろうか。澤瀉は哲学を科学と比較し、次のように説明する（澤瀉1981：246 - 247頁参照）。

　1.対象：哲学の対象は存在の全体であり、科学の対象は存在の一部である。「医学の哲学」とは医学の個々の問題を論ずるものではなく、医学という学問はどういう学問であるかを原理的根本的に論ずる学問である。

　2.方法：科学はObjekt（客体・物）を対象とする学問である。科学は観察と実験を方法とする。それに対して哲学は、Subjekt（主体・意識）を対象とする学問であり、そこからして哲学は反省という方法をとる。

　このように哲学を理解するなら、医学哲学とは「医学を反省することによってより良い医学を構築するための学問」と定義できる。ところで、不思議なことに、医学部では解剖学、病態生理学、衛生学、内科学、外科学、産婦人科学など、多くの基礎医学、社会医学、臨床医学を学ぶが、「医学とは何か」を正面切って論じる講義はほとんどの医学部にないのである。つまり、医学部を卒業しても、医学とは何か、医学の科学的特徴は何か、医学が人間をどのように理解するのかなどを、体系的に学ぶ機会はほぼ皆無なのである。それは医学生にとっても、また医学の発展にとっても不幸な状況である。医学の本質を問う学問が、医学哲学である。よって、医学哲学を学ぶことにより、医学の本質やその全体像を理解することが出来る。これは、医学部に通わない学生にとっても、医師ではないすべての人々にとっても、医学を理解するうえで非常に重要な学問であるといえる。

　では、医学概論（医学哲学）の創始者の澤瀉は、医学概論をどのように構築したのだろうか。医学概論は、その三冊の著書にもあるように「科学論」「生命論」「医学論」の三つから構成される。その理由に関しては、「医学は科学となる事によってはじめて確固たる学問になるとすれば、その科学というものを正しく理解し、それを身につける事こそ医学と医療を学ぶものにとって、先ず第一に必要」（澤瀉1981：253 - 254頁）であるから「科学論」が必要であり、「医学は生命を対象とする学問である。とするならば医学概論は生命とは何かについても考察しなければならない。（中略）元来、医学の対象は生物学的人間だけではなく、生、老、病、死に悩む人間こそ医学の対象である。従って生命とは何かということは単に科学的にだけではなく、哲学的全体的に明らかにしなければならないのである」（同、254頁）との理由から生命論が必要であるとする。

　以上のように科学についての反省、生命についての反省を経て、医学概論の本来の使命である医学論を形成した。医学論の中で医学とは単なる理論、基礎研究でなくその応用こそ本質であるとし、医学は本来「医術」であるべきだと述べる（澤瀉1960：5頁）。しかしその術は、自然に働きかける術ではなく、人間が人間に対して働きかける術、即ち「他人を自主性と自由を持つ人格者として取り扱い、行為する事である」という意味で「仁術」であると指摘した（同：5頁）。さらに、そのように人間を対象とするゆえに「医学は道徳的な人類愛と、宗教的な慈悲或いは救いの観念なくしては正しくは成立しないのである」（同、5頁）と述べ、こうした態度を医道というなら「医道なくしては医学は無用有害な術と化する恐れをもつ」（同：5頁）と、医学における医

道の必要性を訴えた。このようにして、「医学を、学、術、道の三つを含むもの」としてとらえた。よって、医師あるいは医療者に求められるのは、医学知識と、医療技術と、医道つまり倫理観を身に着けることである。立派な医師・医療者とは、このような三つの要素を兼ね備えた専門家であるといえる。

さらに澤瀉は、病気中心の消極的な過去の医学に対して積極的な健康建設こそ将来の医学の使命であるとし、「治療医学」「予防医学」の他に「健康の医学」が必要であると指摘した（同：11頁）。以上より、狭義の医学概論である医学論の課題に関して、「健康とは何か、そうしてその健康はどのようにして保持、増進されるか、及び病気とは何か、その病気はいかにして治療、予防されるかということこそ医学論が考究しなければならぬ問題である」（同：12頁）とした。

以上のように、澤瀉は医学を考える際に科学とは何か、生命とは何かをまず考察し、その後医学とは何かを明らかにする必要があると考えた。しかし、現代医学は、澤瀉が医学概論を構築した時代から大きく変化している。現代の医学哲学を考える際に、まずわれわれは現代医学はどのような意味で科学的であるのかをあらためて考察する必要がある（科学論）。次に、現代医学は人間をどのように理解するのかを考える必要がある（人間観）。最後に、実際の医療を考えるならば、「医学倫理」や「医療制度」の問題にも言及せざるを得ない。本章では、現代の医学哲学として、この三つの課題を考える。

2. 現代医学の科学論[2]

1) 応用科学としての医学

医学は物理学や生物学のように、自然法則や生命現象をただありのままに理解しようという学問ではない。医学には、例えば「目の前の患者を治療する、病気を予防する、人々をより健康にする」などの目的が最初にあり、それを実現するために、物理学や生物学、あるいは経済学や心理学などの基礎的な科学を利用しながら、先の目的を達成しようとする。医学は、目的を設定し、実践を伴う学問なのである。このように基礎科学を利用し実践を伴う科学は、応用科学（applied science）と呼ばれている。よって医学は応用科学に属する[3]。

2) 分子生物学

現代医学を支える主要な方法の一つが分子生物学である。これは生命現象を生体の「分子」の働きから理解しようとする生物学の一分野である。例を示しながら考える（図1）。例えば、人体から出血などで血液が失われると血圧が下がる。そのため、人体は血圧を上昇させるように、(1) 血管を収縮させる、(2) 循環血液量を上げるというメカニズムが働く。この働きを担うのが「レニン・アンジオテンシン・アルドステロン系」であるが、そのメカニズムが分子生物学により、分子レベルで明らかにされている。具体的に見てみよう。まず人体の循環血液量が下がると、腎臓にある傍糸球体装置と呼ばれる場所から、レニンというホルモンが分泌される。このレニンは酵素であり、アンジオテンシノーゲンをアンジオテンシンⅠに変換する。このアンジオテンシンⅠは肺の血管内皮細胞が産生するアンジオテンシン変換酵素（angiotensin converting

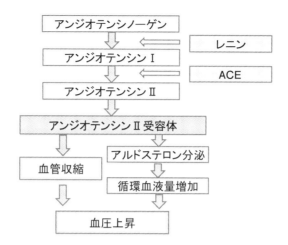

図1　レニン・アンジオテンシン・アルドステロン系（詳細は本文参照）

enzyme:ACE）により、アンジオテンシンⅡに変換される。このアンジオテンシンⅡが、アンジオテンシンⅡ受容体に結合すると、①血管を収縮させる、②副腎皮質からアルドステロンを分泌させ、このアルドステロンが遠位尿細管に働いてナトリウムの再吸収を促し循環血液量を上げる。この①、②の働きにより、血圧が上昇し、低下した血圧を元に戻そうとするメカニズムが働く。これは出血などで循環血液量が減少し血圧が低下した際に生体を守る重要な作用であるが、血圧を上昇させるメカニズムが分子レベルで明らかになると、逆に高血圧の治療に利用できることになる。実際に、ACEの働きを抑える薬剤（ACE阻害薬）や、アンジオテンシンⅡ受容体拮抗薬（Angiotensin Receptor Ⅱ Blocker: ARB）は、現在の高血圧治療の代表的な治療薬となっている。

分子生物学の優れたところは、生命現象を遺伝子・分子レベルで明らかにすることで、治療薬や予防法などの開発につなげることが出来る点である。分子生物学は現代医学の強力な方法論となっている。

3）臨床疫学／EBM

現代医学の方法論は分子生物学だけではない。1990年に、医師のゴードン・ガイアットは、「科学的根拠に基づく医学（Evidence-Based Medicine:EBM）」を提唱した。EBMは、「研究から得られた最善のエビデンス（research evidence）と、臨床的な専門知識（clinical expertise）および患者の価値観（patient values）を統合するもの［医療］である」（サケットら 2003：2頁）と定義される。この患者の価値観については、「臨床で接する一人ひとりの患者に特有な好みおよび関心、期待を意味し、患者に役立つように臨床判断に統合される必要がある」（同：2頁）と説明されている。一方、EBMを実践するうえでの判断の根拠を提供する主要な科学的方法が臨床疫学である。EBMの概念が出現する以前は、実験室での研究結果や病態生理（病気のメカニズム）に基づくことが科学的であると考えられていた。しかし、実際の医療では、細胞やマウスを用いた実験室での研究で有効であった薬剤でも、患者に使用した場合には必ずしも予期したような効果が得られない場合が多くある。澤瀉が指摘したように、医学の本質は臨床にあり、臨床研究の結果がより

重要なのである。

　このEBMおよびEBMを支える科学としての「臨床疫学」が医学にもたらす意義を具体的な例を示しながら考えたい。

　（例）心筋梗塞後には心室期外収縮が起こり、死亡に至るケースも多いため、心筋梗塞をおこした患者の心室性期外収縮（症状は無症状あるいは軽度）を抑えれば心室性不整脈による死亡者数を減らし生存期間を改善できるだろうとの仮説を確かめるための研究が行われた（The Cardiac Arrhythmia Suppression Trial II Investigators, 1992）。これは、その病態生理から考えて、抗不整脈薬を投与することは極めて理にかなった治療方法であると思われた。研究では心筋梗塞後14日間、モリシジンという抗不整脈薬投与群（665名）とプラセボ（偽薬）投与群（660名）の二群に患者が無作為に分けられた（無作為化比較試験　Randamised Control Trial: RCT）。その結果、前者では665名中17名が死亡、あるいは心停止に至った（不整脈で死亡したのは9名、不整脈による心停止5名、不整脈以外の心臓に起因する死亡が3名）。後者のプラセボ群では660名中3名が死亡したのみであった。様々な要因を調整した後で両群間の死亡率を調べたところ、疫学的にも抗不整脈薬を用いた群ではリスクが5.6倍高いことが示された。つまり、薬剤を投与しないほうが良かったという結果が得られたのである。

　この研究から学べる大切な点は、メカニズムや病態生理から考えて、患者を救うために投与した薬剤が、必ずしも良い結果を生むとは限らない、むしろ逆の結果を生むこともあるということだ。だからこそ、人を対象とした臨床研究が重要となるのである。また、臨床研究で効果のある治療法が明らかになれば、この事実からその背後にある分子メカニズムを明らかにしようとする研究もおこなわれる。臨床研究と基礎研究はこのように相補的な関係にある。

　さて、以下ではこの臨床疫学／EBMが現代医学に与える意義について特に三点を挙げたい。

(1) 臨床医学の重視とエビデンスの階層性の提示

　EBMは、エビデンスには階層性があると主張する（図2）。医学研究においては、科学的研究だからすべて同じレベルで臨床に有効であるとは言えない。特に、無作為化比較試験（RCT）や

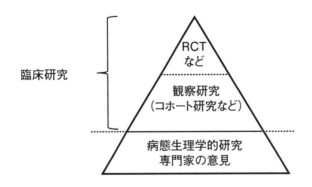

図2　科学的根拠に基づく医療

臨床医学／EBMは、エビデンスには階層性がある（図の上位のものほどエビデンスの質は高いと主張する）。詳細は杉岡（2014）も参照

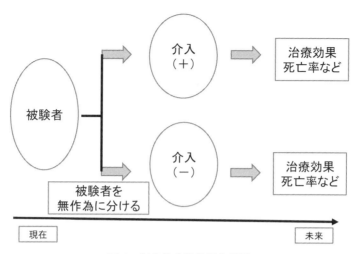

図3 無作為化比較対象試験
RCT:randomized control trial

　RCTによる複数の研究結果をまとめたメタアナリシスがエビデンスの質が高く、一方で、細胞やマウスなどを使った実験室レベルの研究結果や権威者の意見、個人の体験談などはエビデンスの質が低いとされる。

　なぜ、RCTはエビデンスの質が高いといわれるのだろうか。それは、人を対象とした研究であるばかりではなく、無作為に被験者を介入群（例えば、ある薬剤を実際に使用するグループ）と非介入群（例えば、プラセボ投与群）に振り分けるからである（図3）。このことにより、様々なバイアス（偏り）を排除することが可能となる。もし、被験者の希望に従い二群に分けるなら、介入群を希望する人々は健康への意識がもともと高く、食事や健康に良い様々な行動を非介入群の人々より多く行っており、このことが結果に影響を与えてしまう可能性が否定できなくなるからである。

(2) 医学の反省としての臨床疫学／EBM

　科学の発達に批判精神は不可欠である。臨床疫学／EBMは、新たな治療法の効果を確かめるだけではなく、これまで医療現場であまりその根拠を省みられず行われてきた医療行為そのものを見直そうとする態度を促し、その手段を提供する。例えば身近な例として、風邪に対する抗生物質の投与を考えてみたい。これまでは、風邪の患者に抗生物質を投与する医師も多かった。しかし、風邪の患者に対して抗生物質を投与することには、効果がないことが明らかにされている（Kenealy T, et al., 2013）。つまり、臨床疫学／EBMの態度は、医学を批判的に考えるという医学哲学の態度と共通するのである。

(3) 世界観から比較的自由であること

　遺伝子や分子という物質レベルから生命現象を明らかにする分子生物学は、唯物論的あるいは機械論的人間観と親和性があるといえる。生物医学的立場に立てば、物質レベルで根拠のない治療法は、科学的とみなされづらい。一方、臨床疫学は様々な治療法や研究対象に開かれた方法論

であり、いわゆる世界観から比較的自由である。例えば、独自の人間観・治療観をもつ東洋医学の鍼治療に効果があるかどうかは——その分子レベルでのメカニズムが不明でも——検証可能であり、実際にRCTによる研究もすでにいくつも行われ、その有効性が明らかにされている（Vickers AJ et al., 2012）。臨床疫学／EBMによって、治療効果のある方法が科学的であると考えられるようになった。

　以上、現代医学を支える代表的な二つの方法論である分子生物学と臨床疫学／EBMをとりあげ、それらがどのような学問であり、また医学にどのような影響を与えているのかを考察した。次に、医学は人間をどのように理解するのかを考える。この問題は、医学の方法論とも密接に関わっている。

3. 現代医学の人間観[4]

　「人間とは何か」という問いは、哲学が常に問い続けてきた重要な課題である。科学である医学はこの問題を正面から論じることはない。しかし、医学は人を対象とする学問であり、ある種の人間観を前提としてきた。この節では医学哲学の観点から、現代医学がどのような人間観に立脚しているのかを考える。

1）生物医学による人間観

　医学部には解剖学実習がある。そこでは実際に遺体を解剖し、人体の構造を徹底的に理解しようとする。人体は、循環器系、消化器系、呼吸器系などの様々な系（system）から成り立つ。さらに、例えば消化器系であれば、食道、胃、十二指腸、小腸、大腸などの臓器（organ）から成る。この臓器はさらに粘膜組織、結合組織、筋組織などの組織（tissue）から成り、組織は様々な細胞（cell）からなり、細胞は分子（molecule）から成り立つ。このように人体は、

人体　→　系　→　臓器　→　組織　→　細胞　→　分子

と分析的に理解されるようになる。そして、病気もどの臓器の異常か、さらにどの組織の、どの細胞の異常かが追求されるようになる。病理学者のウィルヒョウ（R. Virchow, 1821-1902）は、病気の座を細胞にあるとし、「細胞病理学」を確立した。さらに現在では、細胞を構成する分子・遺伝子レベルからの病気の解明が進んでいる。

　このように、近代医学以降の医学は、人間やその病気をもっぱら生物学的な観点から理解しようとしてきた。こうした医学は、「生物医学（biomedicine）」と呼ばれる。生物医学では、人間は生物という観点から理解される（生物医学的人間観）。しかし、人間は単なる生物なのだろうか。

2）エンゲルの生物心理社会モデルと人間観

　生物医学的な病気の理解に異議を唱えた代表的な人物として、医師のエンゲル（G.L. Engel, 1913-1999）がよく知られている。生物医学モデルでは、病気であるか否かは検査結果の数値で判断できると考えるが、実際には患者が疾患をどう受け止めているかも大きな影響を与えると

エンゲルは考えた。つまり、生化学的データだけではなく、心理的、社会的要因も、病気であるかどうかを決定する際に重要となる。こうした観点からエンゲルは、生物心理社会モデル（biopsychosocial model　以下、BPSモデル）を提唱した。このモデルは病理解の際に、単に生物学的観点だけではなく、心理的観点や社会的観点も考慮する必要があることを示す。

　実際、心理的要因や社会的要因が心身の病気を引き起こすことはよく知られている。例えば、代表的なものに心身症がある。日本心身医学会の定義（日本心身医学会用語委員会 2009）によれば、心身症とは、「身体疾患の中で、その発症や経過に心理社会的な因子が密接に関与し、器質的ないし機能的障害が認められる病態」である（ただし、神経症やうつ病など、他の精神障害に伴う身体症状は除外する）。わかりやすく言えば、心身症は発症や経過に心理的ストレスや社会的要因（引っ越し、災害、家族の死など）が大きくかかわる身体の病気である。

　このように、エンゲルのBPSモデルは病気を理解する一つのモデルであるが、そこには人間に対するある見方が反映されている。それは、人間は単なる生物ではなく、心理的な存在でもあり、社会的な存在もあるという「人間観」である。これを図解すれば図4のように示すこともできるだろう。

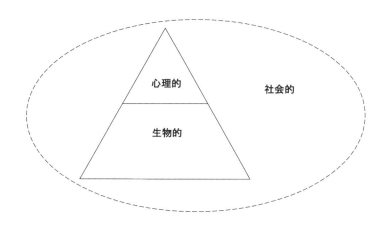

図4　エンゲルの生物心理社会モデルの図解例

　では、人間を身体・心理・社会という三つの次元から考えれば十分だろうか。これに関して、現代医学はさらに新たな人間理解を示している。以下では、全人的苦痛の概念からこの問題を考えたい。

3）全人的苦痛と生物心理社会スピリチュアルモデル

　かつて医学にとって、「患者の死」は「医学の敗北」を意味していた。医学で病気で苦しむ患者を治療できなかったために、患者は死に至ったとの考えが支配的であった。しかし、死は誰にでも訪れる。むしろ、死に直面した患者たちにどのように向き合うことが出来るのかが医学の大きな課題となってきた。こうした問題に取り組むのが「緩和ケア（palliative care）」である。緩和ケアとは、「生命を脅かす疾患に伴う問題に直面する患者と家族に対し、疼痛や身体的、心理

社会的、スピリチュアルな問題を早期から正確にアセスメントし解決することにより、苦痛の予防と軽減を図り、生活の質（Quality of Life: QOL）を向上させるためのアプローチである」（日本医師会監修 2008：8 頁）。「がん対策推進基本計画（平成 24 年 6 月閣議決定）」では、「がんと診断された時からの緩和ケアの推進」が重要視され、重点的に取り組むべき課題として位置づけられている。緩和ケアは特別なケアではなく、すべての患者に開かれた医療の一つである。

　この緩和ケアにおける重要な概念に「全人的苦痛（total pain）」がある。それは、患者の苦しみには、身体的、心理的、社会的、さらにスピリチュアルな苦痛があると考える。図 5 にもあるように、スピリチュアルペインには、「人生の意味への問い」「罪の意識」などが含まれる。例えば、がんと診断された人には「自分がなぜがんになったのか」「自分だけがなぜ苦しまなければならないのか」などの実存的な問いが生じることも多い。がんによる身体の苦痛だけではなく、人生に対するこうした深い問いや、疑問に苦しむことになる。もちろん、スピリチュアルな問題は医療現場では「生きている意味や価値についての疑問」（日本医師会監修 2008：8 頁）とされ、必ずしも宗教と関わりをもたない点にも注意が必要である。

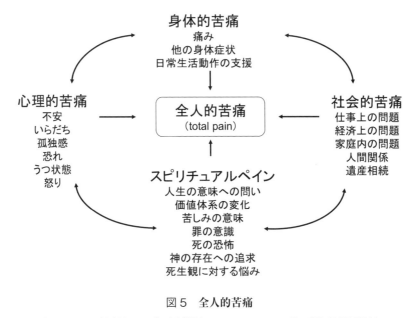

図 5　全人的苦痛

淀川キリスト教病院ホスピス編『緩和ケアマニュアル　第 5 版』最新医学社、2007 年、39 頁。ただし、精神的苦悩は心理的苦悩と変更を加えた。

　さて、この緩和医療における全人的苦痛の考えは、一種の人間観を反映しているといえる。それは、エンゲルの生物心理社会という観点ではなく、スピリチュアルな観点からも人間を理解するという人間観である。これはエンゲルの生物心理社会的人間観に対して、生物心理社会スピリチュアルな人間観といえよう[5]。これを図示すれば図 6 のように示すこともできるだろう。

　したがって、現代医学の人間観の変遷として、以下のように整理できるだろう。

①生物医学的人間観
　　　↓
②生物心理社会的人間観
　　　↓
③生物心理社会スピリチュアルな人間観

つまり、現代医学の人間観は、過去の生物医学的人間観ではなく、人間を生物的・心理的・社

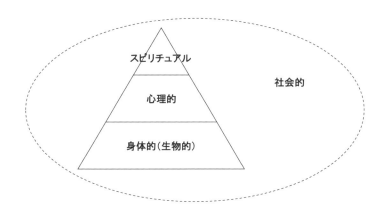

図6　生物心理社会スピリチュアルな人間観の図解例（詳細は本文参照）

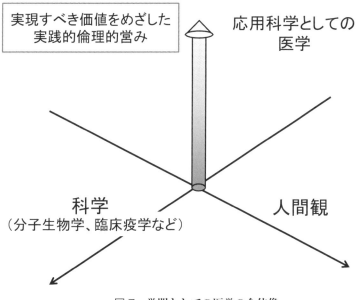

図7　学問としての医学の全体像

会的・スピリチュアルな存在として考えるという、より全人的で包括的な人間理解を示しているのである。

このように、現代医学は——その代表的な方法論として——「分子生物学的方法論や臨床疫学的方法論」と、「生物心理社会スピリチュアルな人間観」に基づくと考えられる。以上から、医学の学問としての全体像は図7のように示すことが出来るだろう。しかし、実際の臨床医学では、純粋な学問としての医学の在り方だけではなく、さらに医療倫理や医療制度の問題を考慮する必要がある。

4. 医療倫理と医療制度[6]

1）医療倫理が必要である根本的な理由と三つの背景

（1）医療倫理が必要である根本的な理由

医学において、倫理は非常に重要であるといわれる。しかし、なぜ医学では倫理が重要なのだろうか。その根本的な理由は医学が基本的に「人間を対象とする」からである。これは医学概論の創始者の澤瀉が指摘した通りである。よって医療者には高い倫理観（職業倫理）が求められる。歴史的には「ヒポクラテスの誓い」が有名であるが、それは医師が倫理的に行為すべき内容を記した誓約である。現在では、世界医師会による「医の国際倫理綱領」（1946年採択。最新版は2006年改訂）や、日本医師会による「医師の職業倫理指針　第3版」（2016年）などがある。

次に、現代医学において医療倫理が重視される三つの理由を考える。

（2）医学の負の歴史

一つ目の理由は、医学の負の歴史である。不幸にして医学はこれまで様々な非倫理的な行為を行ってきた。代表的なものは、第二次世界大戦におけるナチスのユダヤ人に対する人体実験がある[7]。ヒトラー率いるナチスに協力した医師たちは、ユダヤ人を対象として、毒ガス実験、低体温実験、断種実験など様々な人体実験を繰り返した。第二次世界大戦後、この実験に関わった多くの医師が裁判にかけられ（ニュルンベルク裁判）、医学研究で守るべきルールが策定された。これが「ニュルンベルク綱領」（1947年）である。ニュルンベルク綱領は、「被験者の自発的な同意が絶対に必要」「死亡や障害を引き起こすことがあらかじめ予想される場合、実験は行うべきではない」「被験者は実験を中止させる自由を有する」などの10項目から成る。その後、世界医師会は1964年に「ヘルシンキ宣言」（人間を対象とする医学研究の倫理的原則）を発表した（最新版は2013年）。現在では人を対象とする医学研究を行う場合に、この宣言に基づいて行う必要がある。

（3）患者の権利意識の高まりと医師患者関係の変化

二つ目の理由は患者の権利に関する意識の高まりがある。患者の権利が尊重される背景には医師患者関係（患者医療者関係）の変化があることが見逃されてはならない。かつて医師と患者の関係は父と子の関係といわれていた。つまり、患者は医師の判断に任せていればよいとの考えであり、これはパターナリズム（paternalism）と呼ばれる。しかし、患者はどのような治療を受け

るのか、その危険性、それ以外の方法はないのかなどを「知る権利」がある。そしてその情報に基づいて、患者自らが受ける治療を決める権利（自己決定権）がある。このように、医師は患者にインフォームド・コンセント（説明を受けたうえでの同意）を行うことが重要であるとされる。インフォームド・コンセントを初めて患者の権利として記したのはアメリカ病院協会の「患者の権利章典」（1973年）である。次いで、世界医師会は「患者の権利に関するWMAリスボン宣言」を1981年に採択した（1995年及び2005年に修正）。ここでは「医師が是認し推進する患者の主要な権利」が述べられている。

さらに、最近では患者の意思決定により重きを置いたインフォームド・チョイス（informed choice）という考えがあり、患者の自己決定権がより尊重されているといえる。また、患者と医療者がともにより良い治療法を模索していくという点を強調した、シェアード・ディシジョン・メイキング（shared decision making）という概念もある。これは医師が患者に医療情報を提供するとともに、患者も自らの考えや不安を医師に伝え、どのような治療法がよいのかを一緒に見つけ出そうとする考えである。

（4）医療技術の進歩

現代医学において医療倫理が重視される三つ目の理由は、遺伝子操作や体外受精などの医療技術の進歩に伴い、新たな医療倫理の問題が生じてきたためである。

例えば、臓器移植の問題を考えたい。臓器移植では拒絶反応が生じる。このため臓器移植が効率的に行えるようになったのは、1970年代後半から1980年代前半に免疫抑制剤が開発されて以降である。生体臓器移植では、例えば腎臓は二つあるため、倫理的問題は生じづらいが、一つしかない臓器の場合、その臓器提供者（ドナー）が「死んでいる」ことが前提となる。なぜなら生きている人間から一つしかない臓器を取り出すことは倫理的にできないからだ（それは殺人である）。しかし、臓器移植の成功率を上げるためには、できるだけ新鮮な臓器が必要である。そのため新たに「脳死」という概念が提唱されるようになった。その他、出生前診断の是非、安楽死や尊厳死、代理母など医療技術の進歩に伴う多くの医療倫理の問題があるが、ここでは本書の読者にも関心が深いと思われる「エンハンスメント（enhancement）」の問題を取り上げる。

伝統的に医学的治療が行ってきたことは、せいぜい元の状態に戻すことであった。しかし、遺伝子操作や薬剤で、もともとの能力以上の、より高い能力を獲得することが可能となるかもしれない。これは遺伝子操作や薬剤による「エンハンスメント」と呼ばれる。

こうした遺伝子操作をはじめとする先端医療の問題に関して、ブッシュ大統領の「生命倫理評議会」は『治療を超えて』という報告書を提出した（2003年）。そこでは先端医療研究に一定の制限を加える必要性が論じられている。興味深いのは、マイケル・サンディによる『完全な人間を目指さなくてもよい理由』という著書の中で展開された主張である。サンディは、一例としてデザイナー・ベイビーの問題に関し、「問題の所在は、設計をおこなう親の傲慢さ、生誕の神秘を支配しようとする親の衝動のうちに認められるのである」（サンディ2010：50頁）と主張する。彼が提示する中心的な概念は、「われわれの生（life）は、授かったもの、与えられたもの（gift）である」という考えである。これをサンディは「生の被贈与性（giftedness of life）」と表現した。生の被贈与性を正しく理解すれば「プロメウス的な計画には制約がかけられ、ある種の謙虚さが生まれる」（同：30頁）と言う（プロメネウスはギリシャ神話に登場する神であり、技術の智慧

と火を盗み出して人間に与えたため、主神ゼウスの怒りに触れた)。つまり、「支配への衝動」に制限がかけられると考えた。同時に、神学者のウィリアム・メイの「招かれざるものへの寛大さ (openness to the unbidden)」の概念が意味するものも、「支配や制御への衝動を抑止し、贈られものとしての生という感覚を呼び覚ますような、人柄や心持ち」(同:50頁)であると主張した。「われわれの生は授かったもの、与えられたものである」との自覚から、人間に潜む「支配への欲求」を制御しつつ医療倫理の諸問題を考えることは、今後さらに重要性を増すだろう。

2) 生命倫理の4原則

医療倫理の問題を考える際の「拠り所・原則」が提示されている。それには米国の4原則と、欧州の4原則がある。前者は「自律尊重原則」「無危害原則」「善行原則」「正義原則」である。「自律尊重原則」は、本人の意思・自己決定権を尊重するものである。自己決定権を尊重するがゆえに、臨床現場ではインフォームド・コンセントが必要となる。「無危害原則」は、すでにヒポクラテスの誓いに述べられている。しかし、実際の現場ではリスクのない医療はない。よって、現実的にはベネフィット（利益）がリスク（危険）を十分上回るかどうかを慎重に検討することが必要となる。「善行原則」は、患者にとって「善い」行為を医療者は行わなければならないとする。しかし、何が「善い」かは、患者の価値観、人生観とも大きくかかわり、しっかりと患者と話し合い、医療者は患者と共によりよい医療を追求していく姿勢が重要となる。「正義原則」は、4つの原則の中で少し毛色を異にする。これは個人ではなく、社会的な観点からの原則である。この原則からは、例えば医療資源（医師の数、インフルエンザや肺炎球菌ワクチンなど）を可能な限り公平に分配することが求められる。また、医療費などの負担も公平に分配することが求められる。

一方、1998年にヨーロッパの学者たちが集まり、生命倫理に関する4つの原則を提出した（バルセロナ宣言）。これは欧州の4原則とよばれ、「自律 (autonomy)」「尊厳 (dignity)」「統合性 (integrity)」「傷つきやすさ (vulnerability)」が挙げられている。

3) 医療制度の問題

実際の臨床医学では、医療制度の問題を常に意識しなければならない。現在日本には国民皆保険制度（1961年以降）がある。つまり、国民皆が前もって一定の保険料を納め、それをプールしておき、医療が必要となった際には、その財源から必要な医療費を負担するシステムである。医療費を個人が全額負担するのではなく、1割から3割（年齢による）の負担ですむ。そして、実際の医療でいくらかかるかは「診療報酬」によって決められている。診療報酬は医療者の行動に影響を与える。例えば、軽症のうつ病では、薬物療法と認知行動療法は同程度の効果があることが科学的に明らかにされている。現在では認知行動療法の診療報酬が認められているが、かつてはその診療報酬が認められていなかった。患者が認知行動療法を希望しても、診療報酬で認められていなければ——科学的エビデンスがあっても——、医療者（あるいは病院経営の視点から）は、時間もかかり収入も得られない認知行動療法を積極的に行おうとしないであろう。また、入院期間がどれだけ伸びても診療報酬が一定であれば、病院はなかなか患者を手放さず、入院期間が延びてしまう。もし、入院後2週間は診療報酬が高いが、それ以降診療報酬が低く設定されれば、医師（あるいは病院）は積極的に入院期間を短くするように努めるであろう。このように、実際

の臨床現場における医療者の行動は、医療制度にも大きく影響されているのである。

5. 最後に

　以上、「医学の哲学と倫理」について概観した。医学哲学は、医学という学問を反省し、よりよい医学を創造しようとするダイナミックな学問である。特に本章では、医学を方法論（分子生物学と臨床疫学／EBM）という観点と医学の人間観という二つの観点から、学問としての現代医学の特徴を論じ、続いて第三の軸として、臨床医学における医療倫理や医療制度の問題についても論じた。こうした医学・医療が基づく基本的概念や全体像をしっかり頭に入れたうえで、さらにより良い医療の在り方や、東洋医学などの別の人間観・治療論に基づく医療との関係を、読者自身で深く考えていただきたい。

　さて、先に生物心理社会スピリチュアルな人間観を示した。スピリチュアルな問題は、医療においては人生や病気の苦しみなどの「意味」に関わると考えられている。それは、自らのいのち（人生・使命）への自覚とも言い換えられる。医療現場においても、例えば精神科医のフランクルによる「ロゴセラピー」は、「人生の意味」を患者が見出すことを助けようとする。内観療法は、母、父など身近な人々に「してもらったこと」「して返したこと」「迷惑・心配をかけたこと」を具体的に振り返ることで、「生きている」から「生かされている」ことに気づき、その結果、薬物療法では十分な効果が得られなかった人々が新たな人生を歩みだすこともある。今後、「人生の意味」や「自らのいのちへの自覚」の治療効果について科学的エビデンスがさらに積み重ねられるべきであろう[8]。

　そして、ある治療法が「治療効果がある」と主張するには、科学的エビデンスが不可欠である点を再度強調しておきたい。現代医学は、すでに本章で述べたように、分子（物質）レベルでの証明が十分ではなくても、治療効果のある方法が科学的と考えるのである。病気という現象の変化（治療効果）は、科学という方法で測定可能であるはずである。EBMを支える臨床疫学の方法は、西洋医学にも東洋医学にも、その他さまざまな治療法や養生法にも適応できる。もし、集団を対象とした研究が困難であれば、症例報告を積み見上げていくことがまずは必要であろう。そして、エビデンスに基づきつつ、患者の価値観を尊重した医療を実践することが正しい意味でのEBMである。ここには、いわゆるナラティブ・ベイスト・メディシン（NBM）が含まれているのである。

　批判精神は、あらゆる学問にとって重要であるが、人々の「いのち」に直接関わる医学において、既存の医学の根拠を正しく問いつつ、新たな医学の在り方を求めようとする批判的かつ創造的な態度は、極めて重要な意義をもつことをあらためて強調しておきたい。医学哲学は医学の自己批判である。批判精神のないところには学問の進歩もないのである。

❖注
1) 本節の詳細に関しては、杉岡（2014）第1章、第2章を参照。
2) 本節の詳細に関しては、杉岡（2014）第4章 - 第6章を参照。
3) 医学哲学と同じ使命を有する学問に「農学原論（Philosophie der Landwirtschaftslehre）」という学問がある。京都大学農学部には日本で唯一の農学原論講座があり、その初代教授柏祐賢（1907-2007）

は、応用科学として農学の学問的特徴を明らかにし、農学を第三科学として位置づけた。詳細は柏（1962）および杉岡（2014）第3章を参照。
4) 本節の詳細に関しては、杉岡（2014）第7章-第9章を参照。
5) 人間を生物・心理・社会という次元から理解するだけではなく、スピリチュアルな次元の重要性を強調した人物として、精神科医の V. フランクル（1905-1997）がいる。彼は、スピリチュアルな次元が人間固有の次元であり、また「生きる意味」を問う領域であると考えた。フランクルの人間理解や、彼の次元的存在論（dimensional ontology）あるいは次元的人間論（dimensional anthropology）というユニークな概念については、フランクル（2002）および杉岡（2014）第9章をぜひ参照されたい。
6) 医療倫理に関するテキストはいくつもあるが、入門書としては参考文献にある関東医学哲学倫理学会編（2013）、盛永・松島編（2012）などがわかりやすい。また、世界医師会（WMA）による「医の倫理マニュアル　第3版」が、日本医師会のホームページからダウンロード可能である（https://www.med.or.jp/doctor/member/000320.html）。ここには、本節でも取り上げた「医の国際倫理綱領」、「ヘルシンキ宣言」などの重要な資料も収められている。
7) ナチスと人体実験に関しては、ミッチャーリヒ，A ら（2001）を参照。
8) ロゴセラピーと内観療法の詳細に関しては、杉岡（2014）第10章を参照。

❖参考文献

澤瀉久敬（1945）：医学概論　第一部　科学について、誠信書房。
澤瀉久敬（1949）：医学概論　第二部　生命について、誠信書房。
澤瀉久敬（1960）：医学概論　第三部　医学について、誠信書房。
澤瀉久敬（1981）：医学の哲学　増補、誠信書房。
柏祐賢（1962）：農学原論、養賢堂。
レオン・R・カス（倉持武訳、2003）：治療を超えて—バイオテクノロジーと幸福の追求—大統領生命倫理評議会報告書、青木書店。
関東医学哲学・倫理学会編（2013）：新版　医療倫理 Q&A、太陽出版。
デーヴィド・L・サケット他（2003）：Evidence-Based MEDICINE　EBMの実践と教育、（エルゼビアサイエンス編集）エルゼビア・ジャパン。
マイケル・L・サンデル（林芳紀・伊吹友秀訳、2010）：完全な人間を目指さなくてもよい理由—遺伝子操作とエンハンスメントの倫理—、ナカニシヤ出版。
杉岡良彦（2014）：哲学としての医学概論—方法論・人間観・スピリチュアリティ—、春秋社。
ヴィクトール・E・フランクル（山田邦男監訳、2002）：意味への意志、春秋社。
日本医師会監修（2008）：がん緩和ケアガイドブック、青海社。
日本心身医学会用語委員会編（2009）：心身医学用語辞典［第2版］、三輪書店。
アレキサンダー・ミッチャーリヒ，フレート・ミールケ（金森誠也・安藤勉訳、2001）：人間性なき医学—ナチスと人体実験—、ビイング・ネット・プレス。
盛永審一郎・松島哲久編（2012）：医学生のための生命倫理、丸善出版。
淀川キリスト教病院ホスピス編（2007）：緩和ケアマニュアル［第5版］、最新医学社。
Kenealy T, Arroll B. (2013). Antibiotics for the common cold and acute purulent rhinitis. *Cochrane Database Syst Rev*. 2013 Jun 4;(6):CD000247. doi: 10.1002/14651858.CD000247.pub3.
The Cardiac Arrhythmia Suppression Trial II Investigators.(1992), Effect of the antiarrhythmic agent moricizine on survival after myocardial infarction. *N Engl J Med*, 327(4): 227-233.
Vickers AJ, Cronin AM, Maschino AC et al., (2012), Acupuncture for chronic pain: individual patient data meta-analysis. *Arch Intern* Med. 172(19):1444-1453.

各論 II

看護の哲学と倫理

守屋治代

ポイント
1. 健康－病気連続体とは、大いなる自然の働きによる修復過程である。
2. 看護とは、大いなる自然が予防したり癒したりするのに最も望ましい条件に「いのちの場」を整えることである。
3. 看護者は、理解し尽くせない他者への関心・専心と、その人と出会うことへの意志、直観や想像力を必要とする。
4. 看護とは、人間の健康や病の営みにおいて、大いなる自然の創造の意味をより完成させる art であり science である。
5. 看護者の倫理性は、目の前の他者からの「呼びかけ」に応答することを自覚的に選び取るところから生まれる。

1. 看護の始原と変遷

　人は昔から、病んだ者・傷つき弱った者・苦痛を抱えた者を、家族同士が、部族の仲間が、あるいは神や人への奉仕として宗教者が助け、支え合って生きてきた。元々、nursing という言葉は、子どもを産み育て養い、いたわり大切にし、仕事を管理し、土地や財産を守り、病人を看取るなど人類の営みにおいて常に存在していた、人間が生存し続けるための基本的営みにおける行為的様態を指している[1]。つまり看護とは、端的に「生命を大切に守り育て看取ること」といってよく、専門職業化する以前に、人類の生存をかけて営々と続けられてきた人間と切り離せない本質的な営みである。

　こうした伝統的・慣習的看護は、19 世紀に入り、**ナイチンゲール**（Florence Nightingale 1820-1910）によってその独特な自然観・科学観のもと、専門職の仕事へと確立され、今や看護学は実践科学としての体系を整え、人間諸科学の一分野として位置づけられるに至っている。

　そのなかでも 1950 年代以降、看護職の自律を目指した米国で看護実践の理論化が進み、他領域学問の影響を受けた看護理論が数多く開発された。それらの看護理論が基盤とする思想・哲学には、ニード論・システム論・相互作用論・現象学・実存主義・トランスパーソナル論・神秘主義思想

などがある。このような多様性のある展開は、看護学が、人間を対象とした**ホリスティックなパラダイム**に立った専門性を追求してきた試みの現れといえる。それはまた、19世紀から急激な進展を遂げた近代自然科学の洗礼を受けた看護学が、物質主義的・要素還元主義的特質をもつ近代西洋医学的パラダイムからの自律、あるいは補完を強烈に意識してきた葛藤の歴史ともいえる。

以上の看護学の系譜を確認したうえで、本論では、科学史上大きな分岐点であった19世紀に、看護学の起点となった**ナイチンゲール看護論**の根源性へと遡り、看護学に関する原理的な理解を深めていこう。

2. ナイチンゲール看護論の特質

ここで、ナイチンゲール看護論のもっている特質について、**自然観・科学観**の観点から確認しておく。

ユダヤ・キリスト教的自然観を母体に生まれた近代自然科学は、自然を対象化し支配・操作可能なものとして捉え、生命を生命なきものとして取り扱うことによって成功を収めてきた。従って、このパラダイムに立つ近代西洋医学は、宇宙や自然の働きのもとにある人間の生の様相としての病を、全体として捉えることから離れ、精神と身体を切り離し、病気を物質的身体の側面から治療する立場を確立した。

これに対してナイチンゲール看護論には、単に人間が介入・支配・操作する自然(nature)としてではなく、人智を超えて働いている大いなる自然(Nature——以下、「**根源的自然**」と訳す)の位相がみられる。それは、ギリシャ哲学を学んでいたナイチンゲールが、自然的な変化や過程の複合体である「**所産的自然**」と、それらに生命を与え動かす内在的な力である「**能産的自然**」とを分けて捉えていたことによると思われる。

人間の内と人間を超えて生きて働いている「根源的自然」は、**生命**あるものを生かしており、「根源的自然」そのものは見えないが、その働きは一人ひとりの人間の生命の営みに浸透している。人間を軸として捉えた場合、「根源的自然」が人間の内で働くときこれを「**内なる自然**」とし、「**外なる自然**」と分けて捉えることもできる。従って、「外なる自然」としての環境破壊と「内なる自然」としての健康障害は、同根の問題を孕んでいるといえる。

生命体は、実体としては目には見えない「根源的自然」の働きの場においてその生を営んでいる。にもかかわらず、人間は日常的にはこの働きに気づかず、意識することなく生活している。だからこそ、ナイチンゲールは、一人ひとりのうえに具体的に現れる事柄を「**観察**」することをことのほか重視した。観ることの徹底とは、そこに「**神の法則——生命の法則**」がどのように働いているのかを読み取ることである。

以上のように、ナイチンゲール看護論は、近代自然科学とは一線を画す自然観・科学観の上に立っている。看護者に「根源的自然」の働きのうちに生命を置くようにというナイチンゲール論は、人間中心主義を超えて**いのちの次元**で看護を構想する可能性に拓かれており、これが本論でナイチンゲール看護論を取り上げる理由である。

以上、ナイチンゲール看護論の特質について確認し、次の第3節で、一般的に看護実践というものが成立するために必要な原理的枠組みを確認してから、第4節に進みたい。

3. 看護実践に内在する原理的な課題

看護実践を最もシンプルに規定すれば、「生きている人間が、生きている他者のうちに、看護の必要性を察知・認識し、他者に働きかけて、その必要性を満たしていく、あるいは解決していく実践プロセス」といえる。ここから、次のような検討課題が生まれてくる。

(1) 看護の必要性とはどういうことをいうのか（**看護の目的**）
　ここでは、病気と健康をどう捉え、その事態のどこに看護の働きを位置づけるのかが問われる。看護者がどこまで**ホリスティックな生命観・病気−健康観・人間観**に基づいた観点で現象を観察しているかにより、見出される看護の必要性の質が違ってくる。

(2) 人間が自分ではない他者を理解することが可能なのか（**看護の方法：他者理解**）
　ここでは、一人の人間である看護者が、たまたま被看護者として出会った一人の人間（の状態）をどのように、どこまで理解することができるのかが問われる。看護者にとって目の前のその人は、一人ひとり個別な人生を生きてきた**理解し尽くせない他者**である。自分とは異質の個別な世界観・価値観の理解を抜きには、看護者の働きかけは成立しない。

(3) 生身の人間が生身の人間に働きかけるとはどういうことか（**看護の倫理：自己認識**）
　ここでは、人間が、異質な他者に働きかけることに伴う困難性・倫理性が問われる。看護実践では、目の前の他者からの呼びかけへのその都度自分自身の**存在を賭けた応答**を求められる。一人の人間である看護者自身がどのような存在であるかにより、この応答の質に違いが現れる。これは、看護者の自己認識・自覚の問題であり、看護の倫理はこの深みから立ち現われるべきものであろう。
　以上、看護実践に内在する原理的課題を確認したところで、次に、ナイチンゲール看護論を参照しながら、この3つの看護原理について詳しく述べていく。

4. 看護の目的

1）連続体としての健康−病気

　ナイチンゲール（1860b）によれば、**病気**とは、健康を妨げているものを取り除こうと「根源的自然」が働いている**修復過程**（reparative process）だという。何週間も何か月も、時には何年も前から気づかれずに起こっていた、毒されたり衰えたりする過程を改善しようとする自然の業であり、したがって病気の終結は、それに先行して刻々と進行していた病気とその修復作用のなかで決まってくる。つまり、病気とは、結果として成立する固定した病名（名詞形）——例えば、近代自然医学が「肺炎」という診断名をつけた事態——として捉えられるものではなく、「根源

的自然」が働いて修復しつつあるプロセスとして理解すべきものである。

　従ってここでは、病気と健康は別々のものではなく、連続体として捉えられる。人の健康状態は、その時々の状態に応じて健康−病気連続体のなかのどこかに位置づけることができ、その時々の修復過程に応じた健康レベルがある。なお、近代西洋医学では、この連続的状況で一定の条件（症状）が揃った状態に診断名をつけ、それに対応した治療方法を導いているといえる。

　一方、ナイチンゲールの病気観に従えば、「根源的自然」——この顕現したものとしての**自然治癒力**——は、常に「毒されたり衰えたりする過程」の修復にあたっており、人間の努めは、「根源的自然」の働きを妨げず、「**毒するもの**」「**衰えさせるもの**」を取り除いたり減少させたりすることにある。

　こうした健康−病気連続体のうち、健康な状態についてナイチンゲールは、「われわれがもて**る力を充分に活用できている状態、単に元気であることだけでなく、自分が使うべくもっているどの力をも充分に使いうる状態**」だとしている。この捉え方では、どのような回復できない機能障害があろうとも、医学的に不可逆的な最終段階であろうとも、その人のその時々の最大限のもてる力が発揮されている状態が「健康」だといえる。

　従ってこのように捉えた健康を**看護の目標**としたとき、全ての健康レベルにおいて看護が成立する。たとえ死を間近にした人の傍らにあっても、その人のその状態でのもてる力が発揮できていれば、その人は健康だといいうる。反対にその人のその時のもてる力が活用できていなければ、一見元気に見えたとしても、より高い健康が目指される必要がある。

　なお、ここで少し立ち止まって、健康 health についてのこのような理解を可能にする背景として、health の語源に遡っておく。health の語源は、heal（癒す）を経て古英語の hal（完全な）にいきつく。この hal から意味的に広がる同族語には、whole（完全な・全体的な）・holy（神聖な）・hallow（神聖にする）・hale（壮健な、傷のない）がある[2]。江藤（2002）によれば、印欧語族の祖宗教的背景のなかからこれらの語意を読み取ることができる。それらは、二極対立する世界以前の原初の存在（Hagal 卵）のイメージに由来し、「ハガル（卵）」には、永遠の生命力と神的な治癒力があると信じられたという。つまり、whole（完全な・全体的な）・holy（神聖な）・hallow（神聖にする）・hale（壮健な、傷のない）は、この原初存在に関連している。

　このように英語 health のもつ根本イメージとして、**神聖性・完全性・全体性**をもった状態が想定される。健康という概念は、人間を超えた神聖なる癒しの働きと、それによってもたらされる人間の生の全体性までを包摂していることを理解しておきたい。

2）生命の法則としての自然法則：健康管理の法則＝看護の法則

　では、「根源的自然」の働きに対して、人間はどのように向き合えばいいのだろうか。ナイチンゲールの考えでは、「**自然法則（摂理）**」には神の意志が顕現しているのであり、「根源的自然」はその法則（摂理）というあり方で、神の意志の顕われとして人間に呼びかけている。そこには人間の中に存在するのと同種の意志や目的、例えば秩序への愛や、美への愛、そして安楽や安心や慰めを願う慈愛が潜んでいる。

　従って、法則（摂理）のもつ意味を解読することによって、神の意志を知り人間の生きる道を見出すことができる。そのために人間は森羅万象の中に宿るその「静かにささやく声」が聞けるように目覚め、教育されなければならない（Nightingale, 1860a）。そして、各々が**自分自身の創造**

者となり、生活環境を選択していく存在である、とナイチンゲールは考えていた。だから、この「自然法則」を看護現象において具体的に見出していくことが求められる。例えば、「健康人と病人の両者を共に支配している**健康管理の法則、すなわち看護の法則**」(Nightingale, 1860b)、「神が私たちの精神を宿らせている身体を健康にも不健康にもする法則……すなわち**生命の法則**」(Nightingale, 1860b) として。

「根源的自然」の働きは、以上のように、人間の健康生活のなかで看護の働きを導く具体的な法則性として現れている。ただし、注意したいことは、病理学の知識は、病気がもたらした結果の異常を教えてくれるが、それ以上のことは教えてはくれない。健康を保持し健康を取りもどす方法を教えてくれるのは、ただ観察と経験だけである (Nightingale, 1860b)。従って看護者には、**健康生成論の立場**で、「根源的自然」の働きの現れのなかに、生命の法則としての自然法則すなわち健康管理の法則（＝看護の法則）を見出すための**観察の力**が求められる。

3）看護の働き

ここまでで、第一義的には人間自身が癒すのではなく、病気のプロセスにおいて既に「根源的自然」が働いていることを確認した。健康－病気連続体をそのように捉えることにより、人間のなすべきことはおのずと次のように導かれる。看護とは、自然が健康を回復させたり健康を維持したりする、つまり**自然が病気や傷害を予防したり癒したりするのに最も望ましい条件に生命を置くことである** (Nightingale,1893)。そして、**生命力の消耗を最小にするよう、その人を取り巻く環境や生活過程の全て（いのちの場）を整えること** (Nightingale,1860b)。これが、ナイチンゲールが定義した看護である。ナイチンゲールは、「根源的自然」の働きのうちに生命を置くようにと看護者にいう。「根源的自然」は看護の仕事を主導する原理であり、人間が気づいていようがいまいが、**看護の「場」において絶えず働いている**。この「根源的自然」の働きと協働することが、ナイチンゲールにとっての看護の仕事であった。

この際、前述したように、ナイチンゲールは自然法則に神の意志を読みとり、そこに信頼をおくので、看護者にこの健康の法則を拠り所に働き、自然が示すところのものをよく観察し「**真実を述べる**」ことを求める。「愛と叡智と力のすべてを生命の現実によって検証すること、あらゆる生き物に関して、その全ての継起に関して、これらを完全に見きわめるよう努力すること (Nightingale, 1860a)」の具体相が、ナイチンゲールにとっては日々の看護の営みであった。

以上のように、「根源的自然」の働きと健康－病気の関係、そこに関わる看護者の働きの根本的関係性をみてくると、看護とは、単なる健康の保持増進・回復を超えてその向こうに、**人間の生の全体性の回復・再生（肉体的死を超えて）**までを射程に入れる奥行きを備えたものだといえる。ここまでの自然と人間と看護の関係について、非常にシンプルなイメージとして描いたものが図1である。

5. 看護の方法：他者理解

前節までで看護の目的について確認したので、ここではそのための方法について述べていく。

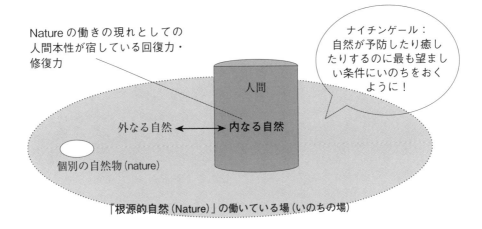

図1 自然と人間と看護の根本的関係

「根源的自然」の働きは全ての人間に注がれているが、看護者が日々関わる目の前のその人は、一人ひとり個別な人生を生きてきた理解し尽くせない他者である。ここに、「根源的自然」の理解に加え、人間対人間の関係を抜きにしては語れない看護実践のもう一つの課題がある。

　ナイチンゲールは看護者に絶対的に必要なこととして、**自分自身は決して感じたことのない他者の感情の只中に自己を投入する能力**（Nightingale, 1860b）を挙げている。他者は自分自身が決して感じたことのない感情を生きている。自己が理解し尽くせない異質な他者に自己を投入することには、その一人の**他者への関心・専心**と、その人と真に「**出会うことへの意志**」と、さらにいったん自らの枠組みを捨てて相手の内面に向けた**想像力**が求められる。ここでは、精神をいったん相手の内面へと向かって**沈潜**させ、その結果、自らの内に看取されるものを想像力によって描きとって受け取るプロセスが必要である。看護者の内面は、目の前の**汝的他者**から投げ込まれた痛み・悲しみ・弱さなどの人間的な訴え（呼びかけ）によって限定され、看護者の内面において目の前のその人との**感応**が起き、看護する者へと形成されていく。この営みは、観察による知覚内容を知的に分析することではなく、思考（精神）のなかに**対象の生き生きとした像を生成**させることを意味し、それは**直観**や想像力の働きによって可能になる。

　この事態を、対象への願いや愛のうちに相手が自分の中に姿を開示する、ともいうことができる。これは、芸術家が自然の生きている力・自然がイデアとして内に含んでいるものを精神において受け取って形作り、現実に知覚される形へと置き換える作業と似ている。

6. art であり science である看護

　ここで、第4節「看護の目的」および第5節「看護の方法としての他者理解」までをまとめ、art であり science である看護のあり方を捉えてみよう。

　シュタイナー（1923）によれば、**学問（科学）**は、思考により知覚内容から理念へと至る。だから理念は特殊なものをそこに全て抱合しているといえる。一方、**芸術**は、感覚世界の個別な素

材のなかに永遠なるものを投入する。永遠なるものは、芸術（art）のなかに像という形で表現される。永遠なるものを対象とする科学（science）と芸術（art）は、前者は**個別性**から**普遍性**へ、後者は**普遍性**から**個別性**へと逆方向の通路で、その**永遠なるものの本質**を現わし、**創造的自然の仕事**を完成させる。

　そこで、科学（science）と芸術（art）に関するこの原理に基づいて、看護のあり方を捉え直すと、次のようにいえる。看護者は、人間の健康現象から観察される自然の個別現象を通して、そこに働いている「根源的自然」の働き（自然の摂理）を生き生きと感受し見出す。これが**看護の科学（science）**である。また、看護者は、看護の理念を、身体を通した行為として、一人ひとりの相手に合わせた看護の技のなかに具体的に表現する。これが**看護の芸術（art）**である。

　実際の看護者の動きを見てみよう。看護者は病室に入ると、まずその人全体、その人の雰囲気が看護者におのずと感じられてくる。「根源的自然」の働きの現れである具体的な表情や顔色、体の温かさや冷たさ、呼吸や脈の速さ・深さ・リズム、痛みの具体的な様相、様々に起きている症状を知覚する。また、表情や口調、雰囲気を感じながら、会話の内容を聴き取る。そのようにして、看護者の内にその人の全体像が形成されていく。この人のなかで今どういうことが起きているのか、どのようなことが生成されつつあるのか、こうした全体としてのその人の生命が向かおうとしている方向性をイメージしていく。

　さらに繰り返し観察や関わりを続ける援助プロセスのなかで、やがて、その人への看護の理念（目標）が導き出されてくる。その人を取り巻く環境・呼吸・循環・体温・姿勢や体位・移動や活動・休息・睡眠・食・排泄・清潔・コミュニケーション・信念や価値観の保持・リクレーションや娯楽活動・学習活動などにおいて、その人の内なる力（もてる力）が最大限に発揮されるように「いのちの場」を整えていく。つまり、「根源的自然」の働きの現れとしての生命力が最大限引き出されるような技として、看護の理念を具現化していく。「生命力の消耗を最小限にするよう、これら全てを整えるように」（Nightingale [1860b]:580）とナイチンゲールが看護を定義しているように。

　つまり**看護とは、自然の創造の意味を、人間の健康や病の営みにおいてより完成させる科学であり芸術の一つの位相である**。なお繰り返しになるが、ここでは、人間を超えた「根源的自然」は、人間である看護者と被看護者の背後で両者を支え働いている。

7. 看護実践の倫理

　看護実践は、あくまでも人間による人間援助実践の一つの姿であるから、それに関わる困難性・倫理性ということが問われ、それはつまるところ看護者自身の**自己認識・自覚**の問題に収斂していく。そこで、本論の最後に、この点をどのように理解し超えていけるのかについて述べておく。なお、看護の倫理原則や倫理綱領は、既に関係機関から世の中に広く公表されているのでここでは触れない。

　ナイチンゲール（1860b）は、何かにcallingを感じるとは、自分自身の内にある**最善の理念（idea）の達成**に向かうことであり、それへの**熱意**が必要だという。それはどのように生まれ支えられるのだろうか。まず、看護者自身のうちから自身の高い理念を満足させるために導き出されていな

いものによっては、目の前のその人の看護への「熱意」は生まれ得ない。外からの規制によるものは、看護者の「ほんもの」の道徳性を排除する。患者に最も密着した瀬戸際でその都度の応答を求められる看護者にとって、例えば倫理綱領やガイダンスのような、社会的な合議形成プロセスに基づくだけでは、その**実践の真の主体**にはなり得ない。外から与えられた倫理綱領や看護規範は、看護実践者の行為を道具的にするだけであり、**実践主体の自覚**がない限りは、その人間から**倫理性**は生まれない。

　看護の専門職化がもたらす技術化・理論化・効率化・組織化・マニュアル化は、時として、**自らの意志の自由のうちに価値を選び取らなくても自動的に行為できるように、看護者を道具化する**傾向を強める。そうではなく、「根源的自然」の働きの現れを自らの思考の内に認識し、目の前のその人から呼びかけられその人から**選ばれたことに応答すること**、ここに実践行為の源泉があり看護者を実践主体とする力をもっている。このような自らの内なる自己認識を徹底させ、自己の限界の自覚まで至ったとき、すなわち自己意識が個人の地平を超えて**全ての生命あるものに通底する次元**にまで深まったとき、その地平における一つの生命として自分もまた存在しているのだというような自己認識に至る。**自己の限界の自覚**は、それを徹底することによってむしろ実践に赴く支えとなろう。

✣注

本論の第 1・2・5 ～ 7 節について、詳しくは守屋（2016）を参照されたい。
1) これらは、新英和大辞典第 6 版（研究社）から採用し要約した。
2) 江藤裕之（2002）：health の語源とその同族語との意味連鎖—意味的連鎖という視点からの語源研究の有効性—、長野県看護大学紀要 4, 95-99.

✣引用文献

Nightingale, F.(1860a)=Calabria, M.D., Macrae, J.A. ed(1994)= 小林章夫監訳（2005）：真理の探究—抜粋と注解—、うぶすな書院。
Nightingale, F.(1860b)= 小林章夫・竹内喜訳（1998）：看護覚え書　対訳、うぶすな書院。
Nightingale, F.(1893)= 薄井坦子他訳（2003）：看護小論集—健康とは病気とは看護とは、現代社。
Steiner, R.(1923)= 浅田豊訳（1991）：ゲーテ的世界観の認識論要綱、筑摩書房。
守屋治代（2016）：「看護人間学」を拓く—ナイチンゲール看護論を再考して—、看護の科学社。

各論 III

社会福祉学の哲学と倫理

松葉ひろ美

ポイント
1. 「ポジティブな無」という生命観
2. 「生き抜く力」として必要なもの
3. 自然科学と福祉の領域における生命観
4. 生命の主体性、内発性
5. 無の状態を支援する必要性

1. はじめに

　本章では、統合医療の重要性を基本的な理念に位置づけ、社会福祉学の哲学や倫理を考えてみたい。福祉が危機的な状況のまま放置されている今、これからの社会福祉学は、統合医療や「心理」そして「生命」といった原理的な考察と、それら相互の関係性を掘り下げながら付加することで、新たな展望が開ける可能性があるのではないだろうか。
　本稿では、こうした関心を踏まえながら、第一に「福祉と心理」の関係性について、それをポジティブ・ウェルフェアとポジティブ心理学の比較・総合化という視点を中心に考察し、第二に「福祉と生命」の関わりについて、生命思想および福祉思想の歴史的展開をその相互関係に注目しつつ再構成し、最後にこれらを総合化する形で「ポジティブな無」という、統合医療の基礎概念の一つとなりうる考え方の提案を行っていきたい。

2. 福祉と心理——ポジティブ・ウェルフェアとポジティブ心理学の総合化

　現代社会を生きる私たちは、経済的な困窮だけでない、心の窮乏（貧困）とでも呼べるような、精神的な悩み、抑うつ感、心理的問題から生じる身体的不調など、誰もが何らかの心理的・精神的課題といった、これまでにない悩みを抱えながら生きている。たとえば厚生労働省が2009年に公表した「精神保健医療福祉の更なる改革に向けて」では、国民の4人に1人が一生の間にう

つ病などの気分障害や不安障害及び物質関連障害のいずれかを経験するという。これには（高齢化の進行に伴い急増する）アルツハイマー病などの認知症や発達障害なども精神疾患に含まれているが、精神的な病が国民に広くかかわる疾患として新たに深刻な問題となっていることが重要視された転換点ともいえる。

特に、精神的な病気は目に見えず他者に伝わりにくいことも多く、誰の助けも得られない、助けを求めても親身に相談に乗ってくれる人がいない、という経験が誰にでもある。このような精神的な問題には、身近な人の支えが得られないという問題のみならず、適切な支援、公的な相談機関による解決が検討されることなく、個人の心理的な悩み、一時的な心の不調として認識され、切り捨てられてしまう。それは同時に、悩みの背景にある社会経済的な問題や家族の問題までに目を向けてサポートをしてくれる人がいないといった問題にも及ぶ。

こうした中で2015年9月には、これまで臨床心理士や精神科医師によるカウンセリングのような形で行われてきた心理的な問題に対して、新たな国家資格・公認心理師法が可決され、心理的な支援に関する新たな方向が示されることになった。課題は多く存在するものの、以上に指摘したような新たな時代状況への対応とともに、人々が抱える悩みの根本的な変容とそれへの公的な支援のあり方の一つが示されたともいえる。

このような現状を踏まえ、ここではまず「福祉と心理」の関係性という、これまで取り上げられることの少なかった点に注目し、新しい福祉の哲学・倫理について考察してみたい。具体的には、主に福祉国家論ないし社会政策の分野における「第三の道」と呼ばれる文脈で提唱されてきた「ポジティブ・ウェルフェア」という考え方を取り上げるとともに、それと並行して、精神的ないし心理的な問題に対する新たな動きとして、1990年代頃から提唱されている「ポジティブ心理学」と呼ばれる学問領域を対比的、そして統合化するような考察を行ってみたい。

1）ポジティブ・ウェルフェア──人の可能性・内発性を引き出す福祉

新しい福祉のあり方として「ポジティブ・ウェルフェア」の理合が提示された「第三の道」は、1990年代前後からイギリスの社会学者アンソニー・ギデンズによって提唱された。政府が主体となり、一家の稼ぎ手（主に夫）と専業主婦（妻）という家族を基盤に、完全雇用を目指す福祉国家（＝旧来の社会民主主義）ではなく、また自由市場を万能視しながら伝統的な家族や国家の重視（＝新自由主義）でもない、新たな福祉の道として提唱された[1]。第三の道はこうした立場から積極的に福祉国家を擁護するが、それは受動的なセーフティネットを残すだけの福祉制度ではなく、国民の利益を積極的に増進するような福祉制度を目指す。これには、アメリカのように「福祉（welfare）」という言葉が否定的な意味でしか使われず、主に貧困層だけを対象とすることによって生じる社会の分断を避ける意義があった。

積極的に社会全体を包摂するような福祉のあり方がポジティブ・ウェルフェアと呼ばれ、雇用や経済的環境を人材重視の仕組みへと改変させる。言い換えれば、従来の福祉国家は所得の再分配をもって福祉の実現を見てきたが、それだけでは十分ではない。たとえば積極的に教育へ投資をし、それぞれの個人のもつ可能性が平等に開花していけるよう、人の「可能性の再分配」を図る。また、どのような先進国でも課題となっている技能訓練・職業訓練や教育水準をさらに高め、市民一人ひとりが与えられた機会を十分に生かすことの出来る可能性を均等に与えようとする。

こうしたポジティブ・ウェルフェアは、これまでの貧困水準という客観的な指標で測り対応が

行われる福祉から、人々の「自己実現」に向けた福祉のあり方と考えることができる。労働の価値が強調されるのは、人の自尊心や生活水準の向上について依然として労働が中心的な役割を占めているからであるが、社会に「参加」する権利を日常生活において保障するという点に主眼があり、これは現代社会における包摂的な社会福祉の現実的な実践目標でもある。

ポジティブ・ウェルフェアが示しているのは、人そのものへの積極的な支援であり、それまでの生活困窮者のみならず社会の一人ひとりまで含めた新たな目標を、政府だけでなく私企業や社会企業家との連携によって実現を図る新たな理念である。

2) ポジティブ心理学──人と人の関係性に基づく幸福

しかしながら、以上のようなポジティブ・ウェルフェアによる新しい福祉のあり方のみでは、本節の初めに指摘したような、現代社会における精神的・心理的問題について十分な対応が図られているとはいえない面がある。そこで視点を心理学の領域に広げ、90年代末頃から心理学の分野において新たに生成してきた「ポジティブ心理学」の知見に焦点をあてて考察を進めてみたい。

ポジティブ心理学が目指すのは、これまでの福祉の対象という区切りをこえた一人ひとりの幸福である。ポジティブ心理学には三つの柱がある。それらは①ポジティブな主観的経験（幸福感、快感、満足感、充実感）、②ポジティブな個人的特性（強みとしての特性、才能、興味、価値観）、③ポジティブな制度（家族、学校、職場、共同体、社会）である[2]。

幸福感とは、個人的な経験であり、人がどのような生き方を追求して幸せを感じるかは個々人によって異なるように思われる。ポジティブ心理学には、自分が最大限の力を出して課題を達成したとき、ポジティブな感情が構築されるという、誰にでも共通する理論がある。そのためには、ポジティブ・ウェルフェアが強調するような教育や、人の自発性や発展性に働きかけるといったことが効果的である。また、ポジティブ心理学では、これまで安定こそが幸せな人生であると考えられてきたことに対して、幸せという最高の状態とは、人が危機に遭遇しこれを乗り越えた時であるという、まさに現代に投げかけられた新しい幸福概念ともいえる。

ポジティブ心理学は、人の再起力が発揮されるような状態が、自分の強みを生かした高い満足度をもたらすという。病気の反対は、健康維持と再起力であり、自分の強みを発揮することが充足感をもたらす。このようなポジティブな習慣・実践を心がけることが、健康的で幸福感のある人生に向かうという。再起力とは、ストレスに適応するための方法でもあり、人生で遭遇する危機的な出来事から、よいことを見つけ出すよう努力することでもある[3]。また、他者の立場に立った時は、自己肯定感を高め「生き抜く力」を強化するアプローチが重要になってくる。

ポジティブ心理学が従来の心理学と異なるのは、他者の存在を不可欠なものとしていることだ。現代のポジティブ心理学が示唆するのは、他者を含めることによってポジティブな要素をつくりだしていけるという点である。幸せとは、問題がないことではなく問題を解決するために互いの関係性を高めることにあるという発想は、福祉の問題が一人の問題として解決困難になった現代社会で、他者の協力を不可欠のものとする、福祉的な原理ともなりえるのではないだろうか。危機的な状況でこそポジティブな実践を行うということや、そうした経験が幸福感をもたらすということを社会全体で取り組んでいかなくてはならない。

ポジティブ・ウェルフェアとポジティブ心理学という二者は、それぞれ福祉と心理という異

分野に属するものとして通常は一緒に論じられることがないが、以上の記述が示すように、実質的には互いに通底するものを多く含んでいる。

3）福祉と心理の総合化——人の幸福を実現させるもの

これまでの考察を合わせて考えてみると、福祉の領域に心理学的知見ないし専門性を統合させることは、社会経済的な格差をなくしポジティブな福祉社会を実現させることと並行して、人々の心理的なストレスの軽減や幸福感が高められていくことにつながる。他方、心理領域が福祉的な専門性を得ることで、個人に完結した問題としてではなく社会の問題として解決する視点が表われ、その人の置かれた社会経済的な環境調整に加えて心理的支援を併せて行い、従来のソーシャルワークの仕事であるような、その人を取り巻く人間関係など周囲との相互作用に積極的に支援・介入していくことが目指されることになる。

さらに、働くことができないといった福祉の問題に、雇用情勢や本人の職業技術の問題ではなく、本当は抑うつや不安、心身症などのような心理的要因が隠れていることがある。また、不安や不満のような感情を訴えてくる人にはコミュニティや職場でストレスを抱えている、体の調子が悪いのに病院に行けない、あるいは年金などの給付が足りず生活上の不安に圧迫されているというような、福祉の問題が心理的問題として語られるという状況がある。別々に考えられ対応されてきた福祉と心理の問題は、両方を視野に入れて考えなければ問題の本当の解決にならないという状況が生じており、また、その両方が複雑に絡みながら問題を生じさせているという現在、福祉と心理という異分野の連携が強く求められているのである。

この場合、福祉と心理は単に研究や学術的な連携があればよいのではなく、さまざまな部分においてその効果が発揮されなければ意味がない。例えば、臨床の場で両者の知見を合わせた支援だけでなく、集団やコミュニティといった日常生活の場においても相手の自尊心を高める接し方や、望むことができるよう応援すること、落ち込んで立ち直れなくなっている時にそばにいて寄り添うというような小さな倫理が、相手をポジティブな方向へ向かわせることであることは誰もが経験的に知っている。

また重要なことは、こうしたことを含めた制度を企画立案・実施することであり、公的な支援の確立とその運営体制の整備によって福祉や心理に関わる人々を支援するように、問題を抱えた個人が一人で立ち直り社会に向かって生きていくのではなく、それを支えている人への支援体制の確立が現代社会では課題といえるのではないだろうか。

社会の誰もがポジティブで幸福感のある生活を送るためにも、福祉制度による包摂に基づく人々の側面的・間接的な支援の実現や、社会構成員の互いの幸福感の向上によって社会が維持されるという、積極的福祉・心理的福祉のあり方が望まれている。これからの福祉は、所得の再分配のみならず幸福や満足といった心理的なものの平等・公平性にまで配慮した、相手の立場に立つ思いやりの再分配が実感できるような制度にまで発展する必要がある。

3. 福祉と生命

これまでポジティブ・ウェルフェアとポジティブ心理学の比較を通じて、現代社会における「福

祉と心理」の関係性について考察したが、本節ではそこに「生命」という視点を加え、「福祉と生命」の関わりについて、生命思想および福祉思想の歴史的展開をその相互関係に注目しつつ再構成し、これらを踏まえて「福祉－心理－生命」の全体を統合するような概念枠組みを考えてみたい。

1) 生命観の歴史的展開

　今、社会福祉学は人の生活の質の向上や幸福を目指して発展すべき時期に来ている。けれども福祉は、思想や哲学、根本的な理念に支えられているとはいえないまま現在に至ってしまった。

　制度としての福祉は古代、慈善事業における仏教など宗教的な慈悲の思想から始まり、救済事業として国家の恩義による福祉というような変化をたどってきた。そこへ、欧米の社会連帯思想の影響を受けた社会事業、そして現在まで発展した社会保障制度というような変遷がある。

　それでもなお、生活困窮の問題や公認心理師など新たな専門分野が課題となっている背景には、人間の「生命」というものを、身体的な健康のみならず、経済的な安定、心理的な安寧のような心の問題を含めて統合的に考えなければならないという、根本的な時代状況がある。

　さらに今、既に統合医療の文脈で様々に論じられてきたように、西洋近代科学における生命観ではなく、心と体の全体的な健康を前提とした、統合的な生命観が求められている。これらと、福祉と心理をめぐる課題を総合化していくためにも、まず生命観とは歴史的にどのようなものであったかを確認し、それを福祉思想の歴史的展開とも交差させ、新たな展望を構想してみたい。

　近年まで医学における主流ともいえる生命観の原型になったのは、西洋における17世紀の科学革命を通じて形成された生命観である。それ以前の生命観は、神によってあらかじめ決められた目的に到達するために活動するものが生命と考えられていた。原因と結果によって説明する、人間を機械ととらえる生命観が現在の西洋医学の基礎的な考え方である。

　一方、機械的な生命観が支配的になってくるにつれて、19世紀には機械論では説明ができない、生命固有の実体があるとする「生気論」が出現する。ひとつの全体をそれぞれの部分に分割して説明しつくせるという要素還元的な生命観に対して、この生気的な生命観は、部分をもった全体という還元不可能な概念が存在する、あるいはすべての要素が全体を作る能力を同等に持っているというように主張する。この生命観を主張したハンス・ドリーシュは、その概念を「エンテレキー」と名付けたが、エンテレキーは見たり観察したりすることが不可能であり、ともすれば非科学的な実体とされ機械的生命観ほど重要視されることはなく衰退していく。

　このような対立の中で、創造性や自由な活動をもつ生命観が提唱される。意識ある生物には、存在することは変化すること、変化することは成熟すること、成熟することは限りなく自己を創造することだとして、生命の進化が把握され、生命が絶えず何かを創造していると表現した。決められた目的どおりに活動する目的論も、何も生み出すことのできない機械論も超えていく生命観である。

　一方、20世紀に入ってエントロピー（熱力学の基本概念の一つで、事象の無秩序さの度合いを示すもの）によって生命を説明しようとした物理学者がいる。通常のエントロピー増大則の考え方では、生物はエントロピー最大の状態となる死に近づいていくだけである。しかし、生物がそのような状態にならないようにする、生きているための唯一の方法は、周囲の環境から負のエントロピーを絶えず取り入れることであるとし、新たな生命観が提唱された。これは、通常のエントロピー増大に逆らって、無秩序なものから秩序をつくるものとして生命を捉えたものである[4]。

2）機械論と生気論の対立を超えて

ここまでの生命をめぐる流れをまとめると、神による目的論的な世界観を抜け出し機械論的な生命観で説明がつくとされると、生気をもとにする生命観が出現することで機械論的生命観との対立関係が起こる。しかし両者を統合・超越するような世界観も登場し、また他方で、エントロピーに基づく生命観が現れることで新たな展開も起こる。これが生命観をめぐる17世紀から20世紀半ばまでの大きな流れである。

さらにその後、20世紀半ばに至ると、人間の完全な機械化を目指すのではなく、（サイバネティックスにおける）情報概念に基づく生命理解を基本に、全体的ないし"ホリスティック"とも言いうる「システム」という概念を設定して、さらに生物の目的性や相互作用を追及した生命観が登場する。それは、機械的生命観と生気的生命観のどちらでもない、有機体的な生命観である。この概念を提唱したベルタランフィは、行き過ぎた機械論の影響で、生命が機械のように考えられるようになってしまった当時、本当に生物を考えようとするならば、科学では捉えきれないものまでも考慮しなければならないと考えた[5]。機械論的生命と生気論的生命の対立の問題を、システムの概念によって解決しようとした画期的な意義を見出すことができる。

そして生命に関するもっとも現代的な展開として、自然における「自己組織性」に注目した生命観がある。そうした生命観の代表的論者であるイリヤ・プリコジンは、ノーベル化学賞を受賞している。自然界において不安定な状態・ゆらぎ、が発生するとこの、ゆらぎを通じて自ら秩序が作り出されるという自己組織化の現象を提示している。自己組織化とは、混沌や無秩序な状態から自己組織化という現象を通じて秩序や組織が自発的に生じてくることである[6]。

それまでの化学が対象としてきたものは、安定した物理化学系であり、平衡状態という秩序ある存在からでなければ秩序は生み出されないという前提があった。こうした常識をくつがえし、ある系が他の系との間で物質やエネルギーの交換を行うという条件（開放系）を満たせば、非平衡状態においても秩序が生み出されるということをプリコジンは示した（「散逸構造」）。このような新しい自然観を提示したプリコジンの理論では、従来までの科学が存在するものだけを扱っていたのに対して生成までもが考慮されているという特徴がある。

3）社会福祉学の哲学と歴史的展開の関わり

1600年代から機械論的生命観が主流となってから、福祉制度の文脈では、エリザベス救貧法（1601年のイギリス）、社会保険の試み（1880年代のドイツ）、社会保障法（1930年代のアメリカ）というように、制度によって個人の貧困を救うという試みが始まる。

このような時代における福祉の展開は、生命思想が機械論的生命観を主流にしていたことと深いところで関係しているのではないだろうか。つまり、人間の生命が単に機械のように動いていればよいように、社会を個人という部品からなる機会と見立て、社会の秩序を優先して守るという発想が見て取れる。それは社会の中で、困窮するほどの生活に陥った人だけに、最低限の保障を行うという性格のものであったからである。

この時代、世界大戦の後遺症が問題となったアメリカでは、医学・精神医学を理論的な背景としながら身体や精神的な病気の治療に取り組んでいた。「医学モデル」と呼ばれるパラダイムであり、この文脈では、病気になった後にその原因を特定し手術ないし薬を使って治療することが

主な内容となる。

これは機械論的生命観そのものとも言え、機械という人体の故障している部分を修理すればよいという発想である。加えてこのような医学モデルでは、患者個人のみを対象にしており、家族や生活している地域、患者を取り巻く自然環境などは全くの対象外であった。

4）生活モデルと社会福祉学の倫理

しかし1960年頃に入ると、ソーシャルワークは個人の病気や精神的な苦痛から、心理状態とともに社会的な状況を考慮した治療・ケアが望ましいという原則に変化する。これはちょうど、先ほど見た生命思想の流れにおいて、有機体的な生命観が確立した頃にあたる。

こうした考え方によって、従来までの患者と医師のように閉鎖的な人間関係だけでなく、社会システムの中に組み込まれた個人として、開放的に環境を含めて人間を理解するようになる。ベルタランフィが提示した、機械論と生気論を超えた生命観の普及とともに、ソーシャルワークの原則が環境との相互作用・生態学的な視点を積極的に取り込んでいく。これによって、個人を要素還元主義的かつ直線的に捉え、一方的な治療を主な内容としていた医学モデルを超えたモデルが構想される。

それは、個人の生活や環境の全体を視野に入れた「生活モデル」、さらにはエコロジカル・モデルと呼びうるような人間観・福祉観ないし生命観であり、全体論的で人間を交互作用的に環境をも捉える。まさに、生命思想において機械論から有機体論へ発展してきたことと、ソーシャルワークにおいて医学モデルから生活モデルへと転換が起きたことは、生命観の流れを軸にして重なっているのではないだろうか。

このように、ソーシャルワークなどの臨床的な次元における福祉の人間観や、社会的な次元における福祉制度の展開を総合的に考えると、それらは個人に対する消極・事後的な対応から、より積極・予防的な支援をする方向に発展し、新たな倫理が生じてきたことがわかる。

4. 福祉・心理・生命の根源にある倫理

以上の流れをふまえて、最も新しい生命観である自己組織性という考え方をベースにした福祉観を考察してみたい。既に見てきたように、イリヤ・プリコジンによる自己組織化論は、自然という最も根底にある次元から生命を捉える。しかもそこでは、自然や生命は自己組織性という内発的な力を持つものとして把握される。このような生命観に立つと、人間と環境の相互作用を超えて、自然と一体となった人間観という新たな視点をもつことが可能となる。

「生活モデル」で新たに加えられた視点は、個人が自分自身で問題解決できる能力を支援していくことであったが、自己組織化する生命観を背景に福祉の哲学を考えると、自ら新しい秩序を作っていく存在として、個人をより深い次元から捉えることができる。

しかも、そこで考えられている生命とは、自然界全体に包摂されるものであるため、生命を人間固有のものと考える立場や、人間の個体を強調して捉える立場に対して、より包括的な生命観となる。このような生命観で強調されるのは、個人ないし生命の主体性あるいは「内発性」とでも呼べるものである。

今、福祉制度に求められているのは、こうした人間の最も根底にある生命の主体性や内発性を根本原理として位置づけ、それを基盤とする哲学や倫理へと転換することではないか。

現実社会の流れに目を転じると、日本の福祉は、福祉六法体制（1960年代）の成立以降、経済成長とともにその充実が期待されたが、経済の衰退による福祉の抑制が始まり、「国民生活を第一に考える／いつどんな時でも安心した医療が受けられる／子どもや高齢者だけでなく働く世代皆が幸せに暮らせる社会の実現」というような社会の実現は難しい。これまでは、福祉や社会保障が削減されることは経済の低迷のためにやむをえないという了解があったが福祉問題の解決・幸福の増進が抑制されている現在、福祉本来の意味を示す、哲学的・倫理的な考察が必要である。

これからの福祉は、社会的な制度のレベルにおいて、個々人に内在している可能性を積極的に引き出していくような政策の充実とともに、臨床や個人のレベルでも、内発的な生命の展開がそれぞれの人の倫理的指針として相互に実現していくことが望ましい。

5. ポジティブな無——統合医療の基本概念として

本稿では、前半において、ポジティブ・ウェルフェアとポジティブ心理学という二者を通じ、福祉と心理を総合化した新しい支え合いのかたちを考え、さらに後半では生命思想と福祉思想の歴史的展開の共通性を通じ、「生命」を基本原理とする福祉の哲学を考えた。最後にこれら「福祉・心理・生命」の全体を根源的なレベルで包含するような概念として、「**ポジティブな無**」とでも呼べるものについて記しておきたい。

ポジティブ・ウェルフェアもポジティブ心理学も、困窮や悩み、落ち込み無気力といった人の状態をよりポジティブなものにしていくことで社会全体を望ましい方向へ導こうとするものであった。それは、従来の概念では失業や障害、うつ病や精神疾患などネガティブなものとされてきたもの、社会的な評価が得られない状態であったものを積極的に認めその能力を伸ばしていこうとするものである。こうした状態は分かりやすい言葉で表せば、無の状態と呼べるような、本人に力が無い／治る見込みが無い／助けが無い、というような何も無いと一方的に考えられてきたものである。けれども、このような「無」という状況が生じることによって初めて対応策が考えられ社会の変革が進むように、無の状態とは、実は積極的に評価・支援していく必要があるものではないだろうか。

たしかに、競争社会では無であることが社会的に評価されないという厳しい現実がある。何も身につけることができなかったと打ち明けた時、その人の持っている可能性を評価し、受け入れてくれるところは少ない。

このような無の状態であっても、現在現われていない**無限の潜在能力**というものを認め、無の状態を積極的にポジティブな方向へ支援しようとする政策目標を掲げる必要がある。そういった意味で**無の状態**には**無限のポジティブな可能性**が宿っているのではないか。つまり、福祉や心理のさまざまな問題が深刻化し複雑化している現代であるからこそ、（従来の価値の尺度で測れば）何も無い（価値のないもの）と見限られてきたものにこそ将来の測りきれない可能性があるという、**哲学の転換あるいは新たな倫理の創造**が求められている。例えば、これまで物理学的に真空は何もないと考えられてきたが、物理学の発展により、宇宙のすべてのものが生まれた場所へと認識

が変わってきている。このような、根源的な認識の転換が必要ではないだろうか。

　無にポジティブな価値を認めるという発想は、「無限」の次元である。これまでに述べたように、生命が創発してくるという思想は、西洋思想ではなく東洋思想に源流を持つ。

　この本を手にしてくれた統合医療を学ぶ皆さんにとって、従来の西洋医学のみでない新しい医療・本来の医療ともいえる統合医療とは、東洋思想なしでは考えることが出来ない東洋医学を含めた医療である。社会福祉学の分野では、これまでにない超高齢社会において、「地域包括ケア」として社会福祉学は医療との連携が重要になっている。これは、主に薬や手術で治すといった西洋医学では、もうこれ以上良くなることはない、という状況におかれた人の緩和医療のみならずターミナルケアを、福祉の分野でどのように統合医療を取り入れながら支援していくことが最善かということを考えなければならないことである。

　目の前の患者を助けることはもうできないと科学的に分かったとき、医師は何を思うだろうか。しかし、統合医療の視点で「いのち」を考えるならば西洋医学の限界を超えた支援のあり方が見えてくると思う。超高齢社会の臨床、在宅医療においては医師のみならず地域の一人ひとりにまで役割が及び、難しい実践課題を抱えている。そうした社会を迎える中で、これまでに述べた思想が、皆さんにとって何らかの役に立つことができるようにと執筆者の一人として願っている。

❖参考文献

1) アンソニー・ギデンズ（佐和隆光訳、1999）：第三の道―効率と公正の新たな同盟―、日本経済新聞社。
2) マーティン・セリグマン（宇野カオリ訳、2014）：ポジティブ心理学の挑戦―"幸福"から"持続的幸福"へ―、ディスカヴァー・トゥエンティワン。
3) クリストファー・ピーターソン（宇野カオリ訳、2012）：ポジティブ心理学入門―「よい生き方」を科学的に考える方法―、春秋社。
4) シュレーディンガー（岡小天・鎮目泰夫訳、2008）：生命とは何か―物理的にみた生細胞―、岩波文庫。
5) フォン・ベルタランフィ（長野敬訳、1973）：一般システム論―その基礎・発展・応用―、みすず書房。
6) イリヤ・プリゴジン、イザベル・スタンジェール（伏見康治・伏見譲・松枝秀明訳、1987）：混沌からの秩序、みすず書房。

各論 IV

中国伝統医療の宇宙論
― 『黄帝内経』入門 ―

松田博公

> **ポイント**
> 中国伝統医療を基礎づけるのは、いのちのリズムは天地日月星、四季の運行のリズムと同期しているという宇宙論である。この宇宙論は、戦国時代に黄老派の政治思想として完成したもので、中国伝統医療は王を癒すことで国家、人民を癒す共同体医療だった。こうした思想の根底に、万物は気であり、すべては繋がっているという気一元論がある。

1.「生き方」の書としての『黄帝内経』

1)「気一元論」に始まる

 いのちはどこから来るのか。この問いをめぐって、古代ギリシャやインドの人びとが、何万年もひとの呼吸、天空の風などを観察し、プネウマやプラーナの存在に思い至ったように、古代中国の人びとも、「気」について洞察した。
 戦国時代(前403年〜前221年)の思想家、荘子は書いている。「気が集まって生まれ、気が散じて死ぬ。死生は仲間だから憂うことはない。天下を通じて一気のみが存在する」(『荘子』知北遊篇)。同様に、当時の政治書『管子』には、「精気が変化していのちは生まれる。地上では五穀を生じ、天上では列星となる。すべては気の変化であり、変化しても気であることは変わらない」(『管子』内業篇)とある。
 生物も無生物も、万物は気から生まれ、相互に繋がり、感応しているという考え方は、「気一元論」と呼ばれる。その発見が中国古代哲学の始まりである。やがて気は、陰陽、五行、天地人三層に分かれ、四時(春夏秋冬)に循環する宇宙の理法となり、人事に及んで政治を規定し、倫理、道徳、芸術、技術を枠付けする。戦国時代に政治の在り方をめぐり競い合った儒家、墨家、道家、法家、陰陽家などの諸子百家は、すべて「気の思想」に立脚していた。
 戦国末期、天下統一の気運が高まると、東の渤海湾に臨み、塩の専売や交易で栄えた斉国の学

術センター「稷下の学」に、来たるべき帝国の統治に備える思想統合運動が起こる。対立する諸々の思想は、陰陽・五行論など天地運行の法則に従って政治・軍事を行う陰陽家の「黄帝」思想と聖人王が清静無為に身心を修養すれば、天下国家も治まるという道家の『老子』思想を中軸に統合される。「黄老思想」の誕生である。

2）黄老派のパラダイムの下に

中国伝統医療の骨格は、この「黄老思想」が生まれ役割を終える、戦国中期から前漢末の数百年の間に形成された。前漢末には、かなりの医学書が宮廷書庫に収蔵され、『黄帝内経』『黄帝外経』という書物もあったことが後漢の図書目録『漢書』芸文志から分かる。わたしたちが現在、読んでいる大部の『黄帝内経素問』『黄帝内経霊枢』（本稿では、合わせて『黄帝内経』と便宜的に呼ぶ）の元の書物は、これら小さな医書群を束ねて後漢初期（約2000年前）に編纂されたとするのが、一般的な説である。

現存する『黄帝内経』の文体は古く、戦国〜漢代の医療思想が、ほぼそのまま保存されている。この「生きた化石」は、中医学や韓医学、日本の鍼灸・漢方において、今も変わらぬ臨床の指針である。

『黄帝内経』は全篇にわたり、ひとは天地宇宙のリズムである四時の気によって生かされ、それに順い生きれば、自然治癒力が働き、不老長生できると説く。治療の技術書というより、ひとは天地日月と一体の存在だから、天地日月とともに生きよと教える「生き方」の書なのである。では、ひとはなぜ病むのか。ひとが「生き方」を怠ったからである。そうすると、経脈や経穴を通して繋がる宇宙との気の回路がふさがり、天地とともに循環すべき気が体内に鬱滞して病気になる。気の鬱滞を取り除き、天地宇宙との回路を再び開く技術が、鍼灸や導引、湯液などの治療法である。

中国伝統医療の根幹の、天地とひとは隅々まで一体だという宇宙論や生命論は、インドのアーユルヴェーダやチベット医学、古代ギリシャ医学を継承するヨーロッパ中世医学、北米のネイティブ医学など、世界各地の伝統医療と基本的に変わらない。異なるのは、説明の仕方である。陰陽、五行、円道、天地人、律暦、数術、天人合一など、独特な古代概念を駆使し、マニアックなまで詳細に論証されていることである。

こうした概念が、医療独自のものではなく、「黄老思想」のものであったことを強調しておこう。中国伝統医療は、時代背景としての黄老派のパラダイムの下に、医療固有の生理・病理学、診断論、治療論を組み込んで体系を作っている。だから、『黄帝内経』は、戦国〜漢代に『管子』、『呂氏春秋』、『淮南子』、『春秋繁露』など一連の政治書を輩出させた黄老派の思想の理解なしには解釈できない。紙数の許す限り、それに触れながら、『黄帝内経』に保存された中国伝統医療の原型の論理を探ってみよう。

2. マンダラ図による中国伝統医療の概念化

1）「円」は循環する「天」を表す

最初に、一つのマンダラ図を掲げる。（図1）これは、中国伝統医療の複雑な体系を何とか簡

明に示そうとする試みである。仏教のマンダラは、瞑想を通して仏陀の宇宙と一体になるための象徴である。この図も中国伝統医療の宇宙論を知識を超えて感覚し体得するための瞑想ツールである。

まず、外周に「円」がある。これは「天」と「天道（天の理法）」を表している。中国古代のどの思想家も「天」を価値の源泉とした。とりわけ黄老派は、「天道」の法則に従うことを理念とした。「天道」の気は陰陽に分かれ、四時に分かれて上下し、循環する。この恒常不変の「天」の理法を基準に、農業などの産業や国家の運営も軍事も行うべきだとしたのである。

戦国末の黄老政治書『呂氏春秋』は、「天道」は循環する気で成り立ち、円を描いて働き、この世の一切は「円道」に従うと洞察している。

「なぜ天道は円であるか。万物を生む精気は上下を繰り返し、複雑に円周してとどまることがない。昼夜も月のめぐりも四時のめぐりも円道である。万物が生まれ成長し、衰え死ぬのを繰り返すのも円道である」（『呂氏春秋』季春紀・円道篇）

「天地は車輪のように、終わればまた始まり、極まればまた反る。円道を外れるものは存在しない」（『呂氏春秋』大楽篇）

となれば、身心の働きや健康、病気も、「円道」から理解しようとするのは、当然である。『呂氏春秋』には、すでに基本的な医療論がみられる。

「ひとの三百六十のツボ、感覚器官など九つの穴、五臓六腑、皮膚は緻密に働こうとし、血脈は通じようとし、筋骨は固くあろうとし、精神は調和を求め、精気はめぐろうとする。めぐっていれば、病気にならず、悪の心も生じない。病気が定着し、悪の心が生じるのは、精気が鬱滞するからである」（『呂氏春秋』達鬱篇）

図1

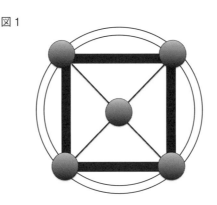

2）「円」は経脈を表す

『黄帝内経』は、『呂氏春秋』のこの洞察を引き継ぎつつ、からだの中の気のめぐり方を、さらに詳しく探究している。

「天地は、気の上下の循環を法則としている。四時の気はめぐり、万物を生長収蔵し、一めぐりすればまた始まり終わりがない。澄んで軽い陽の気は天となり、濁って重い陰の気は地となる。地気は上って雲となり、天気は下って雨となる。同様に、からだの陽の気は口や鼻など上の穴か

ら出て、陰の気は尿道や肛門など下の穴から出る。陽の気は皮膚と筋肉の間を流れ、陰の気は五臓に行く。陽の気は四肢を満たし、陰の気は六腑に行く」(『素問』陰陽応象大論篇)

この気の回路が経脈(経絡)であり、それも「円」で表せる。

「天地の気と同じく、体内の経脈も流れて止まず、ぐるぐると回って休止せず、からだを守り養っている」(『素問』挙痛論篇)

「五臓六腑はすべて肺から気を受けている。気の澄んだものを営気とし、濁ったものを衛気とする。営気は経脈中を流れ、衛気は経脈外を流れる。ぐるぐる回って休むことがない。経脈の気が、互いに繋がりめぐる様子は、環に端がないようなものである」(『霊枢』営衛生会篇)

3)「天」は生命エネルギーの源

「円」である「天」は、生命エネルギーの源である。戦国時代には、不老長生を求めて天の気を取り込む呼吸法が流行していた。『黄帝内経』にも、それに類する記述がある。

「大昔に真人なる者がいた。天の精気を呼吸し、地に独り立ち、生命エネルギーを守っていた。からだは天地と一体であり、だから寿命は尽きず、天地のように終わる時がなかった。身心が恬淡虚無であれば、自然治癒力は保たれ、生命力は守られる。病気はどこからもやって来ない」(『素問』上古天真論篇)

「恬淡虚無」は、「黄老思想」の黄帝と並ぶ旗頭、老荘道家の概念である。道家にとって、「天」は無私に運行し、「恬淡虚無」に循環し続ける存在である。その「天」と一体化すれば、「天」の真気(生命力)はからだに入り、精・神(からだと心を作る生命力)は活性化する。『黄帝内経』のこの記述は、肉体の長寿を図る養生術というよりも、身も心も「天」になり切り、晴れ晴れと生きる「生き方」を示している。この境地を、「円」で表現することに異論はないだろう。のちに、禅仏教が空の悟りを一筆書きの「円」で示したように。

4) 宇宙は四時(春夏秋冬)に回転する

マンダラ図の「円」が、「正方形」との接点で4つに区切られているのは、「円」が春夏秋冬の「四時」の順に回転する宇宙であることを表す。黄老派は、「四時」に従うことこそ、国と身の両者を保ち、「乱れないうちに治める(治未乱)」大原則と考えた。

「四時を知らなければ、国を治める基盤を失う。五穀がなぜ実るのかを知らなければ、国は疲弊する。陰陽は天地の偉大な条理であり、四時は陰陽の偉大な縦糸である。国が刑罰と徳を施すときは、四時に合致しなければならない。合致すれば福がもたらされ、反すれば禍がもたらされる」(『管子』四時篇)

『黄帝内経』にとっても、「四時」に則ることは、「治未病」の「生き方」であるとともに、診断、治療の大原則であった。

「四時陰陽は、万物の根本である。聖人は春夏にからだを動かし熱気を発散して陽部を養い、秋冬にからだを温めて陰部を養う。陰陽四時は、万物の終始であり、死生の本である。逆らえば災害が生じ、従えば大病にはならない。これを天道に従う生き方という」(『素問』四気調神大論篇)

5)「四時」の摂理と死生観

「円」である「四時」の循環の摂理は、冒頭の『荘子』の「死も生も一気」という認識とともに、

中国人の死生観を決定した。『黄帝内経』に死生観について語る言葉はないが、『荘子』の次の述懐を、それに代えてよいだろう。

「荘子の妻が死ぬと荘子は盆を鼓のように打って歌った。訪れた恵施が荘子をなじった。荘子は答えた。もともと気はなかった。何か薄ぼんやりとした状態で一切が混じり合っていた。それが変化して気が生まれ、気が変化してからだが生まれ、からだが変化して生きている状態になった。それが今また変化して死に逝く。春秋冬夏、四時のめぐりと同じなのだ」(『荘子』至楽篇)

このように、「円」は、生命力・自然治癒力の源泉から、経脈の循環、四季の運行、死生観までも象徴する中国伝統医療における最も重要なイメージである。

6)「正方形」は「地」を表す

「円」が「天」なら、それに接する「正方形」は「地」である。

「天は円で地は方(四角)である。ひとの頭は円で足は方という形で、天と地に対応している」(『霊枢』邪客篇)

「天円地方」は、古代中国で流布した宇宙構造論・蓋天説を表す言葉である。天地宇宙と人体を同じ構造とみる「天人合一」観については、このあとで述べよう。

「天」と同じく、「地」も穀物の気を通して、生命エネルギーの源泉である。

「ひとは地の気を穀物から受けている。穀物は胃に入り、胃はその気を肺に伝える。五臓六腑はすべて肺を通して気を受けている」(『霊枢』営衛生会篇)

「地」を流れる十二の河川の気は、十二の経脈・臓腑を流れる気と通じている。

「十二経脈は、外では地の十二の河川に繋がり、内では五臓六腑に係属している。五臓六腑と十二河川は繋がり、外に気の源泉があり、内に受ける。このように、天地の気は、環に端がないように、からだの内外を貫く。ひとの経脈も同様である」(『霊枢』経水篇)

大地の気も天の気も、ひとと繋がり、天地内外を網の目のように循環するのである。

3. ひとより尊い存在はない

1) 天と地が交わり「ひと」が生まれる

マンダラ図で「円」と「正方形」が接するのは、天地の交わりを表す。天地陰陽は男女のように交合して万物を生み、「四時」が育む。万物の中で何より尊い存在、それが「ひと」である。

「天と地が気を合わせて生まれるもの、それを名づけてひとという。ひとが春夏秋冬、四時の気に順応して生きれば、天地は父母として慈しんでくれる。万物を知り治める者、それを天子(宇宙の子)という。天地が生み出した万物のなかで、ひとより貴いものはない」(『素問』宝命全形論篇)

「ひと」は、このマンダラ図では「正方形」の対角線の交点である。天地宇宙の中心に「ひと」がいるという配置は、『黄帝内経』全体に流れる人間中心主義のシンボルであり、医療技術という「人為」に対する信頼の象徴である。

これは儒家の思想以外ではない。道家は「無為自然」を唱え、ひとより動物が天に近いと考えた。儒家は、人民を幸福にする政治は、仁義礼智信という道徳の教化によって可能だと考え、人間性

と「人為」の力を信じた。基調に儒家的なヒューマニズムがあり、それが道家の宇宙論と統合されていることからも、『黄帝内経』が諸家折衷の「黄老思想」を枠組みとしていることが分かる。

中国古代では、天地宇宙と国家は入れ子構造である。天地宇宙の中心「ひと」は、誰よりも国家の中心「王」なのである。これは中国伝統医療の本質にかかわる問題なので、この先で再び取り上げる。

2）ひとは天と合一し感応する

西洋では、ひとは大宇宙に照応する小宇宙であると考える医療が、中世以降、キリスト教神学や占星術と結びついて広まった。その1500年以上前に、中国では、ひとの構造と機能は天地と同じという「天人合一」観が定着していた。マンダラ図でいえば、「円（天）」「正方形（地）」「中心点（ひと）」の三者は合一し感応するのである。『黄帝内経』から、それを説明する特異な表現をみてみよう。

「天に日月があり、ひとに両目がある。地に九つの大地域があり、ひとに感覚器官など九つの穴がある。天に風雨があり、ひとに喜怒がある。天には雷電があり、ひとに音声がある。天に四時があり、ひとに四肢がある。天に五音があり、ひとに五臓がある。天に古代音階の六律があり、ひとに六腑がある。天に冬夏があり、ひとに寒熱がある。歳に三百六十五日があり、ひとに三百六十のツボがある。地に高山があり、ひとに肩膝がある。地に深谷があり、ひとに腋膕がある」（『霊枢』邪客篇）

前漢中期に儒家・董仲舒が「黄老思想」を吸収して編纂した政治書『春秋繁露』には、これに酷似する表現がある。ひとは天地と合一しているから、天地と同じ価値があると、マニアックに論証しようとする気運が、前漢中期に高まり、それを受けて、『黄帝内経』の体系が構成されたことが推測できる。

4. 万物を繋ぐ「天数」への信仰

1）天地人三才思想

マンダラ図は、「天」と「地」で陰陽論を表し、「四時」の分割点と「地」の対角線の「中心点」で五行論を表す。「円（天）」「正方形（地）」「中心点（ひと）」の感応の形で、のちに「天地人三才」思想と呼ばれる黄老派の宇宙構造論を示す。『黄帝内経』も、それを採用している。

「医道の真髄は、上は天文を知り、下は地理を知り、中は人事を知ることである。そうすれば、寿命を保つことができる」（『素問』気交変大論篇）

からだを天地人に三分割して病気の所在を知る脈診論も、「三才」思想である。

「ひとのからだは三部に分けられる。それぞれに脈診部を三つ設け、合わせて九つの脈診部を用いて、死生を決定し、百病に対処するのである。からだの上中下の三部には、それぞれ天があり地があり人がある。脈診部の三つを天とし、三つを地とし、三つを人とする。三に三を掛けると九になる。脈の九候は地の九野に対応する。九野はからだの九臓に対応する」（『素問』三部九候論篇）

2)「数」は気のネットワークの象徴

このような「数」への偏執は、「三」や「九」だけではない。『黄帝内経』の全篇に、「一」「四」「五」「六」「七」「八」「九」「十二」などの「数」が意味ありげに現れる。これは、「数術」と呼ばれる「数」の神秘力への信仰の表明なのである。

古代中国人にとって、「数」は、一つ、二つと計算する実数や差別化の記号にとどまらなかった。「数」は、万物が共振共鳴する気の網の目の内にあることを示す符合であり、天から授かった「天数」であった。「数」が同じものは気を同じくし感応する。万物を繋ぐ「数」のネットワークは、万物を繋ぐ陰陽論、五行論、天地人三才論と絡み、前漢中期以降、思想界を覆う。これまで『黄帝内経』研究は、技術志向と合理主義の立場から、「数術」を迷信として無視してきたが、それでは古代思想を正しく理解できない。

上のマンダラ図では、「円」と「正方形」の接点、「対角線」の交点を、「数」に見立ててみた。

董仲舒の『春秋繁露』は、「ひとだけが天地をかたどる。ひとに三百六十節があるのは、（一年三百六十五日の）天数をかたどる。ひとのからだは、天数を化して成る」と、人間を至高の存在とする儒家の立場から、ひとと「天数」の合一性を述べていた。この古代的「人間宣言」は、そのまま、『黄帝内経』に引き継がれている。

「天地の構造と働きを示す聖数は、からだの構造と血気の流れに合一している」（『素問』三部九候論篇）

「ひとには一年の日数と同じ三百六十五のツボがある。からだは天地をかたどって久しい」（『素問』六節蔵象論篇）

3）経脈は音楽が作り十二月に合する

従来、中国伝統医療の経脈、臓腑などの数は、解剖に基づく経験的な実数と考えられてきた。しかし、ツボの数が一年の日数なら、経脈、臓腑の五や六と倍数十二などの数も、「天数」でなくてはならない。「治療に際して、天地の法則に順わなければ、災いが起こる」（『素問』陰陽応象大論篇）からである。

「ひとが天道に合致している状態を述べれば、まず五臓（肝・心・脾・肺・腎）は、五音（角・徴・宮・商・羽）、五色（青・赤・黄・白・黒）、五時（春・夏・土用・秋・冬）、五味（酸・苦・甘・辛・鹹）、五位（東・南・中央・西・北）など、世界を構成する五気に繋がる。そして六腑は、天の音楽の六律に感応し、六律は六呂とともに十二律を構成して陰陽十二経脈を作り、これを一年の十二月、天球分割法の十二辰、二十四節気の十二節、大地の十二河川、一昼夜の十二時に合致させる。これが、五臓六腑が天道に感応する理由である」（『霊枢』経別篇）

中国伝統医療は、体内に手足と内臓をまとう十二本の気血の回路を考案した。この十二経脈は、天空の音楽の波動と共鳴し、一年の月数、大地の河川、「五臓六腑」と、「天数」十二で統合される。すべては、宇宙大の感応する気のネットワークの内にある。

4）五臓六腑も「天数」に従う

ところで、上の『霊枢』経別篇では、十二経脈に対応する臓腑は「五臓六腑」となっている。実際は六臓（肝・心・心包・脾・肺・腎）と六腑（胆・小腸・三焦・胃・膀胱）なのに、「六臓六腑」

でなく「五臓六腑」と呼ぶのである。それはなぜなのか。

戦国時代の歴史書『国語』周語下には、「天が六で地は五は、天が与えた恒常不変の数である」とある。「天六地五」は、殷・周代に始まる天干地支の暦法から導かれた「数」の大原則であった。それを内臓に当てはめると、臓は陰で地、腑は陽で天だから、「五臓」と「六腑」となる。ひとの内臓は、解剖学的事実とは無関係に、「五臓六腑」でなければならなかった。さもなければ、天道の秩序に反するのである。それに合わせて、古くは経脈も十一本とされていたことが、1973年、中国・長沙の馬王堆漢墓から出土した医書『足臂十一脈灸経』、『陰陽十一脈灸経』から分かる。「数」は天地宇宙に繋がり、万物を繋ぐと考える、合理的意識では解けない信仰の反映なのである。

5. 治療も天道に反してはならない

1) 天地と同じく頭寒足熱が健康

『黄帝内経』において、こうした「天人合一」と「数」の枠組みは、生理学、病理学、診断論、治療論、鍼灸技法においても外せないものだった。（表1）繰り返せば、「治療に際して、天地の法則に順わなければ、災いが起こる」（『素問』陰陽応象大論篇）からであり、それは黄老派の政治原則の医療への適用だった。

表1

- 経脈論［天地の十二月、十二河川、十二律に感応し、「円」の形で循環する］
- 臓腑論［天六地五→五臓六腑（十一経脈論）→六臓六腑（十二経脈論）］
- 生理学［天地の気と同じ上虚下実（頭寒足熱）の状態が健康］
- 病理学［天地の気に反する上実下虚（頭熱足寒）の状態は異常］
- 診断治療論［脈診などで、四時に感応する気の虚実を診て、鍼灸で補瀉する］
- 鍼灸技法［天に法り地に則る。刺の法、必ず日月・星辰・四時・八正の気をうかがい、気定まりて則ちこれを刺す］

生理学、病理学でも、天地と同じ状態がからだの理想である。天は晴れ晴れと涼しく何も隠さず、地は暖かくいのちを包み込み分厚い。この「上虚下実（頭寒足熱）」の状態が、ひとの健康なのである。しかし、生き方を誤ると、宇宙の気との繋がりを失い、気は逆転して、「上実下虚（頭熱足寒）」になる。治療とは、病者の気の循環を回復し、「上虚下実（頭寒足熱）」の「宇宙の子」に復帰させることである。方法としては、金属の細い鍼とヨモギを精製したモグサを用いる。「四時」と感応する臓腑や経脈に関連するツボを刺激し、気が虚していれば補い、実し過ぎていれば瀉して、経脈を疎通させるのである。そして、鍼と灸の技法も、天地の法則に順い、日月、四時の気の盛衰を把握し、からだの内と外への気の出入の状態を診て行うべしとした。

2) 脈診はなぜ重視されたか

『黄帝内経』は、診断法として脈診を最も重視した。それはなぜだろう。

「脈診を確信をもって用いることは、治療の大原則である」(『素問』移精変気論篇)

「脈が天地陰陽に従うときは、治りやすい。脈が天地陰陽に逆らうときは、治りにくい。脈が四時に順応しているときは、病はない。脈が四時に反するときは、治りにくい」(『素問』平人気象論篇)

「四時に反する脈とは、春なのに秋の肺脈を現し、夏なのに冬の腎脈を現し、秋なのに夏の心脈を現し、冬なのに土用の脾脈を現す脈をいう」(『素問』玉機真蔵論篇)

脈診は、ひとが「四時」の気に順応し、宇宙とともに生きているかどうかを即座に察知できる方法だから、重視されたのである。現代においても、手首の脈を使い病態を診断する漢方、鍼灸の治療家は少なくないが、このことは、ほとんど忘れられている。

6. 中国伝統医療の倫理の可能性

1) 「天地万物一体の仁」の医療

「医は仁術」という標語は、今では、医療者に課せられた建前的な倫理綱領に過ぎないかもしれないが、本来、ひとの健康、病、癒し、生死を宇宙大の気の場において捉える中国伝統医療の思想の本質と深くかかわっていた。

「気の思想」が、それを真剣に生きる人びとに、他者の困窮を座視できない「共感共苦」の感情を育んだとしても不思議ではない。ひとと自分は気で繋がっていて、他人ではないのだから。事実、中国伝統医療は、その方向に進んだ。漢代中期以降、儒家は「黄老思想」を継承し、国政を補佐するが、宋代には視野を社会福祉や民間の医療にも広げ、「天地万物一体の仁(慈愛)」の実現を標榜する。

「天は父で、地は母である。天地の間に塞がる気は、わがからだそのもの。同じ父母から生まれたので、民はわが同胞、万物はわが友である。天下の障害者、妻を亡くし夫を亡くした者は、みな困苦し訴えるすべを失ったわが兄弟である」(張載『西銘』)

「万物一体の仁を実感したければ、脈を診ればよい(自己が万物と気で繋がっていることが、脈動を通して実感できるはずだ)」(程顥『二程集』)

そして、儒家と医師を兼ねる「儒医」が、「医は仁術なり」と唱えたのである。その「仁」は、病者や弱者を哀れむ心情というより、同じ気で結ばれた者同士の同胞愛であり、共同体を癒す社会医療の萌芽を意味していた。ルーツを、中国伝統医療がもともと国家医療であった、その特質に求めることができる。

2) 黄老派の「治身治国」思想

先に、マンダラ図の中心「ひと」は、直接には国家の中心「王」であると述べた。黄老派の政治書には、君主が身を治めることによって、国家、人民は治まるという「治身治国」論が一貫して流れている。

「治身と治国は一理の術なり。聖王が身を治めれば、天下は治まる」(『呂氏春秋』知度篇)

「いまだ身が乱れて国が治まった君主を聞いたことがない。身はあらゆる物事の基準であ

る」（『淮南子』詮言篇）

「君主が欲望のままに動き、天与の善性を失った状態で身を治めれば危うく、国を治めれば乱れ、戦争をすれば破れる」（『淮南子』斉俗篇）

3）四気調神大論篇は王が順う「時令」である

『黄帝内経』は、この黄老派の「治身治国」論をそのまま受け継いでいる。

「からだにおける心は、国における君主である。聡明な智慧は、ここから出る。君主が聡明であれば下々は安泰で、その状態で生命力を養えば寿命は長く、国は危うくない。君主が聡明でなければ、十二臓腑もそれに対応する十二の官僚も危うい。君主の気血は閉塞して通じず、大病をこうむる。その状態で生命力を養えば、わざわいがあり、天下を治めれば、国や民を危うくする」（『素問』霊蘭秘典論篇）

王の気が天の気との繋がりを失い、病み枯渇すると、国家・人民の気も衰えるので、官僚や医師は「時令」を作り、王の生活に介入した。「時令」とは、「四時」に王がすべき政策・儀式や身心修養を規定した天の指令である。王は「明堂」という建物の、春夏秋冬ごとに定まった部屋にいて「時令」を守り、天地宇宙の気との感応を図らねばならなかった。王の健康を媒介に、国家、人民の健康を図る共同体志向の医療の理念が、王朝政治の限界の中でも機能していたのが、中国伝統医療の歴史である。

『黄帝内経』でも、黄帝は「明堂」で弟子に医学を教える。「時令」も記されている。

「春の三ヶ月を、古い気を発散させる発陳という。天地は生命を生じ、万物はよみがえる。この季節には、遅く寝て早く起き、広い庭園を遠くまで歩き、髪をひらき、からだをゆるめて、生きる意欲を盛んにする。この季節には、生命を大切にして殺してはならない。与えて奪ってはならない。恩賞を施して罰してはならない。これが春気に対応する原則であり、春の生の気を養う道である。これに逆らえば肝を患い、夏に、火気変じて寒性の病を生じ、夏の成長する気に適応できない」（『素問』四気調神大論篇）

以下、夏三月、秋三月、冬三月と同様な指示が続くが、省略する。

これまで、四気調神大論篇は、一般人のための「四時」の養生法と解釈されてきたが、間違いである。これは、王を縛る「時令」なのである。定説のように一般人の養生法と読むと、そのあとの段落にある、王は威光を輝かせてはならない、身も国も乱れる前に治めよという王に対する訓戒と、整合性がとれない。唐初に『素問』『霊枢』を合わせて『黄帝内経太素』を編纂した楊上善は、四気調神大論篇が「時令」であることを正確に理解し、次のように注釈を施している。

「帝王が四時の気に順うのは、身のため国のために、生命力を養うのである」

「帝王が春の気に順応しなければ、身においては肝を患い、夏に傷寒熱病の異変が起き、国においては夏に霜・雹がふり、風は寒く、災害が襲うなど、変事が起きる」

マンダラ図は、「王」が「明堂」にいる構図でもある。「中心点」の「王」の気は、「地」の国家、人民（正方形）と感応し、臓腑の気（正方形）は「地」の河川（正方形）、「天」の音楽（円）と感応し、経脈（円）と感応する。すべてが循環する「天」の「四時」の気（円）に感応し、養われる。この「天道」の法則に順い生きれば「王」は健康で、国と人民は栄え、反して生きれば病み、国と人民は亡びる。

王朝が崩壊し、「中心点」が「王」から「ひと」になっても、山田慶児が「感応の無限連鎖反応系」

と定義したこの目くるめく宇宙大の気のネットワークの図は、今に至るまで中国伝統医療の原型を示している。

7. 宇宙のリズムとともに生きる

1）「開放系」の医療

　伝統医療において、ひとは皮膚に閉じ込められた孤立した袋ではない。伝統医療は、ひとは、皮膚から外部へ、自然へ、隣人へ、共同体へ、天地宇宙へと開かれ、それが健康の源であり病気の原因でもあると考える「開放系」の医療である。病気は天地宇宙や自然、精霊、隣人、共同体との絆を見失った結果である。病気は何か大いなるものからの、生き方を変えよという忠告であり、啓示である。

　伝統医療の「故郷」は、無数のいのちが織りなす「天地万物一体」の自然である。天地、日月、星、風雨、火、水、鉱物、虫、カビ、細菌、酵母、植物、動物、死者、生者などが絡み合う生命宇宙が、魂を賦活し、おのずからなる治癒力を与え、生かす。老いてその時がくれば、「気」は「故郷」に帰り、からだはウジ虫や細菌に食べられるのを、「四時」の循環として受け入れるのが、伝統医療の死生観であり、それこそが、「天地万物一体の仁」の在り方である。

　伝統医療の治療家は、自分たちの目的は、ただ自己治癒する生命力を支援することであり、生命力の発動には、ひとが「故郷」との関係の絆を回復することが欠かせないと考える。そのような「開放系」の医療が、社会に定着するなら、分断された個人の肉体の治癒を目的とし、それ自体が人びとの「故郷」喪失を促進し、病気の原因になっている現状の医療文化は変わるだろう。

　「天地万物一体の仁」の思想は、中国の「気」の観念が、黄老派や儒家、伝統医療の思想と交差して到達した究極の地平である。それに発する思い詰めた表現を、清末の危機の時代に、進んで刑死に赴くことで変革の起爆剤になろうとした譚嗣同のエーテル論にみることができる。

　「天地万物は一体で通じあっている。その物質的根拠はエーテル（気）であり、働きは仁（慈愛）である。社会的な仁の実現は、エーテルの存在を借りてはじめて可能になる」（『仁学』）

　中国伝統医療の根幹の「気」の思想が、宇宙とひとを繋ぎ、社会を癒す人類愛の医療の根拠になり得ることが、ここに語られている。

2）己一個の養生を超えて

　『黄帝内経』の核心を「養生論」と解釈する通説がある。しかし、『黄帝内経』のさまざまな教えはすべて、「ひとは宇宙の子である。ひとと宇宙は一体だから、宇宙の運行のリズムに従って生きるべきである」という一つの教えから出ている。「宇宙のリズムと共に生き、死ぬ」。それぞれの場でそれを志せば、睡眠、運動、食事など、養生に必要な方法は自ずと出てくる。方法から入れば、矛盾する健康法に直面し混乱するだけである。この瀕死の地球で他者とともに生きる「生き方」の核心に結びつかない己一個の健康法、養生法の追及は、時間とお金の浪費であり、自分を傷つけ、地球を汚すだけである。

　わたしたちは、宇宙との断絶を、どう回復できるだろうか。ひとは、無機的な元素と化学物質

の結合から偶然、生み出されたのであり、宇宙は意識をもたず、我々には無関心である。ひとは、この無限の宇宙の闇をあてどなく漂う無目的な根無し草である。「天人合一」的な宇宙との繋がりを断たれた科学技術時代の現代人は、このようなニヒリズムの代償行為として、さまざまな欲望にのめり込み、自分と他の生命、地球環境を破壊する自傷行為を繰り返している。ひとは、いつ宇宙とただ在ることの充足感に目覚めるのだろうか。わたしたちは、そのような人類の覚醒のために、何ができるのだろうか。その前に、いつ『黄帝内経』の本来の読み方に還り、中国伝統医療の宇宙論が秘める未来医療としての意味に気づくのだろうか。

❖参考文献

南京中医学院編（石田秀実監訳、1991-1993）：現代語訳　黄帝内経素問（全3巻）、東洋学術出版社。
南京中医薬大学編著（石田秀実・白杉悦雄監訳、1999-2000）：現代語訳　黄帝内経霊枢（全2巻）、東洋学術出版社。
大野峻（1975-1978）：新釈漢文大系 国語（上・下）、明治書院。
遠藤哲夫（1989-1992）：新釈漢文大系 管子（上・中・下）、明治書院。
楠山春樹（1996-1998）：新編漢文選 思想・歴史シリーズ　呂氏春秋（上・中・下）、明治書院。
楠山春樹（1979-1988）：新釈漢文大系 淮南子（上・中・下）、明治書院。
近藤則之（1993-2004）：春秋繁露通解並びに義証通読稿、佐賀大学文化教育学部研究論文集。［インターネットからのダウンロード可能］
池田知久（2014）：荘子（上・下）全訳注、講談社学術文庫。
浅野裕一（1992）：黄老道の成立と展開、東洋学叢書　創文社。
曹峰（2015）：「黄帝的"法則天地"与《老子》的"人法地, 地法天"」『黄帝思想与先秦諸子百家（上）』、北京、社会科学文献出版社。
曹峰（2018）：文本与思想　出土文献所見黄老道家、北京、中国人民大学出版社。
魏啓鵬（1994）：「馬王堆古佚書中的道書与医家」『馬王堆漢墓帛書〈黄帝書〉筆証』、北京、中華書局。
真柳誠（2014）：黄帝医籍研究、汲古書院。
島田虔次（1967）：朱子学と陽明学、岩波新書。
湯浅幸孫（1972-1974）：中国文明選　近思録（上・下）、朝日新聞社。
譚嗣同（西順蔵・坂元ひろ子訳、1989）：仁学―清末の社会変革論―、岩波文庫。
山田慶児（1982）：渾沌の海へ 中国的思考の構造、朝日新聞社。
山田慶児（1999）：中国医学の起源、岩波書店。
松田博公（2010）：日本鍼灸へのまなざし、ヒューマンワールド。
趙洪鈞（2012）：《内経》時代、北京、学苑出版社。
李建民（2005）：王莽興王孫慶 記公元一世紀的人体剖剥実験 生命史学 従医療看中国歴史、台北、三民書局。
惲鉄樵（2005）：群経見智録、福州、福建科学技術出版社。
卓廉士（2015）：中医感応―術数理論鈎沈―、北京、人民衛生出版社。
許進京（2009）：経絡学説的真面目、北京、中医古籍出版社。
徐儀明（1997）：性理与岐黄、北京、中国社会科学出版社。

各論 V

日本伝統医療の中の「いのち」

内田匠治

> **ポイント**
> 1. 「いのち」は見えないものである。であるならば、その歴史について触れる方法は表の歴史に対する裏の歴史から入るものでなければならない。本章では、通常の医療史ではあまり触れられることのない裏の部分、基底の部分、時代の中に流れる空気のようなものについてテーマとして扱う。
> 2. 命といのちと「いのち」の使い分けについて：本章では生命現象に関する通常の意味では命、生命現象に加え精神性（スピリチュアル）の領域を含むものをいのち、アニミズム的な無生物を含めた意味では「いのち」と表記する。

1. はじめに——縄文時代の精神に日本人の「いのち」の根底を見る

　2018年、東京国立博物館にて特別展「縄文——一万年の美の鼓動」が開催された。日本人を日本人たらしめているものは何か？　その基底となるものを考える上で縄文を外すことはできないと思い本稿の執筆に際し2回会場に足を運んだ。縄文の造形から読み取れる「いのち」は何か？ということを考えながら、縄文早期（紀元前8000年〜）の土器を見たときに一つのインスピレーションを得た。それは、尖底深鉢土器が表している概念が、万葉集などに見られる枕詞「垂乳根・足乳根（たらちね）」のルーツとなっているという可能性についてである。縄文の文化は母性の文化であるという確信、そして再生する大地、大地母神、再生する月の水を受ける器としての尖底深鉢土器（垂れた乳の形状に見える＝垂乳、土中に埋めて立てる＝根）というイメージがつながったのである。

2. 日本語における「いのち」とは

　縄文より続く文化の中で、日本人における「いのち」という言葉を考える一つのカギとなるのが枕詞であると筆者は考える。縄文研究者である小林達雄は、縄文時代から日本語があり、流暢

に言葉を話し、日本語に特徴的なオノマトペが多いというのは縄文の中から生まれたとしている[1]。枕詞は万葉の時代にすでに意味が忘れられてきていたが、それは縄文の文化の痕跡と考えてよいのではないだろうか。

いのちの枕詞はタマキハルである。枕詞「たまきはる：霊剋る、玉切る、霊尅る、玉尅る、玉尅春」はうち（内）やいのち（命・寿）にかかる。解釈は命の極まる、魂が尽きる、短い命を長く願う、剋が刻むという意味であるところから霊を刻み付けるなどがあり、ハルにみなぎる意味をとる説もある[2]。いずれの説にしても、折口信夫が『萬葉集に現れた古代信仰—たまの問題—』にて、「日本人は霊魂をたまといひ、たましひはその作用を言ふのです。そして又、その霊魂の入るべきものをも、たまという同じことばで表してゐたのです」[3]とするように、霊魂のシンボルとしての玉の形のイメージが枕詞を介して、「いのち」の形のイメージに重なることについては異論なさそうである。問題となるのはキハルの部分であるが、タマ＝玉の形（球形）が決まっているのでそこからは張るというイメージが連想され、膨張する動きの中には、膨張していない状態（皺や線刻がある）が同時に意味として発生する。そして、張り詰める⇔縮むという循環する動きの中では、魂・命が尽きて再生するイメージをみることができ、上記の要素のすべてを包含できる。

次に、「いのち」ということば自体から考えると、「チ」という言葉が含まれており、「チ」は霊力であり、血や乳といった生命の原動力と関係すると考えられている[4]。「いの」の部分については「生き＋の」や「息＋の」というように、生きている、息をしている現象をとらえていると考えてよいだろう。厳密にいうと、状態を表す「息」「息吹」などが先にあり、抽象概念の「生きる」が発生したと考えられる。また、神秘家の中には、呼吸こそが存在の本質であるとする者も少なくない。まさに「今生きている」という呼吸の感覚とその根本としての物質（とそれに宿る霊的な存在）の「チ」の合体が「いのち」となると思われる。これに対しては、肉体を持たない神道の神様が「○○の命」と名付けられることなどから、肉体ではなく心こそ「いのち」だという考えもある[5]。しかし、記紀の時代をさらに遡り縄文に至れば、モノと形のない霊的な存在は未分化性が顕著になってくる。心こそ「いのち」であるというのは、第一義的にはその通りだが、古代には心とモノの境界がはっきりしていないということも、併せて考える必要があるだろう。

3. 縄文時代の「いのち」観

1）縄文人の心性の中の「いのち」（ユングとエリアーデ⇒ネリー・ナウマン）

縄文の研究者である大島直行は『月と蛇と縄文人—シンボリズムとレトリックで読み解く神話的世界観—』において、縄文人の世界観を人類学における「神話的思考」「野生の思考」といわれるような、現代人と異なるものの考え方から生み出された精神世界として分析している。同書は、カール・ユングが提唱した集合的無意識や元型（アーキタイプ）やミルチャ・エリアーデの提唱する神話学・宗教学的視点によって縄文を研究したネリー・ナウマンの『生の緒—縄文時代の物質・精神文化—』が重要な先行研究となっている。大島やナウマンは縄文土器の文様にみられるシンボリズムとレトリックを切り口に、従来の縄文研究において顧みられることの少なかった縄文人の精神性について明快な結論を提出している。ナウマンの研究では、縄文の重要なシン

ボリズムとして月があり、月は人間の最も切実で悩ましい問題である「死」に対する一つの答えとして、全世界的に共通して再生するものへの畏敬の象徴の中心となると考えた。さらにナウマンは月だけでなく、女性（とくにその身ごもり）、蛇、蛙も「死と再生」を象徴すると指摘し、女性の身ごもりは月からもたらされる水（精液）によるものと世界中の神話が伝えていると力説している。その研究を受けて、前述書にて大島は縄文土器自体が「月の水を受け集める容器」であるとして分析している[6]。全世界的に壺は子宮の象徴であり、尖底深鉢土器のように半分地中に埋めて立たせることで、大地の子宮の象徴となる。大地の子宮に、月からの水（精液）が夜露と

コラム2　天癸＝月の水説

『黄帝内経素問』上古天眞論篇には以下のような部分がある。

「帝曰．人年老而無子者．材力盡邪．將天數然也．
岐伯曰．女子七歳．腎氣盛．齒更髮長．
二七而**天癸**至．任脉通．太衝脉盛．月事以時下．故有子．（中略）
七七任脉虚．太衝脉衰少．**天癸**竭．地道不通．故形壞而無子也．
丈夫八歳．腎氣實．髮長齒更．
二八腎氣盛．**天癸**至．精氣溢寫．陰陽和．故能有子．（中略）
七八肝氣衰．筋不能動．**天癸**竭．精少．腎藏衰．形體皆極．
八八則齒髮去．
腎者主水．受五藏六府之精而藏之．故五藏盛．乃能寫．
今五藏皆衰．筋骨解墮．**天癸**盡矣．故髮鬢白．身體重．行歩不正．而無子耳．」

　老いて子供ができなくなるのは、材力（精力）が尽きたためなのか、それとも天数（天から与えられた限度）があるためか？　という黄帝の質問に対する岐伯の答えの中に、「天癸」という言葉が出てくる。女性は14歳で天癸が至って月経が始まり、49歳で天癸が不足して子供ができなくなるとし、男性は16歳で天癸が至り精通が起こり、56歳で天癸が不足すると精子が少なくなり、64歳で天癸が尽きると白髪や歩行が困難になり、子供ができなくなるとしている。天癸とは何かについては諸説あるが、馬蒔（16世紀）の説では陰精とする[7]。

　癸は十干の水の弟（みずのと）であり、壬（水の兄：みずのえ）が陽の水であるのに対して、陰の水を表している。陰の水であるために馬蒔の言うように腎との関係は深いと考えられるが、天の文字が使われていることについては説明が不十分である。天から降りてくる、陰の水というイメージに当てはまるのは、ネリー・ナウマンが説くように縄文人や世界中の神話に共通してみられる「月の水」という概念である。月はその満ち欠けによって、時間の流れも表す。

　上古天眞論篇では、男女の年齢という「時の流れ」についてもテーマとなっている。時間による身体の変化を引き起こす根本の物質としての天癸は、時を表す月に関係した水でなければ、やはり説明として不十分である。月の満ち欠け、潮の満ち引きのように天癸が至り、時間とともに天癸が失われ（去っていき）、人は死を迎える。そこには、縄文人の「いのち」観と通底した「死と再生」の躍動を感じる。上古天眞論篇は『黄帝内経』が編纂された時代からみてさらに古い、上古について説くという形で書かれている。必然、太古の「月の水」信仰と関連した概念が含まれ、それを天癸という言葉として示したのではないだろうか。

して出現する現象は、縄文の人々の聖なるこころに強く響いただろう。筆者も気功や気の治療をやっているので、気を感じるセンスとして、夜露の中には月の気や夜のやさしい陰気が含まれているということを実感する。サイコメトリーの能力が示すように、物体に含まれる特別な気（情報）は存在するのである。この「死と再生」の文化、太陽に対する月の文化、月の水に代表されるような陰中の陰の言語化しにくい「いのち」、そのウェットな質感を縄文の精神の中に感じるのである。

2）現代に生きる縄文土偶の「いのち」
（土偶⇒鳥獣戯画⇒ハラノムシ、妖怪画⇒漫画、ゆるキャラ）

縄文の土偶について、小林達雄は胸やふくらんだ腹部の形状だけで、女性や地母神と結びつけて考えるのは短絡的であり、目に見えない精霊に形を与えた仮の姿であるとする[8]。ナウマンらの解釈とはやや異なるが、形なき精霊の性質を形にする上で、やはりシンボルとレトリックは不可分である。それは、土偶と関わる人々が同じ思いを抱くことができなければ仮の姿としても不十分であるからである。土偶が精霊であるか、女性であるか、地母神であるかは、現代人的な「分類の思考」では大きな問題となると思うが、縄文人の精神性に寄り添って考えるとあまり大きな問題ではないように思える。精霊でもあり、女性でもあり、地母神的でもある。類推で個々の特性はつながっていく。言葉で表現すれば「生命を生み出す女性の精霊」と言ってしまえば、すべて含まれてしまうように、その分類の差は元々強くなく、差はあいまいである。

先に示したように縄文時代から続くと考えられる日本語に特徴的なオノマトペには擬音語と擬態語があるが、特に擬態語は形が無いものの状態に音を与えるものである。1970年代、東京医科歯科大学の名誉教授・角田忠信による脳の機能の研究で、ほとんどの民族は虫の声を右脳で認識して雑音として感じるが、日本語とポリネシア語を母語とする人は、虫の声を左脳で認識しており、言葉のように聞いているという研究が発表され、大きな反響を呼んだ[9]。日本語の成立とも関係が深いポリネシア語はともに母音を中心としているという共通点があり、モノに対して精霊を感じていたという共通性がある。「モノ」という言葉はポリネシアやメラネシアの太平洋諸島に広くみられる非人格的・超自然的な力を表す「マナ」が転じてできたとされる[10]。結局、日本語を通して、マナに対する原始的な宗教・信仰形態（アニミズム、マナイズム）を保持している日本人は形ないものについて、それを「いのち」として感じ、こころを感じ、感覚として味わうことが大好きなのではないだろうか。また、人間以外の存在、動物や精霊、日用品、その他無生物にも「いのち」を感じ、擬人化することも大好きなようである。京都市右京区高山寺に伝わる『鳥獣人物戯画』は「日本最古の漫画」とも言われるが、その躍動感ある筆致は現在の漫画と比べても遜色ない。江戸時代の鳥山石燕による妖怪画などもこの擬人化の流れにあると言えよう。現代の日本アニメの隆盛、「ゆるキャラ」ブームなども同じ心性の現れではないだろうか。

日本人は日本語脳を通して、万物の中に万物の「いのち」のささやきを聞き、そのささやきの中に聖なるいのち、善なるこころを感じ生きてきた。それが、日常に近いゆえに、形を与えるということが当然であるかのようになんとなく感じている。外国人から見たら、驚くような擬人化の遊びが、現代にも続いているのである。

医療史におけるその顕著なものが、『針聞書』（はりききがき）（1568年）にみられるようなハラノムシという病の概念とその図象化である。『針聞書』は今新流の開祖、茨木元行が著したもので、63匹のハラ

ノムシの形態・病状・治療法までを網羅的に掲載している[11]。63匹の色彩豊かで、愛嬌ある表情の虫たちが描かれ、そのデザインは現在のキャラクターアイテムとしても十分通用するものである。実際、現在所蔵する九州国立博物館のミュージアムショップではフィギュアやぬいぐるみなど関連商品が販売されている[12]。中国の鬼神的性質をもった、三戸の虫は人の悪事を神に告げ、寿命を減らすということが、『諸病源候論』や『医心方』にみられ、日本では庚申信仰とともに広く受け入れられてきた。『医心方』の説明では三戸の虫は「霊魂鬼神の類」であり、実在の虫ではないが、その後、15世紀、16世紀の記録には豊富な「虫」病の事例があり、この時期から人々の間に「虫」病の概念が広く定着したとわかる。そして『針聞書』のような、医学の専門書にまで、「虫」が原因の幅広い病が現れるに至った。戦国期から江戸初期には「積」を「虫」そのものと見なし、「積虫」という用語も広く使われた。江戸後期に至り多数の漢籍医書が和刻された影響で、「積虫」は徐々に消えていったが、一般人の間には「積の虫」として江戸時代を通じて残った[13]。現代の日本語でも腹の虫がおさまらない、疳の虫、虫歯など「虫」と病に関する言葉が残るように、戦国から江戸初期は、専門家ですら虫の存在を半ば当然のように信じていたのである。そして、その原因をさぐれば、それは縄文の「『いのち』の造形」につながるのである。

4. 日本人の「いのち」観の特徴

　外来の文化という種が発芽するには、その土地の状態（文化や世界観）が影響し、ある種は育ち、またある種は土中に眠りつづける。日本における「いのち」観の変遷を考える上で、まず太古より現代に至るまで残り続けている日本人の精神性の基層について整理する必要がある。ある民族の文化や世界観の根源は何か？　それは神や信仰と切り離すことはできない。日本人の信仰について、それも精神の基層となる原始形態としての信仰について柳田國男はそれを祖霊信仰に求め[14]、折口信夫はそれをマレビト（稀人、客人）に求めた[15]。そして、その二つの説は民俗学の両巨頭の直接の対談という形となり、現代の我々も読むことができる[16]。対談において柳田は二つの説の折衷案として、祖霊信仰が先にあり、交際縁組によってご利益があればよその神様でも祭ってよいということになったのではという、いわば祖霊前／マレビト後説を提示し、それに対して折口は「民族史観における他界観念」という論文によって反論している[17, 18]。

　柳田の祖霊信仰説と折口のマレビト説は一長一短があり、その民俗学的問題は本稿の主旨からは離れるために詳述は避けるが、非常に通説的に簡易化して解釈すれば柳田の祖霊は時間とともに里から山に登り、個人の先祖という性質から村全体の氏神として共同体全体の先祖となるという、山という他界を中心とした説である[19]。それに対して折口のマレビトは海の彼方の常世を代表とする他界からの来訪神[20]という性質のものであり、柳田の山の他界に対して対称的に海の他界が中心となっており、二人の強烈な個性を際立たせるかのような美しい対称性（シンメトリー）となっている。柳田の説と折口の説ともに一定の真実があると考え、包括的にさらにその二つの説に共通する根底を考えると、そこには世界観として、「他者（＝世界）は仲間」という前提があることがわかる。柳田の祖霊信仰においては、共同体における他者はやがて共通の祖霊となり、地域を守る氏神のように融合してゆく。融合することに抵抗がないという心理の根底には、他者に対する根源的な信頼感があるといえる。また、折口のマレビトを神として受け入れる

という意識のなかにも、生活の主体である共同体の外部を含めたより広い世界の人々に対する根源的な信頼感が必要である。

　このような信頼感はどこから生まれたのかを考えると、やはり縄文に遡ることができると思われる。縄文人はどこから来たのかという問題について、古モンゴロイド的な特徴を持つ人々が東南アジアから来たであろうことが頭蓋骨の特徴などからわかっている[21]。さらに縄文人に先立ち、旧石器時代にも南と北から日本列島に古モンゴロイドの集団が渡来したと考えられている[22]。結局、旧石器時代から古墳時代に至るまでの長い時間をかけて散発的に渡来人がやってきて、それ以前にすでに定住していた集団に同化してきたということが、日本列島の地形的特徴や、日本語の起源と成り立ちの研究など多面的な研究成果によりほぼ間違いないことだと考えられている[23]。

　ここで、ある共同体から、新天地へ移住を試みる集団が発生するという現象を考えてみると、その選別には多くの場合、志願という形がなされたのではないかと想像できる。近代日本人の南米やハワイへの移民のように、経済的な理由などがあったにせよ、そこには新天地に夢と希望を描く心性が働いたのではないだろうか。そして、そのような集団が多く集まる地としての日本列島、その子孫としての日本人には「旅人の遺伝子」が強く残っているのではないだろうか。この場合の遺伝子は直接的なDNAだけでなく、文化的な遺伝子（ミーム）によるものの可能性もあるが。

　旅人はその心性として、旅先で出会う人々に友好的に受け入れられる可能性のほうがそうでない可能性よりも大きいのではないかと思っている。現代の我々も、そう思って旅行をする。わざわざ、危害を加えられるところに旅行に行こうとは思わないはずである。危害を加えられると思って準備をしてあえて移動するのであればそれは武力的侵略であるが、そのような形跡は考古学的にはない。逆に、縄文時代の栄養状態は江戸時代よりも豊かであったことが考古学的に明らかになっており[24]、渡来した旅人を友好的に迎え入れる食料的余裕があった約1万年にわたる縄文時代はおおむね平和的な時代であったとされる。日本列島が大陸と海で隔てられている以上、すべての縄文人の先祖は、当時手に入る草か竹か木で造った舟で高度な航海をしているはずであり、冒険心あふれる旅人の子孫である[25]。すでに先に定住していた原日本人も同様であり、同じ境遇の後発の渡来人を友好的に迎え入れたと想像できる。以上のことから、縄文文化の一つの根底として、旅と旅人を好意的に思う文化が存在したと考えられる。その流れが、世界史上で他国と比べて最も旅行とそれに伴う社会インフラが発達した江戸時代や、現代の「おもてなし」の心で海外の旅行者を受け入れようとする日本人のホスピタリティにつながっているのかもしれない。

　縄文時代という約1万年にわたる基層文化は先に説明したように、アニミズム的な文化を特徴とし、「モノ」の中にも霊魂＝生命をみており、「いのち」あふれる世界観、「いのち」の一体感が根源的な他者に対する信頼感の中心であろう。それに加え、地理的条件などから「旅人の文化」があり、他国に比べ、日本人は他者に対する根源的信頼感が強いのではないだろうか。アニミズムは世界的に原始的な信仰形態（精霊信仰など）として見られるが、多くの国では文明の発達とともに低調となっていった。日本では、例外的にアニミズム的信仰が残っており、多くの日本人は無宗教という認識でありながら信仰形態を持っている。その理由はいくつかあると思うが、その一つとしても「旅人の文化」、他者（＝世界）に対する漠然とした性善説（ポジティブな認識）があるのではないだろうか。

　他者＝世界に対する根源的な信頼感というのが日本人の「いのち」観の中で現代に至るまで連

コラム3　縄文とカタカムナ

　縄文時代を代表する文化的遺物として、縄文土器がある。縄文土器が誕生したのは放射線炭素測定法によれば1万5000年前となり、世界で一番古い土器である。最古の4大文明の一つ、メソポタミアがある西アジアの土器は9000年前頃誕生し、それよりも全然早い[26]。この測定が正しければ、有史以前の人類文化の最先端は日本だった可能性もある。

　学問的な証明は難しいが、日本に有史以前の古代文明があったという説はいくつもある。そのような文明の遺物とされるものの一つにカタカムナ文字というものがあり、それを紹介した楢崎皐月・宇野多美恵による造語「潜象界」という自然観は、筆者が実践している「始原東洋医学」を説明するものとして採用されている[27]。個人的な直観的センスでは、カタカムナと縄文の類似性を強く感じるところではあるが、学術的に裏付けることは難しい。

　カタカムナの研究家である吉野信子によれば「滅びゆく肉体こそが神である」ということがカタカムナの中心の思想であると分析されている[28]。本論の「2．日本語における『いのち』とは」で示した、「いのちには物質としての肉体が不可欠」、「張り詰める⇔縮むという循環する動きがタマキハルいのち」ということと共通したイメージである。躍動し、移ろいゆくモノとしての肉体の動きの中にいのちの本質を見るという点において、カタカムナと縄文の共通性は強いのではないだろうか。

綿と生きており、これが日本文化の形成と外来文化の受容に大きな影響を与えているのである。以下、日本独特の医療における「いのち」観についてその古層となる特に重要な時代として縄文～平安を解説する。

1）縄文時代の医療と「いのち」

　岩手県大船渡市宮野貝塚から発見された縄文中期の頸部に骨病変がある壮年女性は、女性ではめずらしいイノシシの歯牙を用いた立派な首飾りをした形で埋葬されていた。縄文研究者の山田康弘は世界の諸民族においても装身具を僻邪（魔除け）のための護符にするという例と類似して、縄文時代も治療の一環として装身具を使っていた可能性は高いとしている[29]。おそらく、骨の病に対して、イノシシの歯牙の丈夫さを使って、骨の回復を連想していたのだろう。これは、J・G・フレイザーの言うところの共感呪術であり[30]、現代の我々にもその心性は存在するので、そこに込められた思いはなんとなく想像できる。実際に治療を実践している筆者の立場から言えば、現代においても呪術的な治療は一定の効果をもって実践されており、人間存在が物質的存在だけでない以上、今後も効果を発揮してゆくはずである。縄文人の精神を想像するに、モノが精霊（神）であり、モノに信頼をもって祈りを託したのではないだろうか。宮野貝塚の埋葬者は治癒には至らなかったようであるが、実際に治癒した例があって（気の体や、いのちに対する効果はあったと思われる）、同様の治療が続けられたのであろう。

2）弥生時代の医療と「いのち」

　弥生時代は稲作が普及した時代である。弥生時代前期において、北九州の遠賀川式土器が約半

世紀ほどの間に九州・四国・近畿、太平洋側では名古屋付近、日本海側では若狭湾沿岸まで広がった[31]。稲作と関連した土器の広がりから、縄文から弥生へ生活を一新した変化が短期間に起こったことが考えられる。しかし、縄文の文化は弥生時代にも継承され、紀元後くらいまで弥生式土器にも「縄文」が見られ、縄文土偶のレトリックは弥生時代の「土偶形容器」などにみられる[32]。以上の状況証拠から考えると、縄文の文化は北九州を中心に渡来文化と融合しながら、弥生文化となり全国に広がっていったと考えられる。そして、弥生時代の終わり頃には、倭国大乱があり、それを収めた邪馬台国の女王卑弥呼が現れる。『魏志倭人伝』には女王卑弥呼は鬼道をもって倭国大乱を収めたと書かれている[33]。当時の中国が鬼道と呼ぶものとは、縄文に由来するアニミズム的要素の強い原始的なシャーマニズムの宗教の一種を指していたと考えられる。邪馬台国が九州か畿内かについてはさて置き、『魏志倭人伝』には九州北部と同定される国名が出てきて、それらの諸国を含めた倭国の大乱を信仰の力で収めたということは、九州北部と共通する信仰でなければできないことである。ゆえに、卑弥呼の行っていた宗教（鬼道）は遠賀川流域で起こった縄文と渡来の文化の融合で誕生した九州北部の国々にもなじみの深い宗教（縄文の宗教よりは大陸的であるが、中国からみればまだ鬼道の一種に見えるもの）であった可能性が高い。

これを裏付けるものとして、遠賀川流域には宗像大社が存在する。宗像大社には高宮祭場という、宗像三女神の降臨地、原始的な神道の祭場が残っている。林の中に長方形に仕切られた敷地に清浄な砂利が敷き詰められ、石組みで一段高くなった長方形と祭壇が存在する。縄文のフリーハンドで描いたような、環状列石とはやや趣が異なり、大陸の測量技術や文化の影響を感じる造りである。縄文土器の生命力のうねりのような形状は、柔らかさを感じ、陰の性質である月と夜の闇の中で輝くものであった。稲作とともに農耕という明るい太陽のもと、澄み切った水による水田、狩猟採集に比べれば約束された収穫、治水土木という科学技術、明解な陽の性質の文化がそこに加わり、古い神道の形ができたのではないだろうか。生き物のいのちを奪うことで成り立つ、縄文の狩猟採集生活はその副産物として、生命の死を意識しながら生きていくという、陰の文化を発達させた。それに対して、農耕を基本とした弥生文化は死の影から遠のき、太陽と澄んだ水、記紀に豊葦原 瑞穂国と形容されるような、陽の文化を発達させた。陰の文化と陽の文化の融合、それこそが原始神道、卑弥呼の鬼道に近いものであったのではないかと想像する。

この時代の医療についての資料は少ない。平安時代にまとめられた『大同類聚方』には、大同3年（808）に各地の豪族・神社に伝わる医薬処方を集めた記録が残っている。その中には日本固有の処方なども含まれるため、それらの一部は弥生時代から伝わるものが含まれている可能性がある。『大同類聚方』から察するに、この時代の医療は各豪族の秘伝薬が中心である。おそらく、一つの共同体において使用できる秘伝薬は少なかったであろう。必然的に一つの薬が適応する範囲が増える傾向があったのではないか。落語の『葛根湯医者』のような、現代でいうプラセボを含めたような治療ではあるが、万物に「マナ」の働きを感じていたならば、それは単純にプラセボといっていいのであろうか。気功では意があるところに気が動く。万物に「いのち」を感じ、その「マナ」に意を動かされる人にとっては、気の影響は大きなものとなる。この時代は動植物や鉱物の精霊の力を借りて気を動かしたり、鬼道に代表されるような呪術的医療によって気を動かしたりするような治療が成立する精神性であったと考えられる。

3）古墳時代〜飛鳥・奈良時代の医療と「いのち」

　古墳時代より朝鮮半島の百済との交流が盛んにおこなわれ、538年に仏教が正式に伝来した。584年には朝鮮半島経由でもたらされたと考えられる天然痘が日本に広がった。それ以前より、記紀には「えやみ」「えのやまい」として疫病の記録がある。ひとたび広がれば、身分の上下なく襲う疫病を当時の人々は天皇の失政によって、神仏の祟りなどで発生すると考えていた[34]。外来の伝染病は、最初に感染が広がる際には、免疫がない民衆の間に爆発的に広がる。その後、時間をあけて数回の大流行を経て、沈静化しながら、小流行は西洋医学の予防接種が始まるまで続いた。

　その後、7世紀ごろまでは朝鮮半島経由の医学（韓医方）が日本の医学に影響を与えた。このころの中国は五胡十六国とよばれる統一王朝が無い時期であり、周辺国への影響力が低下していた。中国国内が統一され遣隋使、遣唐使による交流が始まると、直接中国の影響を受けるようになる。

　中国の影響を受け、日本にも律令制度が導入される。701年に大宝律令が施行され、それをもとに日本の国情に合わせて改良された養老律令が757年に施行される。養老律令では、医博士正七位下（九等）、呪禁博士従六位上（九等）、鍼博士従七位下（十等）、按摩博士正八位下（十一等）となっており、鍼よりも呪禁の身分が高い。医学の発達はあるが、治療が難しい病も多く、呪禁による治療も重視されていたことがわかる。

4）平安時代の医療における「いのち」

　平安時代に入り、遣隋使、遣唐使による中国との本格的な交流が始まると、その影響の大きさの反動から、日本古来の医学が失われないように対抗しようという動きが出てくる。その流れのなかで、大同3年（808）に全国の豪族が伝える民間の医学を収集した『大同類聚方』が作られた。同時期の804年の空海、最澄を渡海させた遣唐使の時代を頂点に唐の国力は蔭りを見せ、894年に遣唐使が廃止されると、日本独自の文化が強くなってくる。当時の仏教の最先端である密教のすべてを日本にもたらした空海の功績は言うまでもないが、最澄も最新の天台教学を持ち帰り、その二つとすでに定着していた奈良仏教が融合し、日本が新たな仏教の揺籃のようになっていく。その中から生まれる新しい日本仏教は、縄文以来の陰の文化、女性的やさしさ、包み込むような善悪無差別の仏教という独自性を持つようになっていく。

　原始仏教の理性による悟りは、明晰さと、それに至るまでの戒律を守り、修行を行う熱い情熱と意志の力を感じさせる。男性的で太陽のような性質である。大乗仏教はそれに対して、一切衆生を救うという母性のやさしさがある仏教、夜にやさしく輝く月のような陰の仏教である。密教、天台という大乗仏教が縄文より伝わる日本の文化と合流することで、真言宗や天台宗、天台宗より派生した日本仏教となり大乗仏教がさらに発展したのは、大乗仏教が持つ性質と縄文以来の日本人の性質から言って自然の成り行きであったと言える。

　そして、日本仏教の特徴的な思想である「草木国土悉皆成仏」という言葉で有名な天台本覚思想が完成する。『涅槃経』の「一切衆生悉有仏性」（すべての生きるものにはブッタになる性質がある）が天台宗の学僧安然により「草木國土悉皆成佛」になり、謡曲の「山川草木悉皆成仏」という言葉で広まった[35]。道元は「山川草木悉有仏性」として『正法眼蔵』の仏性の巻で書いている。

国土が山川に置き換わっているのは、民衆の間では柳田國男の言うように、先祖が山に行くという親しみがあるからであろうか。『涅槃経』の「衆生」は大衆の意味が含まれるので、すべての生きとし生ける人間というようなニュアンスが強いが、それを草木国土、山川草木といった無生物を含めたすべての存在に「いのち」を見て、その未来において仏になる可能性（種）を見るという意味に進化させたのである。また、修験道では『涅槃経』の一節を天魔偈（「天魔外道皆仏性　四魔三障成道来　魔界仏界同如理　一相平等無差別」）として用いる。もともとこれは天魔外道とされる悪しき霊的存在と悪しき人にもすべて仏性があるという敵の中に仏性を見るというニュアンスであり、キリスト教の「汝の敵を愛せよ」に近い。それが日本の「草木国土悉皆成仏」という万物の中に仏性を見る思想の影響を受けて、敵というニュアンスが薄れていった。魔界仏界という善悪二元論だったものが、万物の豊穣なる「いのち」の中で観察される一部の悪というような形になったのである。そして、この本来二元論の成立するべき場に注目し、場の絶対性で二元論を包み崩してゆく思想というのが日本の「いのち」観の根底としてあるのである。

 医療技術が発達していない時代、医療者と祈祷者・修験者は近い存在であった。医療者と修験者の交流の中で、病邪というものにも仏性を見る素地が作られ、病をかならずしも悪いものとは考えず、後の時代には自然治癒の現れや、瞑眩反応や毒出しのように考え、病気による症状を否定的にとらえない日本独特の医学観や身体観が形成されたのであろう。

 また、仏教学者・東洋哲学者の中村元は日本人の思惟方法として「与えられた現実の容認」[36]という傾向を挙げているが、これも縄文以来の現実の生を否定的にとらえない日本人の性質という土台の上に、それを伸ばすような形で外来の文化が取捨選択された上で融合し発展した結果と考えられる。

5. まとめ　平安以降の医療と「いのち」

 縄文以来の日本人の月や母性に象徴されるような心性は、大乗仏教という同質かつ民族を超えた大きな理論・哲学を得ることによって理論的に成熟した。そして、その後の外来の文化・技術の受容において、外来の一方的な理論の洗礼を受けることを防ぐ結果に寄与することとなった。永観2年（984）にできた『医心方』は隋唐の医書・方術書など約200種類からの引用であるが、経穴を経脈で分類せず、身体の各部位で分けて編集され、経絡理論や陰陽五行説などの哲学的部分は意図的に排除され、簡略化、実用化が図られている。このような中国伝来の医術の有用性を認めつつも、暦学や占術の影響が強く観念的な経絡理論や陰陽五行論については批判的な受容を行うということが、以降の中国医学の受容における基本スタンスとなっていく。中国人にとっては、現実の観察を離れても、抽象化された美しい論理性は、天の完全性を表す素晴らしい学問であった。日本人にとっては、美しい理論であっても現実の観察を離れた理論は、その理論が「生きていない」感覚を持つ。縄文を基層とする世界観により、万物に「いのち」を感じ、自然の生き生きとした現実を強く感じ、強く思う日本人にとっては、「生きていない」理論＝死んだ理論＝机上の空論という感覚が強くなるのであろう。

 その後、金元医学や明の医学を吸収しながらも、ハラノムシや御園意斎（1557-1616）の腹部打鍼法など日本独自の医学が現れ、日本が外来の理論を鵜呑みにしなかったことがわかる。江戸

時代に入ると同じ流れの中で、古方派のような経験的・実証的医学への動きが起こり、後藤艮山（1659-1733）の「一気留滞説」や吉益東洞（1702-1773）の「万病一毒説」という日本独自の東洋医学理論を打ち立てるに至る。中国医学の陰陽二元論は、日本人の縄文以来の身体感覚・「いのち」観によって陰陽の分かれる以前の理論、一元論へとスライドしたのである。

　後藤艮山の「一気留滞説」はすべての病は内因・外因・不内外因によって起こる気の留滞が原因とする。中国の三因論のさらに奥の原因を追究した理論になっている。そこには、理論の裏にある言語化しにくい身体感覚に根拠を求めようとする姿勢を見て取ることができる。日常語で「気」という言葉を多く使い、気という存在を身近に感じる日本人において、原因を気に求めることは説得力のある理論になって受け入れられた。

　吉益東洞は「万病一毒説」と「目に見えぬことは言わぬ」という徹底した実証主義の立場をとり、観念的な陰陽論や五行論を否定した。目に見えないものを否定するというところだけを切り取ると、縄文以来のアニミズムと矛盾するようにも思える。しかし、伝統的に力を持っていた陰陽論や五行論を強く否定できる原動力は身体感覚より得た確信であると考えられる。腹診の触覚を通して伝統的な中国医学の誤りを感じた故に、新たな理論が構築されたはずである。そして第3部Ⅱ「伝統医療における身心技法」においても詳述するが、五感の精度の追求により自然に気感（気の感覚）が育ってしまうゆえに、気感を介して万物の「いのち」を感じ、その根底においては縄文の基層につながるのである。吉益東洞が否定したのは生きていない理論であり、触診に基づいた「いのち」を感じる「生きている理論」を求めたのである。

❖引用文献

1) 小林達夫（2018）：縄文文化が日本人の未来を拓く、pp.130-152、徳間書店。
2) 三浦茂久（2012）：古代枕詞の究明、pp.467-476、作品社。
3) 折口信夫（1966）：折口信夫全集（9）　國文學篇、pp.561-570、中央公論社。
4) 中西進（2011）：こころの日本文化史、pp.29-30、岩波書店。
5) 中西進（2007）：日本人の忘れもの 1、pp.143-146、ウェッジ。
6) 大島直行（2016）：月と蛇と縄文人―シンボリズムとレトリックで読み解く神話的世界観―、pp.3-73、寿郎社。
7) 南京中医学院編（石田秀実監訳, 1991）：現代語訳　黄帝内経素問（上巻）、pp.33-37、東洋学術出版社。
8) 小林達夫（2018）：縄文文化が日本人の未来を拓く、pp.118-124、徳間書店。
9) 角田忠信（1978）：日本人の脳―脳の働きと東西の文化―、pp.4-378、大修館書店。
10) 中西進（2011）：こころの日本文化史、pp.15-18、岩波書店。
11) 長野仁・東昇（2007）：戦国時代のハラノムシ―『針聞書』のゆかいな病魔たち―、pp.82-101、国書刊行会。
12) 長野仁・笠井昌昭（2007）：虫の知らせ―九州国立博物館『針聞書』―、pp.12-40、ジェイ・キャスト。
13) 長谷川雅雄、辻本裕成、ペトロ・クネヒト、美濃部重克（2012）：「腹の虫」の研究―日本の心身観をさぐる―、pp.308-354、名古屋大学出版会。
14) 柳田國男（1969）：定本柳田國男集第 10 巻、pp.3-152、筑摩書房。
15) 折口信夫（1965）：折口信夫全集第 2 巻　古代研究（民俗學篇 1）、pp.16-40、中央公論社。
16) 柳田國男他（1965）：柳田國男対談集（資料第 3）、pp.6-86、筑摩叢書。
17) 上野誠（2014）：折口信夫　魂の古代学、pp.45-63、角川ソフィア文庫。
18) 折口信夫（1967）：折口信夫全集第 16 巻　古代研究（民俗學篇 2）、pp.309-366、中央公論社。

19）柳田國男（1969）：定本柳田國男集第 10 巻、pp.123-124、筑摩書房。
20）折口信夫（1965）：折口信夫全集第 1 巻　古代研究（國文學篇）、pp.3-62、中央公論社。
21）佐々木高明（1991）：日本史誕生　集英社版日本の歴史①、pp.265-269、集英社。
22）佐々木高明（1991）：日本史誕生　集英社版日本の歴史①、pp.67-70、集英社。
23）佐々木高明（1991）：日本史誕生　集英社版日本の歴史①、pp.249-260、集英社。
24）佐々木高明（1991）：日本史誕生　集英社版日本の歴史①、pp.275-278、集英社。
25）3 万年前の航海徹底再現プロジェクト　（ホームページ閲覧 2018.9.20）　https://www.kahaku.go.jp/research/activities/special/koukai/
26）小林達夫（2018）：縄文文化が日本人の未来を拓く、pp.88-90、徳間書店。
27）有川貞清（2008）：始原東洋医学—潜象界からの診療—、pp.16-36、高城書房。
28）吉野信子（2015）：カタカムナ言霊の超法則—言葉の力を知れば、人生がわかる・未来が変わる！—、pp.196-200、徳間書店。
29）山田康弘（2018）：縄文人の死生観、pp.92-111、角川ソフィア文庫。
30）J・G・フレイザー（吉田晶子訳、2011）：図説金枝篇上、pp.83-109、講談社学術文庫。
31）佐々木高明（1991）：日本史誕生　集英社版日本の歴史①、pp.331-335、集英社。
32）大島直行（2016）：月と蛇と縄文人—シンボリズムとレトリックで読み解く神話的世界観—、pp.247-249、寿郎社。
33）石原道博編訳（2004）：新訂魏志倭人伝・後漢書倭伝・宋書倭国伝・隋書倭国伝　中国正史日本伝（1）、p.49、岩波書店。
34）酒井シズ（2002）：病が語る日本史、pp.19-37、講談社。
35）宮本正尊（1961）：「草木國土悉皆成佛」の佛性論的意義とその作者、印度學佛教學研究 9（2）、pp. 672-701。
36）中村元（1989）：日本人の思惟方法 東洋人の思惟方法Ⅲ　［決定版］中村元選集第 3 巻、pp.13-116、春秋社。

各論 VI

ヨーガ哲学と倫理

松原恵美

> **ポイント**
> 1. ヨーガ哲学の世界観
> 2. ヨーガの歴史、流派、聖典・経典
> 3. 人間の苦しみの原因
> 4. 人間の苦悩を解放して解脱へ至る、ヨーガの行法
> 5. ヨーガの変遷、身体は小宇宙

1. ヨーガとは？

　ヨーガとは、今から数千年前（3000年前から4000年前と推定されている）にインドで確立された、人間があらゆる苦悩から脱し自由になるための法、解脱の道を示したもの。
　様々な時代ごとに、インドの賢者達により哲学の書、聖典、経典が書き残されている。
　これらに共通することは、この世で知る必要のあることは「**自分は何者であるか？**」に尽きる。
　真の自由とは、己の真実にある。
　「自己の真実を徹底的に知ることだ」と説き、そのための行法をまとめている。
　この章では、聖典、経典をひも解きながら、ヨーガの哲学、思想、解脱の修行体系などを解説していく。

2. 人間の本質とは「観るもの」である

　我々人間は、自分の身体の感覚や心、感情、思考の変化を観ることができる。
　ヨーガ哲学では、人間の本質は身体や心ではなく、それらの変化を「観るもの」であるという。
この世界の現象の変化を観る存在、それが本当のあなたである。
　変わり続ける自分の心、身体の感覚。変わり続けるものの中で、変わらずに観ている存在、それが我々の本質である。

観る存在は、何があっても変わらないからこそ、観ることができる。
変わらない存在と、変わり続けるもの。
観るものと、観られるもの。
この2つを混同してしまうことに、人の苦悩がある。
これらを見極め、混乱を解放し、苦しみから解脱していくことがヨーガである。
人間の本質「観るもの」を、ヨーガ経典では様々な言葉で表している。
主に3つの言葉が用いられている。
普遍の存在、梵…ブラフマン
真我…アートマン
人間の真実…プルシャ

3. ヨーガの解脱・梵我一如

　真我を意味するアートマンとは、「呼吸する」という動詞から派生した言葉で、元来は「呼吸するもの、気息、生命」を意味し、またそれによって生きている身体や自己のことを指していた。
　宇宙的・客観的な原理である梵・ブラフマンに対し、真我・アートマンは個人的・主観的な原理を表す。
　ヨーガの一元論を説くヴェーダーンタ哲学では、真我・アートマンを認識し、梵・ブラフマンと真我・アートマンが同じものである「梵我一如」だと直観することが解脱において必要で、そのための体系をまとめている。

4. 世界を知る自分・世界と一つの自分

　私たちが世界と関わるとき、無意識に世界を3つに分けて捉えている。

図1　世界の認識

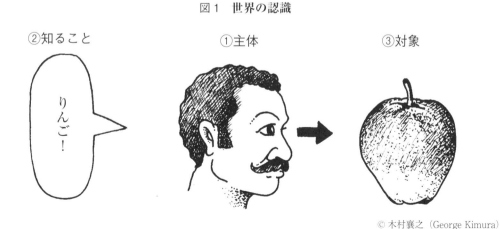

© 木村襄之（George Kimura）

例えば、リンゴをみて、リンゴだと認識する状況の場合
1. 意識する主体（物をみて、知る自分）　　　　　　　（自己意識・自我）
2. 意識すること（感覚や考えで知る）が起きる状況　　（認識の動き）
3. 意識されているもの（知られるもの）、対象物　　　（物質など）

大きく世界を3つに分けて物事を理解しようとするのが人間の認識、知性の特徴である。
物事を3つに分けて考えると、私たちは「知るもの」になる。
対象物が映り、認識が起こる。
しかし、本当の自分は知るものという考えでも、対象物でもない。
本質の自分は「3つに分けることができない存在」というのがヨーガ聖典の教えである。
意識する主体も、意識している考えも、意識されている対象も、**根源は1つの存在**。
3つを含みながら、3つのどれにも限定されない存在。
それが自己の真実、世界の真実だと直観し、身体や物、思考や感情などから制限されずに自由な存在としての生き方を体現していくのが、ヨーガの道である。

5. 時間の実体は瞬間である

過去から未来へ時間は流れ、物事が変わる。
時間の流れをよくみると、流れは一瞬一瞬という瞬間のつながりによってできている。
線は無数の点からできているように、過去から未来へ1本の線のように流れる時間は、無数の点という瞬間によって成り立つ。
ヨーガ哲学では「時間の実体は瞬間である」といい、過去や未来は考え、概念にすぎないという。
過去や未来という考えは、本質を突き詰めてみると、どちらも今に映る考えにすぎない。
実体のない過去の後悔や、未来への不安に心が揺らぐことから、人の苦しみが生じる。
正しく見極めることを説き、心や感情の動き、移り変わる現象、変化するものと、変化することがない実体を見極めると、現象世界を成り立たせている真実が見えてくる。
現象、物事の変化を支える変わらない実体を「**実存（サット）**」とも言っている。
実存（サット）は絶対的なものであると同時に、現象の根源。
根源からダイナミックに世界を展開させるクリエイティブな力を、自性、宇宙的幻術、可能性の力（プラクリティ、マーヤー）と呼んでいる。

6. 観られるものは変わる・世界の展開

人間の本質は「観るもの・変わらないもの」
一方、この世界は「観られるもの・変わるもの」
観られる世界の展開について、ヨーガのサーンキャ哲学では3つの質のバランス・均衡状態によって**変化していく**と説いている。

観られるものは、3つの質・顕現の相（グナ）、純性（サットヴァ）動質（ラジャス）暗質（タマス）の組み合わせとバランスで成り立つとしている。

(1) **変化の第1段階**

潜在的な状態。何も起こらない、現れていない均衡状態。
3つの質が均衡して形や動きを持たない状態。
　　↓

(2) **変化の第2段階**

3つの質の均衡が衝撃によって、微妙に崩れ、動きと分裂が始まる状態。
物質になる寸前の状態。
　　↓

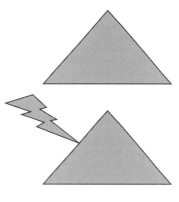

(3) **変化の第3段階**

物質が現れる前のエネルギー状態に衝撃が起こり、3つの質（グナ）、5つの要素（空、風、火、水、土）が始まる段階。
この状態をアヴィシェーシャと言い、物質になる前の潜在、6つの要素としている。
6つの要素＝5つの要素＋自意識（アハンカーラ）
　　↓

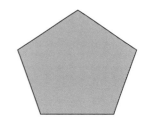

(4) **変化の第4段階**

特徴のある物質が現れた段階。
この段階をヴィシェーシャと言い、物質として現れた状態、16の物質要素としている。
16の物質要素＝5大元素＋5つの感覚器官＋5つの行動器官＋心
　　↓

世界と人、物と動きの誕生。

① **観るもの（プルシャ・アートマン・ブラフマン）**

　どんな状態でも変化しない存在。
　意識の根源
　　↕

② **観られるもの　変わるものが織りなす世界（プラクリティ）**

　物質は可能性の力（プラクリティ）が変化して起こる。
　変わるものでできている世界を、可能性、宇宙的幻術（マーヤー）とも、可能性が現れる世界（プラダーナ）とも言う。

(5) **3つの質（グナ）**

観られる世界の3つの質・顕現の相が人間の感覚器官を通すと以下のように感知される。

① **純性（サットヴァ）**

　バランスと清浄と調和。慈悲深く、他人を理解しようとする質。
　微細、軽快でものを照らし表す傾向をもち、心理的には快の性格を帯びている。

見通しと理解のある知性が働き、集中し、混乱や揺らぎがなく、定まった状態。

②**動質（ラジャス）**

活動と激情とエネルギーの発散、野心的な心。心理的には不安の性格を帯びている。
嬉しいと有頂天になり、ある時は悲しみ、怒り、落ち込んだりする激しく動く質。
何かを手に入れたいという欲望、プレッシャー、ストレス、執着、不満な性質。

③**暗質（タマス）**

闇と無気力と惰性。粗荒でものを覆い隠す傾向をもち、心理的には鈍重の性格を帯びている。
不活発で怠惰、何もしたくないという性質。

④**五大元素　空・風・火・水・土**

五大元素と人間の五つの感覚は、自然界の法則によってつながりあうとされる。

表1　五大元素の性質

五大元素	感覚	身体の場所	対象
空	聞く	耳	方向
風	触れる	全身	動き
火	見る	目	形・色
水	味	舌	味
土	匂う	鼻	香り

五唯　　色・声・香・味・触
十根　　五知覚器官［目・耳・鼻・舌・皮（触覚）］
　　　　五運動器官［語（発音）・手・足・排泄器官・生殖器官］

7. 5つの鞘

ヨーガでは、人間、命は5つの鞘の層でできていると捉えている。
5つの鞘はそれぞれ次元の異なったエネルギーで、重なり合っている。
お互いに関連していて、一番外側の鞘が刺激されることによって、次の内側の鞘に影響を与える。
5つの鞘の層は、内側に向かうほど微細になっていく。

(1) **食物鞘（アンナ・マヤ・コーシャ）**

食べ物で維持されている肉体の層。
5つの鞘の中で一番外側にあり、骨や肉や血管などから構成されている。
最も粗雑な層で、食べ物によって活動するので、この名前が付けられている。

(2) **生気鞘（プラナ・マヤ・コーシャ）**

生命エネルギーである気（プラーナ）が流れる生気でできた層。
肉体に重なるような形で、食物鞘の1つ内側にある鞘で、より微細で霊妙な層を構成している。
ヨーガでは呼吸法・調気法（プラーナヤーマ）で、この生気鞘を整える。
この層を整えることにより、1つ外側の食物鞘、次の意思鞘にも影響を与える。
(3) 意思鞘（マノー・マヤ・コーシャ）
五感の情報によって左右され、好き嫌いなどの感情を扱う層。
マノーとは、意識や心の意味。感覚器官を通じていろいろなことを感じたり、思考したりする。
(4) 理智鞘（ジニャーニャ・マヤ・コーシャ）
知識的なことや理性的なことに関する層。
感覚器官を通して得たものを、この鞘で様々な判断をする。
情報としての知識ではなく、解脱や精神的なものに関する智慧を指している。
(5) 歓喜鞘（アーナンダ・マヤ・コーシャ）
歓喜と自由と宇宙的知恵に満ちた各生命体を超えたもの。

この他に、身体を3つに分けて捉えることもある。
① 肉体（ストゥーラ・シャリーラ）
ストゥーラとは「粗い、粗大な」シャリーラは「身体」の意味。
上記に5つの鞘に対応すると、一番外側の食物鞘とその内側の生気鞘に相当する。
② 微細体（スークシュマ・シャリーラ）
スークシュマは「微細、霊妙」の意味。上記では、意思鞘と理智鞘に相当する。
③ 原因体（カーラナ・シャリーラ）
カーラナは「原因」の意味。最も微細な歓喜鞘に相当する。

ヨーガ以外でも、神智学や日本古来の神道でも5つの階層で捉えている。

参考　　　　　　　　　表2　神道の5つの階層

	エネルギー	次元	関係	知
第1階層	体…生命エネルギー	1次元　点	私	身体知　自己内自己
第2階層	情…情動エネルギー	2次元　線	他者	情動知　自己内他者
第3階層	魂…精神エネルギー	3次元　面	仲間（家族など）	直観知　客体自己
第4階層	霊…結合エネルギー	4次元　空間	空間	実践知　理想自己
第5階層	神…意志エネルギー	5次元　宇宙	宇宙　自然　公	存在知　超越自己

8. ヨーガの定義

ヨーガの聖典であるカタ・ウパニシャッドに、ヨーガの定義が以下のように記されている。
諸感覚器官の働きをしっかりと制御することがヨーガである。

理智が車の持ち主の自我のために思考器官の手綱をきちんと持ち、馬である諸感覚器官を勝手気ままに動かなくすることがヨーガである。
　馬を車体につなぎ、その馬車をコントロールして、道をはずさず、人生の目的地に行くこと。

　ヨーガの語源…馬車、馬を車体につなぐ（YUJ ユジ）
　ヨーガとは？「結ぶ、結合する」という意味になる。
　心理的統制によって、低い自我と高い自我とを結合する。
　智慧との結合、神的存在との合一などと解釈される。

　また、悟り、解脱を目的とするヨーガの根本経典である「ヨーガ・スートラ」における定義は「ヨーガとは心の作用を止滅すること」とある。
　心の働きをなくさなければ、真実の自己は表れないからだ。
　なぜなら、心の働きは真実の自己ではなく、「観られるもの・変わるもの」であり、もう1つの物質原理（プラクリティ）が転変したものであるから。
　心の働きを制御できた時に、本質の自己「観るもの」であることを瞑想などにより見極めることができる。
　心の働きの制御とは
　①ある対象に集中させること＝主客合一
　②心の働きを常時静めておくこと

図2　理智が手綱を握る

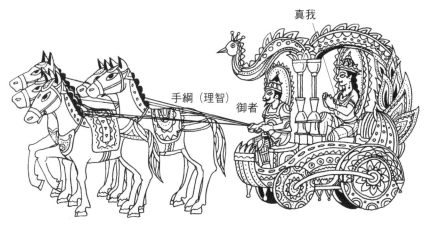

© 木村襄之（George Kimura）

9. ヨーガの歴史

　ヨーガの哲学・思想を代表する聖典、書物の成立した時期と、そこから派生した様々なヨーガ

のスタイル
BC
3000〜　　　　　　　インダス文明
1200〜1000　　　　　ヴェーダ聖典
1000〜　　　　　　　ウパニシャッド聖典
500〜　　　　　　　ヨーガ・スートラ（ヨーガの根本経典）
AD
200〜　　　　　　　バガバッドギーター（聖典）
　　　　　　　　　　ジニャーニャ・ヨーガ　ラージャ・ヨーガ　バクティ・ヨーガ　カルマ・ヨーガ
1300〜　　　　　　　ハタ・ヨーガ
　　　　　　　　　　ハタ・ヨーガ・プラディーピカー（16世紀の書物）
1900〜　　　　　　　西洋文化と融合した近代ヨーガ

10. ヨーガの種類・流派

①**ラージャ・ヨーガ**…瞑想などにより心理的操作を行い、深い三昧の境地へ至る道を説く。
②**ハタ・ヨーガ**…身体の動きと呼吸などにより生理的操作を行う。身体を通して自己の中に宇宙的意識を発見し、解脱へ至る道を説く。
③**カルマ・ヨーガ**…倫理的なもので、社会奉仕を行う。行為の結果に執着せずに、結果を手放すことで原因と結果、因果（カルマ）から抜けていく解脱の道を説く。
④**バクティ・ヨーガ**…宗教的なもので信仰心を養う。神への愛の道から解脱の道を説く。
⑤**ジニャーニャ・ヨーガ**…哲学的なもので智慧により気づいていく知性を養う。
　　　　　　　　　　　　教わった知識ではなく、生命に備わっている真智から解脱していく道を説く。

11. ヨーガの聖典・経典

ヨーガの哲学、思想を理解する上で大事な聖典が3つある。
完成した年代順にヴェーダ聖典、ウパニシャッド、バガバッドギーターである。

(1) ヴェーダ聖典
ヨーガを基礎とした学問はヴェーダ聖典として知られるサンスクリットの聖典が根源にある。数千年前の偉大な賢者の手によると言われ、世界最古の聖典として広く一般に認められている。100巻以上が現存している。
内容は4つの智慧の書
①リグヴェーダ　　　　　　　神々に捧げる典礼

②アタルヴァ・ヴェーダ　　　　供養の時に使う祈祷文
③ヤジュル・ヴェーダ　　　　　供養の時に使う賛歌
④サーマ・ヴェーダ　　　　　　呪法や呪術の真言

(2) ウパニシャッド（ヴェーダーンタ）
ヴェーダ聖典の最終項目にあたる。108の奥義がある。
ウパニシャッドの意味は「指導者・グルの側に座ること」。
精神的な知識をグルから弟子は口頭で伝えることを意味する。
4つの人生の目標が書かれている。
①安全（アルタ）②喜び（カーマ）③宇宙全体の秩序・法則（ダルマ）④悟り・解脱（モクシャ）
ヴェーダーンタのテーマは④の悟り・解脱（モクシャ）となっている。
ヨーガは悟り・解脱を目的とした生き方。

(3) バガバッドギーター
ヴェーダ聖典に続いて重要な文献は「イティハーサ」と呼ばれる経典で、4つの聖典からなる。
ラーマーヤナ、マハーバーラタ、ヨーガヴァシシュタ、ハリヴァンシャの4つの聖典で、最も広く読み継がれているものが、マハーバーラタの中にある「バガバッドギーター」。
この4つの聖典は、ヴェーダ聖典に記されているすべての知識を理解しやすく、具体的にしたもの。
歴史物語、対話による物語、例え話が盛り込まれていて、哲学、宗教、律法、義務、道徳、ヨーガ教義の基本を楽しめる内容に書き換えている。

12. 根本経典　ヨーガ・スートラ

ヨーガの思想・哲学を組織的に記述している最も古い経典はヨーガ・スートラで、紀元前5～紀元前3世紀頃に完成、ヨーガの根本経典と仰がれている。
サーンキャ哲学をもとに、世界の実在、成り立ち、人間の心の構造についての学問的な観察と、心の一番奥にある真智を開発する技術を記している。
深い叡智や高い啓示を、どうすれば人は主体的に取得できるのかを示す。
また、瞑想の行を通じて悟り・解脱を求めるラージャ・ヨーガの理論体系として、8支則からなる修行法（アシュタンガ・ヨーガ）を解説している。

(1) スートラとは？
スートラは経句という意味のサンスクリット語で、もともとは「糸」を意味する。
あるテーマを説明する際のスートラ経典の役割は、花輪を編む際の糸に例えられる。
糸は核となる教えとそれに関係する議論を表している。

(2) ヨーガ・スートラの構成

①三昧部門（サマーディ・パーダ）
　ヨーガの基本概念を定義し、ヨーガの道の全体像を示す。
　三昧の種類について、違いを解説。
②修行部門（サーダナ・パーダ）
　ヨーガの8部門を特定し、そのうち最初の5つを詳しく説明。
③行力部門（ヴィブーティ・パーダ）
　最後の3部門と修行が進むにつれて得られる超能力について説明。
④独存位部門（カイヴァリア・パーダ）
　現世の束縛、解脱、行為とそれに関連する記憶の印象などの概念を説明。
　最後に魂の本質についてサーンキャ哲学の考え方を述べている。

13. 心の止滅

　ヨーガの目的は「心（チッタ）の働きを止滅すること」とあるが、ここでの心は何を意味するのか？　それが果たされるとどうなるのか？　具体的にヨーガ・スートラに書かれている。
　心の素（チッタ）は、深層心理を含めたすべての心理の根源であるもので、止滅は三昧（サマディ）と同義語である。
　三昧には有想（うそう）（心理作用が残っているもの）と無想（むそう）（心理作用が完全に消滅して、潜在意識だけが残っているもの）の2段階あるうち、無想の段階が特に止滅と呼ばれている。
　心の働きが止滅された時には、純粋観照者たる真我は自己本来の態にとどまることになる。
　真我本来の姿は独立自存な絶対者で、時間、空間の制約をうけず、つねに平和、光明に満ちた存在である。
　ところが、自己本来の姿を見失って、自分がいろいろな苦しみを現実にうけているような錯覚を起こしているのが、我々の現状である。
　この錯覚をどうやって取り去ることができるか？　これがヨーガの課題であり、8部門の体系で示している。

14. 輪廻転生

　輪廻転生の思想を持つヨーガ哲学では、我々人間の心には、これまで何回もの過去世において為してきた潜在的可能性の種があるという。
　それが引き金となって、苦しみ、迷いなどが生じるといい、苦しみを引き起こす潜在的可能性の種は大別して3つに分けられる。

(1) 残存印象（ヴァーサナー）

　心理的なもので、時々記憶として心の大地に芽を出す。
　この世に生まれてからの記憶だけでなく、数多くの過去世、転生の間に経験した「楽しかった、

うれしかった、苦しかった、辛かった」などの心理的印象。

(2) 業遺存（カルマアーシャヤ）

過去世において為した様々な善悪の行為の結果という種で、後に業となって表れる。

人に喜ばれる行為や、反対に人を傷つける行為は業遺存として残る。

残存印象（ヴァーサナー）との大きな違いは、残存印象が目に見えない心理的なものであるのに対して、業遺存は環境など身の回りの具体的なこととして、目に見える形で表れるとしている。

具体的には、どういう環境や家庭に生まれるかという境涯、何歳まで生きられるかという寿命、苦楽の経験として表れるという。

(3) 煩悩（クレーシャ）

残存印象や業遺存のもととなるのが、煩悩。

煩悩によって様々な行為をし、その報いが心理的、外的な環境などとして還ってくる。

煩悩が引き起こす苦悩からの解放が解脱であり、その道を示している。

① 人間の苦悩のもと、煩悩（クレーシャ）

心に深く根付いている現世の苦悩の原因で、5つある。

ⅰ 自我意識（アスミター）

自意識の力を理智の力と誤って同一視すること。

ⅱ 愛着（ラーガ）

以前の楽しい体験から生じる。

ⅲ 憎悪（ドヴェーシャ）

以前のつらい経験から生じる。

ⅳ 生への執着（アビニヴェーシャ）

あらゆる生き物に見られる本能。

ⅴ 無智（アヴィドヤー）

誤った見解。無智は現世で苦悩する根本原因である。

15. ヨーガの解脱へ至る行法・8支則

煩悩を取り去り、心の止滅・三昧（サマディー）に導く段階を8つの部門で示している。

これらは縦の順序に配列されていて、順次に前の部門はその次の部門の準備段階または前提条件という関係にある。

これらのヨーガ行法を修行してゆくにつれて、次第に心の汚れ、煩悩がなくなり、内なる静寂が深まっていく。

心を一点に集中する瞑想を続けることで、変化するもの・変化しない存在（真我）を見極めていく。

瞑想が深まり、観ている意識と、観られている世界が完璧に一致する境地、瞑想の対象も瞑想

の主体もただ１つの源、意識に収まることが三昧（サマディー）の境地である。

　１から５までが外的ヨーガ、６から８までが内的ヨーガ。

表３　ヨーガの行法　８支則

1	禁戒　ヤマ	社会的５つのルール	対人関係の意識化
2	勧戒　ニヤマ	個人的５つのルール	対物事項の意識化
3	身体法　アーサナ	快適で安定感のある姿勢	肉体次元の自己意識化
4	調気法　プラーナヤーマ	プラーナ（気）をコントロールすること	呼吸次元の自己意識化
5	制感　プラティヤハーラ	感覚を制御して外界の刺激から切り離すこと	意思鞘次元の自己意識化
6	凝念　ダーラナー	精神集中法　心を特定の場所に縛り付けること	理智鞘次元の自己意識化
7	静慮　ディヤーナ	瞑想。仏教では禅那　現代ではメディテーション	理智鞘次元の自己意識化
8	三昧　サマディ	主体と客体が融合してしまう超越の感覚（主客合一）	歓喜鞘次元の自己意識化

表４　禁戒（ヤマ）と勧戒（ニヤマ）

禁戒（ヤマ）	勧戒（ニヤマ）
1 非暴力（アヒムサー）　思考、言葉の行為レベルで生き物に害を与えないこと	1 清浄（シャウチヤ）　身体を清潔に保つ
2 正直（サティヤ）　嘘をつかずに正直でいること	2 知足（サントシャ）　足るを知り、渇望や欲望がないこと
3 不盗（アスティヤ）　自分が所有していないものを他人からとらない	3 苦行（タパス）　心を強くすることが目的で、困難なことを実行すること
4 不淫（ブラフマチャルマ）　禁欲を確立することで、エネルギーを保存する	4 聖典読誦（スヴァディアーヤ）　神聖な聖典を読み、著者の智慧を自分に同調させる
5 不貪（アパリグラハ）　独占欲を抑え、贈与を受けない	5 自在神祈念（イーシュヴァラ・プラニダーナ）　自在神に身をゆだね、敬虔に専念すること

　ヨーガの菜食（ベジタリアン）は、禁戒の非暴力（アヒンサー）からきている。

　捕まえると逃げたり、叫んだりするものを無理やり殺して食べないようにするという倫理的な観点に基づいている。

　動物性のものを食べないわけではなく、牛乳やチーズなどはインドのヨーガ行者も積極的に食べている。

(1) 繰り返すことの効用・神経の可塑性

　経典では、解脱に至るヨーガ８支則を繰り返し行じることの大切さを強調している。

　これについて、1900年代初めにインドからアメリカに渡り、アメリカでヨーガを広めたパラ

マハンサ・ヨガナンダ（1893-1952）は以下のように述べている。

「行動を繰り返せば心にパターンができる。脳にわずかな電気の道が作られる。レコードの溝のようなもの。自分で作った溝をたどって生きるのが人生である。定期的な訓練で脳の配線を変えれば、悪い習慣を減らせる。

ヨーガの目的は抑圧ではなく、変容。溝を作り直す。エネルギーの方向性を変える。思考や感情のパターンも。これがヨーガの科学。」神経の可塑性について述べている。

16. 瞑想と三昧の境地

瞑想の行を通じて三昧の境地へ至る道を説くヨーガ・スートラでは、瞑想から生じる三昧には2種類あるとしている。

有想三昧と無想三昧、有種子三昧と無種子三昧である。

瞑想の時間の目安として、何種類かある決められた坐法で、身体を忘れるほど安定して快適に48分間（1ムフルタという時間の単位）座り続けることができたら、達成した人（アーサナ・シッディ）と呼ばれる。

(1) 有想三昧と無想三昧

```
─有想三昧
        ┌─有尋三昧
        │ 有伺三昧
        │ 有楽三昧
        └─有我想三昧
─無想三昧
```

有想三昧…まだ人間の想念や観念がある三昧。

尋　・心の働きの中の粗雑・粗大な働き。
　　・五大・十根を対象とした思考の働き。
　　・推論や論証したりする働き。
　　・あれかこれかと尋ね求める心。

伺　・心の働きの中の精密・緻密・微細な働き。
　　・五唯、覚、自我意識、意などを対象とした思考の働き。
　　・直観の心理。
　　・尋の段階からそれをさらに細かく考察する。
　　・尋も伺もいろいろな対象について思索する。

楽　・思索していくうちに、思索が消えていき、その後安らかな境地が現れる。

我想・自分ということの純粋な存在観念。
　　・自分というものが実在する。

無想三昧…想念がなくなり潜在印象（サンスカーラ）だけが心の奥に眠っている。
　　　　　心理的な働きを止める想念。
　　　　　心の中にある１つの想念が浮かんでくると、その度ごとに想念を消し止めていくことができるようになる段階。
　　　　　普通の心理状態では非常に難しく、かえって逆効果に陥りやすい。そのために有想三昧を経る。

(2) 有種子三昧と無種子三昧

```
┌有種子三昧
│          ┌有尋定
│          │無尋定
│          │有伺定
│          └無伺定
└無種子三昧
```

有種子三昧…種子を有している三昧。
　　　　　　輪廻の世界の束縛の原因をまだ自分の中に残している、心の中に、心の働きとなる種子を残している状態の三昧。

有尋定…分別知が残っている定。
　　　　言葉、客体、観念を区別する知識が残っている。
　　　　分別のある三昧。３つのものを区別する心の働きがある三昧。

無尋定…記憶の意識が消えて、心そのものがなくなってしまったかのようになり、客体だけが表れている。

有伺定と無伺定…尋という働きよりも、もっと微細な心の働き。

無種子三昧…心の働きが全くない境地。潜在印象（サンスカーラ）がなくなる。

17. ヨーガの解脱

　ヨーガの８部門の行法から三昧の境地へ至ると、超自然的な叡智が発現し、解脱するとされている。
　超自然的な叡智とは以下の６つである。
　①真理のみを保有する叡智…純粋直観とも知的直観とも言われる。
　②支配力…物質世界の極微から極大にわたって知る知性。
　③離憂霊能…世界の一切の事象を知る叡智。

④救済者・照明者…すべてのものの在り方を一度に知る叡智。
⑤最高直観智…あらゆる存在の配置の順序、それらの間の差別、その本質を知る叡智。
⑥法雲三昧…最高叡智に対してさえ執着の念を起こさず、あらゆる形の叡智が展開した後に発現する三昧。この三昧の境地においてすべての煩悩と業は滅び去る。
仏教でも菩薩の最高の修習位を法雲地と呼んでいる。

18. ヨーガの変遷・身体は小宇宙

　紀元前1000年から紀元後1000年位までのヨーガ哲学、また仏教などの宗教は、心や精神、道徳の問題に重点をおき、身体にはあまり関心を示さなかった。
　しかし、1000年以降のインドでは、身体全体を通して解脱に至る道を説くハタ・ヨーガが体系立てられていった。
　それまでは、身体を不浄なもの、欲望を引き起こす厄介なものとして扱い、禁欲、断食、難行、苦行などが修行体系に組み込まれていたが、1300年頃に確立されたハタ・ヨーガでは、人間の身体を大宇宙に対する小宇宙として聖なるものとして扱っている。
　これまでが出家的なヨーガだったのに対し、在家のヨーガに変遷した。
　主な変化は以下の通り。
①初期の仏教やヨーガ経典ウパニシャッドに見られるように、個人の魂や救済、安らぎを求めるだけでなく、より生活に密着した現実的な修行体系になった。
②世俗的な生活を捨てた禁欲的・厭世的な生き方から、生きることへの肯定的な姿勢へと変化。
③精神的至福とともに現実的な力（健康や長寿や超能力）を開いていく。
④精神重視のみならず、身体を聖なるものとして扱う。
⑤哲学的には男性原理と女性原理など相反するものの合一。
（ハタ・ヨーガについては、第3部Ⅳ「ヨーガにおける身心技法」に記載）

19. まとめ・ヨーガ哲学が伝えていること

　ヨーガの哲学では、人間の一番奥にある真智を開発する術を示している。
①自分を知ることからはじまり
②心、感覚器官を理智でコントロールし、1点に意識を集約する、これを繰り返し実践する
③見極める
　これらを続けていくことで、心身の苦しみから解放されるだけでなく、人間のあらゆる苦しみから解放されていくと伝えている。

❖参考文献
佐保田鶴治（1980）：解説ヨーガ・スートラ、平河出版社。

向井田みお（2015）：やさしく学ぶYOGA哲学　ヨーガスートラ、アンダーザライト　ヨガスクール　YOGA BOOKS。

成瀬貴良（2015、16）：ハタ・ヨーガ・プラディーピカー（前編・後編）、アンダーザライト　ヨガスクール　YOGA BOOKS。

第3部
身心技法と健康

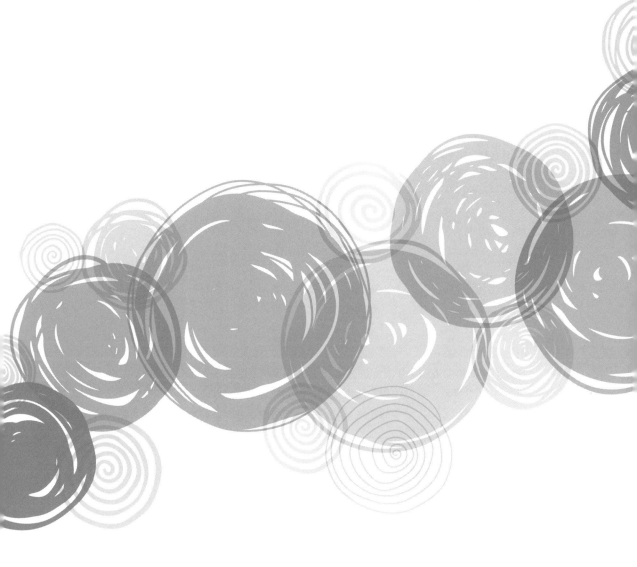

身心技法と健康 I

セルフケアにおける身心技法

山野 隆

> **ポイント**
> 1. 自身で健康に導く簡単なセルフケアを創成した。
> 2. 五感以外の感覚の総称のゼロ感覚を含む6感覚に基づく6感科学（チ楽）を提唱する。
> 3. チ楽は新たなる知性伝達獲得体系であり、短期間で伝達可能である。
> 4. RBM：Regularity Based Medicine に基づくテン医療を創成した。
> 5. セルフケアチ楽はテン医療に基づくセルフケアである。

＊はじめに

　未来は自分で治せるようになる。筆者はそう確信している。何故なら、筆者の周りにその現実が既に現れているからである。ここでは、その現実を報告する。

＊要旨

1) 自身で治す簡単な方法を筆者が開発した。**セルフケアチ楽**（ちらく）である。少なくとも健康法として活用できる。自身の指を体表に軽く数十秒当てるだけの簡単なフィンガーケアである。時間、場所を選ばない。医学的知識を要さない。副作用もない。身体の場所はその技能により、一ヶ所か二ヶ所である。

2) セルフケアチ楽は簡単な手技ではあるが、書物に容易に表現できない。五感以外の感覚を使うからである。五感以外の感覚の総称を**ゼロ感覚**（ゼロ感）と命名した。数時間でゼロ感の感度を高める遊びのような訓練法を筆者が開発した。チ楽院養成講座である。養成講座受講によりゼロ感が高まると、**フィンガーケア**以外に**スティックケア、選択ケア、イケア**と更に進化できる。これにより、自身の簡単な頭痛を消せる者も多い。

3) 更に、短期間の養成講座受講で相手にセルフケアを指導できるようにもなる。つまり、伝達可能なセルフケアである。その効果を目の当たりにした人はその不思議な効果が理解を超えるものとみえて、とうてい自身ではケア不可能と思う。従って、このケアが伝達可能であり、それには具体的にどれ程の時間、日数を要するかも説明する。

4) チ楽院認定証が各資格に発行されるので、指導希望者は必ずこの認定証を確認してから指導を受けるようにする。

【セルフケアチ楽の種類】

A. 手段による種類
- フィンガーケア
- スティックケア
- 選択ケア
- イケア

B. 技能による種類
- セルフケアテンシ
- セルフケアテンチ
- セルフケアテンイ
- セルフケアイ

C. 指導者の種類
- セルフケアテンシアドバイザー
- セルフケアテンシマスター
- セルフケアテンチマスター
- セルフケアテンイマスター

【チ楽院養成講座受講総日数】（1日で5時間の受講で日数は開始からの総日数、2019.1月〜）
- セルフケアテンシアドバイザー：1日
- セルフケアテンシマスター　　：3日
- セルフケアテンチマスター　　：6日
- セルフケアテンイマスター　　：9日

1. フィンガーケア

　自身の5本の指のみを使うセルフケアである。自身で不可能な時は他の人が同様にケア可能である。

1）テンフィンガーケア

- 手技

　自身の右手の5本指を、前胸部の右側に軽く当てる。右手が使えない人は左手でも代用できる。皮膚の上からでも衣服の上からでも良い。そして1分以内、指を当て続ける。ほとんどいないが、途中で気分が悪くなる人は直ちに止める。コツは余計なことを考えずに行うことである。慣れてきて、途中で止めて良いタイミングが分かる人もいる。これをフィンガーケアと称している。日に1〜5回繰り返す。日に6回以上はケアしない。他の場所にも行わない。

- 注意点

　養成講座を受けず、ただ指導を受ける人は指導を受けて2週間後には同様に指導を受けた方が

好ましい。理由はその効果を期待するからである。長くても30日を超えてケアする場合には必ずテンアドバイザー以上の資格取得者に指導を受ける。指導を受けれない時には再指導を受けるまでいったん、中止する。テンは生き物みたいで微妙に身体的部位が変わることがある。できるだけ正確な位置程、効果が高い。

技能の確保と安全性確保を目的としてチ楽院認定証が各資格に発行される。従って、指導希望者は必ずこの認定証を確認してから指導を受けるようにする。

- テン

指を当てる目標は身体内の一つの点である。筆者が発見し、テンと名付けた。テン発見の経緯については後述する。テンは3次元の存在ではない。ゼロ次元の存在である。つまり、エネルギーではない。CT、MRI、PETで測定、同定できない。解剖学的に同定できないのである。従って、安易な部位をここで説明できない。セルフケアテンシは非常に簡単な方法ではあるが、指を置く身体上の部位の同定には訓練を受けたセルフケアテンシアドバイザー以上の資格取得者の指導を要する。1mmの違いで効果が格段に違う。

- 技能獲得日数

2017年5月から**チ楽院**養成講座を開始したが、当初は2時間の養成講座受講を月に1回受講して、5ヶ月後にセルフケアテンシアドバイザー資格を取得できた。チ楽院認定の資格である。2019年1月からこのアドバイザーの資格は5時間（ワンデイ）の養成講座受講で取得できるように進化した。2019年3月末日までのセルフケアテンシアドバイザー以上の資格取得者は108名にも及ぶ。地域としては関東、関西、四国、九州に広く分布する。

養成講座ワンデイ受講の終了の頃には何となく自身のテンの身体的体表部位がわかるようになる人が多い。個人差があるのも確かである。理性的な側面が強い人程、知覚しにくい傾向がある。男性の多くはこの部類に入る。つまり、女性の方が比較的上達しやすい傾向にあるが、男性でも繰り返すことで確実に上達する。感性的な職業や人体、健康、生物などに関わる職業に携わる人々では性差がないので、性差は本質的なものではないと考える。この感覚を利用できるようになるには感性のみならず、理性も必要である。両者の調和が最も重要であることを筆者は強調したい。このことはチ楽の本質でもある。チ楽についても後述する。

＊次元

ここでの次元とは数学的な次元である。ゼロ次元が点、1次元が線、2次元が面、3次元が立体である。点とは面積が無いただ存在のみを示すものである。筆者が表現するポイントはこの数学上の点の性質をもつ。つまり、ポイントはエネルギーではない。

2) マスターキイポイントフィンガーケア

テンフィンガーケアが一般的セルフケアとすると、マスターキイポイントフィンガーケアはより専門的である。

- 手技

テンの後に続けて、マスターキイポイントに体表から右手の5本指を軽く当てる。衣服の上からでも結構で、1分以内である。その部位はその人によって異なり、日によっても異なる。日に1〜5回行う。

- **マスターキイポイント**

マスターキイポイントも筆者の発見による。マスターキイポイントを消すと、その人がより健康的になったり、その人の疾患を改善の方向に向かわせる。この点は体内にはあるが、これもテン同様ゼロ次元の存在なので、エネルギーではない。従って、最新鋭の画像診断でも確認できない。セルフケアテンシマスター以上の資格取得者は、自身のマスターキイポイントをある程度自覚できる。フィンガーケアではなかなかマスターキイポイントは消せないが、薄まることによる体調改善作用はテンフィンガーケアをしのぐ。

セルフケアテンチマスターかセルフケアテンイマスター以上の資格取得者は相手のマスターキイポイントを指摘可能であり、指導可能である。

- 注意点

このケアを続けられる回数、日数の制限はテンフィンガーケアと同じである。安全上とその効果のために必ず守っていただきたい。

- 技能獲得日数

養成講座3日目頃には筆者の指摘の後、自身のマスターキイポイントを自覚あるいは何となく感じ取ることができるようになる。中には、筆者が指摘しなくても正確にその身体的部位を自覚できる人もいる。ゼロ感覚の目覚めである。ゼロ感の自覚とも言える。

2. スティックケア

指の代わりに筆者独自の長さ10数cm、直径約1cmのスティックを使ってマスターキイポイントの体表の皮膚の上か服の上から軽く接触するセルフケアである。熟達すると、ほぼマスターキイポイントを消せる。マスターキイポイントフィンガーケアより更に有効である。テンにはスティックを当てない。スティックを当てるのはマスターキイポイントのみである。

- スティック授与

セルフケアテンシマスター認定証発行時にこのスティックが授与され、少なくとも自身のスティックケアを行う許可が与えられる。

＊テン、マスターキイポイントをとらえる方法

テンやマスターキイポイントはエネルギーではないので、五感での感知はもとより、精密機器での測定認識は不可能である。これをとらえるには、前述のゼロ感覚を使う。この認識、表現も筆者独特のものだ。養成講座3日目頃にはマスターキイポイントの消去も自覚できるようになる。実はゼロ感覚は人はもとより生命体は全てもつ感覚でもあるが、生命体の種類によって異なるし、人によっても異なる。

3. 選択ケア

ハーブ、エッセンシャルオイル、カラー、宝石などの媒体を飲用したり、身に付けることによって健康に導く健康法である。その時のその人の身心が必要としているものを選択するのである。目標はマスターキイポイントの軽減である。この選択にもゼロ感が役に立つ。

• 手技

ハーブなどの媒体のサンプルを並べて、自身のマスターキイポイントを軽減する媒体を選ぶ。あるいは、それらの媒体の名前をリストアップしたカードを予め準備して、そのリストの中からマスターキイポイントを軽減する媒体を選ぶ。選択結果はそれぞれの媒体の持つと知られている既存の効能と一致することもあるが、異なる場合も多い。しかし、その人本人が何故か従来から好みだったり、知らず知らずに選択していたものであることが多々ある。知らずに自身のゼロ感覚を使っているのであろう。

• 技能獲得日数

ほとんどの受講者が7日目のチ楽院養成講座受講で私の選択する第1選択から第3選択の媒介の一つ二つをリスト表から選択できるようになっている。240種類のハーブのリストから筆者の第1、第2選択ハーブを見事に完全に選択できた受講者もいる。その成功に最も驚いたのは当の本人であった。それには理由がある。それはゼロ感の概念が一般的でない理由でもあるが、そのゼロ感の実感が五感程はっきりしていないことにある。従って、実践を通して堺実結果を繰り返し実体験することによってそのゼロ感の感度の進化を実感していくのである。

4. セルフケアイ

筆者の発見したイを自由自在に利用して健康に導くセルフケアである。進化すると相手にも指導可能になる。ゼロ感の進化を要する。全てのゼロ感の感度の高さには個人差があるが特にイの利用については個人差があると思われる。

＊イ

筆者が発見した。意識とはその識別の有無で異なる。意識には識別が伴うが、イには識別がない。イは識別が生じる以前のものである。注意を注ぐ本体でもある。意の本質とでも言えるものである。多くの人がイを知らない。しかし、養成講座受講数十秒で、ほとんどの受講者がイを実感、意識できる。養成講座の受講の即効性の一つである。

5. セルフケアチ楽の特徴

• 手技の簡単さ

セルフケアチ楽は指導を受け、慣れてくるといつでもどこでもできるようになる。毎朝のシャワーの時に習慣として実行して、体調改善を自覚している人もいる。体調不良の際に実行したら、途端に改善した経験を持つ人も多い。中には、頭痛、関節痛などの自身の症状までもが何回ともなく消えた人もいる。いずれも、医療に関しては何らライセンスを持たない人々である。

• セルフケアテンシは、自身への簡単な健康法であるが、ゼロ感利用が慣れてくると、相手のセルフケアを指導できるようになる。

6. セルフケアチ楽の効果

・テンフィンガーケア

　テンフィンガーケアの効果は多彩である。美容効果、体調改善、疲れにくくなった、睡眠が取れるようになった、食欲が正常化してきた、心の安らぎが訪れるようになった、細かなことが気にならなくなった、これでいいんだと思えるようになった、人との関係性、家族内関係が改善してきた、仕事が上手く運べるようになった、良いことが起こるようになった等、身心の改善効果が現れてくる人が多い。中には、血圧が下がってきた、自身の頭痛を消せるようになった、自身の関節痛を消せるようになったという方もいる。フィンガーケアはあくまでも診療行為ではないが、その効能は優れていると言わざるを得ない。

・スティックケア指導

　家族や友人に指導して感謝されているセルフケアマスターも多い。歩行障害が突然現れた家族がマスターキイポイントスティックケアの指導を受け、突然歩き出したこともある。スズメバチに刺されたアレルギー体質の方がマスターキイポイントスティックケア後30分で疼痛はもとより発赤（赤み）まで消えていたこともあったと聞く。いずれも、テンイマスターになる前の普通の主婦の方の指導によるものである。治療的効果はあくまでも健康になった産物であるが、セルフケアチ楽の即効性のおかげで直ちにその効能が現れる。セルフケアチ楽はあくまでも健康法であり、医療行為とは明らかに一線を引く必要があるのは言うまでもない。筆者がセルフケアチ楽のマスター達に何度となく強調して確認している事実である。

7. セルフケアチ楽を理解しやすくする基礎

☆テン発見の経緯

　筆者は、1994年2月から始原東洋医学を開発された故有川貞清先生に人体の体表の陰陽の気の流れをとらえる指導を受けた。有川先生からは、測定できなくても再現性があれば、医療として使えるということをご指導いただいたものと思い、深く感謝している。有川貞清先生から御指導いただいた感覚は印知感覚でゼロ感覚の一つと筆者は理解している。筆者のゼロ感とは多少その性質が異なっていた。そして、1998年4月、山野医院を開設して、筆者独自のゼロ感を元に人体内の中心を通る陰陽の気の流れを指標に研究、診療を重ねた。治療の目標は、陰陽の気の流れの調整である。無限大下方から無限大上方への直線的な気の上昇を治療完結の指標とした。そして、気の流れを極め続けた結果、陰陽の気の流れの直線がある一点に吸収されていく映像をとらえたのである。この点をテンと名付けた。2015年11月上旬のことである。

　更に、宇宙全体を治療しようとして、宇宙全体の中心的陰陽の気の流れをとらえた。驚くべきことに宇宙の気の流れは滞りがなかった。つまり、宇宙には筆者如きが治療すべきものはなかったのである。そしてその宇宙の陰陽の気の直線的な気の流れを極め抜くと、ある一点に吸収されていった。これが宇宙の中心かと眺めているとスウーと筆者のテンとその宇宙の一点が一つに

なった。つまり、筆者と宇宙の中心的気の流れを極め尽くすと一つのテンになったのである。その後、人にも全ての生き物にも物にも全ての存在にそれぞれのテンがあることがわかった。更に、それらのテンはヒトツであることを突き止めたのである。3次元世界では、宇宙のテンと全ての存在のテンは別の位置にあるが、テンはゼロ次元の存在なので、本質的には一つなのである。これが筆者のゼロ感では動画として認識されたのである。チ楽を身につけて稀なる様々な体験を繰り返し経験していき、理性的に認識できていくと、画像的にとらえられるようになると思う。

☆ゼロ感覚（ゼロ感）

ゼロ感は、一般には知られていない。第六感と混同しがちだが、ゼロ感と第六感は異なる。第六感はゼロ感のみならず、過去の経験、知識の瞬間的な判断が混ざり合った結果である。純粋なゼロ感は100％結果が出るが、過去の経験、知識の瞬間的な判断が間違うことが多々ある。だから、第六感は当たる時もあれば、当たらない時もある。稀に、第六感に優れた人がいる。その人は過去の経験や知識の影響がほとんど無いか、少ないのだろう。ゼロ感と言えども、五感同様、過去の経験や知識が影響すると、100％の結果が出ないことがあるのはこの影響による。過去の経験、知識による予測などもこの100％を下げる原因の一つである。ゼロ感を利用する時の重大な注意点である。筆者はゼロ感覚と五感を合わせた感覚を6感と称している。現代科学が**5感科学**とすると、チ楽は**6感科学**と言える。

☆セルフケアテンシの具体的方法を書物にしにくい理由

簡単なセルフケアではあるが、学問ではないので、言語で教えることは不可能である。つまり、学問的に説明できないし、理解できないので学べない。しかし、養成講座という遊びのようなトレーニングで伝達できる。しかも、勉強ではないので、3デイズ受講でも疲労感がないし、物足りない位と言う受講者もいる。つまり、チ楽は楽しいのである。楽しくない時にはチ楽ではない他のものを追っているので、いったんやめるように指導している。

☆筆者のとらえ方の特徴

筆者のとらえ方の特徴はその映像性にある。ほとんど全てのとらえたものが絵に描ける。しかし、チ楽のとらえ方にはその人の個性も影響する。それで良いのだ。ある人は、触覚などの他の五感で感じとる、ある人は自身の身体の動きで感じとるなどその人の個性が表れる。規則的な現実結果が出ればそれがその人のチ楽と言える。つまり、個性的な感性と理性の調和が客観的な規則的現実結果を起こす。それがチ楽の特徴でもある。

8. チ楽

☆**チ楽**（ちらく）

セルフケアテンシの基礎となるものは学問とは少々異なる側面を持つ。学問は、筆舌に尽くせるものである。書けるか言えるものである。つまり、書物として表せるものである。エネルギーつまり測定できるものが対象である。セルフケアチ楽はエネルギーではないものが対象なので、筆舌に尽くしがたいものなのである。つまり、書物では伝えられないものである。しかし、養成講座を受けるに従って、チ楽には規則性があることがわかるようになる。規則的な結果が出る実用的なものなのである。そこが、健康法として利用できる理由である。筆者はそれをチ楽と命名

した。チ楽は現実結果が出るが現代科学が確かめられない規則性と言える。規則性つまり整然としているということである。しかも、皆が使いながら意識していない規則性である。全ての人は、チ楽的な行動を既にとっている。料理の際の塩加減の塩梅(あんばい)もそれである。塩梅の本質は表現可能な料理のコツとは異なるのである。筆者は日本の技術力を支えている本質も実はチ楽と考える。現実結果として規則的に素晴らしい製品、技能、サービスの提供が可能になるのだ。高い評価を受ける理由でもある。チ楽は言葉では伝わらないのである。

☆チ楽と現代科学の違い

筆者は科学の本質は規則性であるととらえる。しかし、現代科学は更に、実証性、普遍性を要求する。チ楽の対象は測定不可能であるため、実証不可能である。しかし、実証不可能な規則性を利用して、実証可能な規則的結果を出すことは可能である。つまり、規則性である。従って、筆者はチ楽は科学の本質であるととらえる。

チ楽では観測者、施行者、受益者の思いや考えによって結果が異なる。つまり、現代科学の特徴の普遍性とは大きく異なる。しかし、量子論では観測者の思いが観測結果に影響を及ぼすことは既に知られていて、量子の世界とチ楽との共通性を垣間見る思いである。

☆チ楽の伝達法

チ楽の対象はエネルギーではないので、書物に表せないことは何度も力説した。

チ楽院養成講座５時間を３回受講すると、ほぼ自身のマスターキイポイントをつかめる。６回程受講すると、相手のテンやマスターキイポイントの位置をとらえられ、マスターキイポイントの消去をとらえられる人もいる。７〜９日の受講で、数十から200種類の媒体の名前のリストアップの表から筆者の選択する媒体を選択可能になる。こんな夢見たいなことが2017年から始まっている。通常は10〜20年以上その習得にかかるとされる期間が数日間に短縮された

養成講座の効果は日常生活に戻ると当然ながらやや低下していく。それを補う方法を開発した。ゼロ感低下が起こる前に更なる養成講座を受講することである。現在、チ楽院養成講座３デイズとして５時間の養成講座を３日連続で受講可能になった。その実績は直ちに現れ、ほとんどの受講者が実感している。将来は９日連続の養成講座９デイズも視野に入れている。つまり、何の医学的知識のない人でも９日の遊びのようなトレーニングで筆者の行なっている選択法が可能になるのだ。医師であれば山野医院での診療を行う基礎的な能力が備わる。他に、薬剤師、看護師、鍼灸師、理学療法士その他の医療関係者も現在の医療レベルが急激に向上する。ヒーラーやハーブ、エッセンシャルオイル、カラー、宝石などの媒介を元に健康向上に貢献してる方々もその効果が飛躍的に向上する。セルフケアチ楽の瞬間的な美容効果も複数の医師が確認している。

☆伝達獲得可能な知性：チ楽

現代科学も学問も理性である。筆者は、知性とは感性と理性の調和ととらえる。それは伝達、獲得可能でなければ広がらない。しかも短時間で伝達できなければ、道具として使えない。チ楽は正に短期間で伝達獲得可能な新たなる知性と言える。

☆チ楽は体系的

チ楽の能力が上がれば、全ての分野に影響が出てくる。日常が変わるのである。筆者は**真理**とは全てに降り注ぐ規則性ととらえる。全てに降り注ぐ規則性ならシンプルであろう。チ楽はシンプルだ。何の知識も要さない。ただ稀なる体験の集積と理性のみである。すべてに応用可能である。料理、人との関係性、植物や自然との関係性など様々な場面で進化する。様々な分野に応用

可能である。これが筆者がチ楽を体系的ととらえる根拠だ。

☆テン医療

筆者の日常診療は独自のテン医療である。テンに基づく医療である。気の流れの生じる前のエネルギーでないゼロ次元を基にした医療である。様々なチ楽医療の中でも最もシンプルな医療であると考える。

☆RBM: Regularity Based Medicine

テン医療の基礎になるものが筆者提唱のRBM: Regularity Based Medicineである。文字通り規則性に基づく医療である。今後、このRBMによる様々なチ楽医療の報告を期待する。

☆チ楽の進化性

チ楽は常に進化する。それはあたかも無限大への進化である。進歩は連続的である。進化は断絶的だ。想定外の飛躍をみる。毎日、いや、如何なる瞬間も進化のチャンスだ。毎日のように、チ楽、テン医療が進化していく。当然、それらによる現実結果も進化していく。つまり、治療効果、セルフケア効果の進化である。瞬間、瞬間が進化の可能性でいっぱいである。ワクワク、ドキドキの連続で飽きることがない。筆者は毎日24時間研究しているようなものである。疲れない。少々食べなくても平気だ。瞬間毎の感動に満ち溢れている。この感動、感謝を少しでも多くの方々に体験してもらいたい。しかも、簡単に、楽しく、短時間で身につけてほしい。この原稿をしたためている最中にも新たな進化がある。このリアルな現状をつたない表現力で果たしてどこまで伝えられるのか。

皆さんのご参加が何よりの楽しみである。

身心技法と健康 II

伝統医療における身心技法

内田匠治

ポイント

1. 本章では筆者の臨床における身心技法の習得過程をヒントに伝統医療全般に共通する理論とテクニックについて説明する。
2. 本章に出てくる始原東洋医学について詳しく知りたい方は、有川貞清著『始原東洋医学―潜象界からの診療―』および、渡邉勝之編著『医療原論 第2版―いのち・自然治癒力―』（筆者も共著）を参照のこと。

1. 診断における身心技法

　伝統医療における身心技法は、診断における身心技法と治療における身心技法に大別される。それ以外にも診断をせずに治療法が直観的にわかる技法や、患者を前にしてなにも考えずに手が勝手に動くようにして治す技法、診断即治療のように診断と治療があいまいな領域が存在する。これらの技法について整理しながら、本稿では伝統医療として、東洋医学を中心に扱っていく。
　東洋医学の診断方法は四診に分類される。四診とは望診、聞診、問診、切診の四つであり、鍼灸師の使用する東洋医学概論では以下のように説明されている[1]。
　望診（神技）：術者の視覚を通じて病態を診察する方法
　聞診（聖技）：術者の聴覚・嗅覚を通じて病態を診察する方法
　問診（工技）：患者との対話を通じて病態を診察する方法
　切診（巧技）：術者の触覚を通じて病態を診察する方法
　一般的には、このように認識されており、それ自体は間違いではないが、これ以外にも気の感覚（気感）が身につくとわかる「気の四診」とも言うべきものが存在する。

2. 気の四診

1）気の望診

　望診においては、外見の望診として視覚を通じて体の歪みや歩行や動きの異常、顔や皮膚の色の変化、皮膚の色つやなどをみることができる。それ以外に「気の望診」として、目に見えない気の変化を訓練によってみることができるようになる。気の変化としては、「神」と「気」を診るとされている。「神」とは気のような目に見えないものであり、目の輝きなどにも表れるものとされる。「神気」とよばれる場合もある。ここで「神」や「気」とされるものにも、実際は階層的な違いがあり、物質に近い階層から非物質的階層に分かれているようである。

　東洋医学では形のないものは基本的には気に属すると考えていたようで、現在の観測機器では測定できるが、赤外線や音なども形がないものとして物質に近い気として捉えていたようである。気功法の練習などで、最も基本となる站椿功は下肢に負荷をかける形であり、人体における大きな筋肉である大腿の筋群を使うことによって効率的に産熱を行っている。そして、基本となる站椿功によって気を発生させ、その気を練っていくような練習法が多いことから、気功の気は熱エネルギーの側面が強い気であることがわかる。同じような概念が、インドのヨーガではアシュタンガ（8支則）の第2段階に「タパス」（鍛錬・苦行：熱の意味）としてある。鍛錬によって発生する熱という点は気功法の站椿功と共通している。伊藤武によるインド滞在記には、行者が念力を発生させるためにどんぶり一杯の唐辛子を食べ、ようやく成功させるという話が書かれている[2]。そこからわかることは、熱が念力に変わるエネルギーであるということである。中国の気功師も、站椿功で作った気功の力で離れた物体を動かすことができたと伝えられており、共通している。

　気の望診ではこのような肉体に近い熱エネルギーのような気のほかにも、感情の気、魂の気、神気など複数の階層が識別できるようである。自身の経験ではこんなことがあった。

　大学の野球部の学生が週末に試合があり、ピッチャーとして投げる予定なのだが肩に鈍痛があるということで、治療をたのまれた。始原東洋医学の方法によって体の気の流れを診て、鍉鍼（刺さない鍼）を反応点に当てるとすぐに良くなって、時間があったので一緒に来ていた学生の友人たちと雑談をしていた。すると、治療を受けた学生が「最近、パチンコで負けてばっかりなんです。何か勝つ秘訣はないですかねー」ということを何げなく言った。その瞬間、学生の顔や頭を取り巻く周囲の空間に黒い煙のようなものが発生したように感じ、内心「おやおや、これはどうなるのかな？」と思って、雑談を続けながら観察していると、その学生が「ん！　なんかまた肩が重たくなってきました」と言う。その瞬間、次のようなひらめきが降りてきた。

　①学生が自分に金運がないと思いながら、言葉を発することでいわば「貧乏の気」というような感情や思考に属する気が発生した。

　②その気は体の気とも関連していて、体を悪い状態にすることができる。

　③「貧乏の気」は昔から「借金で首が回らない」と言うように、首肩の動きを悪くするのかもしれない。

　そこで、その学生に「じゃあ、今度は別の方法で治してあげるから」と言って、イメージでそ

の黒い煙を消して、金貨のような黄金の光に置き換えた（このようなことをしようと思い立ったのは、これまでの気の治療の経験から、気として観察できることと介入できることはあまり差がないという実感があったためである）。すると、学生の肩の痛みは消失し、2週間後に学内で会ったときに聞いた話では、試合もうまくいったそうである（さらに余談だが副産物として、2週間パチンコに勝ち続けたそうである）。

このような経験や、患者さんが治療中にいろいろな相談をされるときに、言葉や思考によって気が発生するということを観察することによって、感情や思考に属する気が存在することがわかった。現在では、患者さんが「いま付き合っている人がいるんですけど……」と言った時点で、その彼氏・彼女の性格や身体の状態をだいたい当てることができるようになっている。

2) 気の聞診

通常の聞診は音とにおいを診る。「気の聞診」では、聞こえない音や存在しないにおいを嗅ぐ。それらは雰囲気のようなものである。神仏や聖なるものが降臨するときに、雰囲気として変化がある。それを日本語では訪れ（おとずれ：音連れ）という。聞こえない音としての気配がかすかに感じられるような感覚だと思う。そして、存在しないにおいについても、日本語で「どうもきな臭いな」のような使い方をする。これは、雰囲気や気配の表現である。嗅覚は解剖学的に脳神経の中で最も原始的な形を残しており、先ほどの「どうもきな臭いな」のように、本能的に未来の生命の危機などをいち早く察知することと関連している。

なぜ、未来がわかるのか？　それは音とにおいという形無きものでありながら物理的根拠があるものが、物質と非物質をつなぐ情報であるからである。未来はまだ物質化していない。それを感じるセンスとして、物質世界を認識する五感の中では、においと音が橋渡し的感覚となっている。

現代の東洋医学臨床ではあまり聞診は使われていないが、実際に嗅がなくとも「におい無きにおいを嗅ごう」と思うことで、危険予知のスイッチが入る。インシデント・アクシデントを防ぐために日頃から意識して使いたい感覚である。

3) 気の問診

通常の問診は言葉によるコミュニケーションによって情報を得ることを中心とするが、「気の問診」では、非言語的コミュニケーションや喋らないこと、行間などから情報を得る。対話の裏を読む部分であり、態度、雰囲気に近い部分である。

4) 気の切診

通常の切診では、腹部の触診（腹診）や脈診、体表の触診などがある。「気の切診」としては、手から伝わる気感の他、接触によって伝わる情報すべてを含む。手から伝わる気感については、実際に触れなくても患者さんの体に手をかざすだけでも、気を感じるので本稿ではそれについても切診とする。東洋医学的には人体の周囲には衛気というバリアがあるとするので、それも人体の一部として考えて、かざしていても切診という理屈は成り立つ。手から伝わる気感としては、温かい、冷たい、ぞわぞわする、気持ちいいなど様々な皮膚感覚がある。それ以外に、触れることによって患者さんの悲しみや苦しみが伝わってきたり、ビジュアルで見えたり、いのちの輝きが伝わってきたりするのは、皮膚感覚に類似した気感とはまた異なるより高次の気感情報である。

3.「気の四診」を用いた臨床の特徴

　通常の四診は能動的に情報を得ようとアクションする。「気の四診」は受動的に情報を待つ必要がある。通常の四診は、知識によって弁別する（証の決定など）ことを目的とする。「気の四診」は知識を使わず、理性ではない身体感覚を使う。「なぜかわかってしまう」という感覚である。身体感覚の中ではそれぞれの五感の感覚に注目しすぎず、同時に自身の胸の感覚や腹の感覚や眉間、頭頂の感覚を感じることが必要である。始原東洋医学では「胸の感覚」を重視しているが、上達してくると実際はどこにも注目せず、すべてを感じようとしている状態に近い。五感の感覚に注目しすぎるというのは、能動的なアプローチになるため、通常の四診に近づいてしまう。

　すべてを感じるようにすると頭頂の百会穴から天につながる感覚が生じたり、その他の新しい感覚が生じたりすることがあるが、それもあまり注目せず、すべてを感じるようにしたほうがよい。

　鍉鍼を用いて治療をしたりする場合も、手から伝わる気感や、患者さんの身体に気が流れる感覚を感じることができるようになるが、これもあまりそれに拘泥せず、全体を感じるようにするとよい。全体を感じるようにすると、感覚としては無心に近い感じになる。なぜそうなるかについては後述の「フロー」についての話で詳述するが、全体を感じることによって、環境と一体化することが自我を忘却することにつながるのである。

4.「気の望診」を用いた臨床の実際

　「気の望診」の技術としては、西洋のオーラビジョンなども含まれる。それ以外にも、東洋医学の気の流れのような人体の内部を感じるものがある。霊的な憑依が見えるなども広い意味では「気の望診」である。このうち、伝統医療という意味では東洋医学の気を診るということが中心になる。そして、東洋医学の気の流れのようなものを感じるようになるということを技術化しているのが、始原東洋医学である。

　始原東洋医学の望診を練習していると初期の頃は、自分が感じているものが通常の望診のような形の望診から来ているのか、「気の望診」から感じているのか、どちらであるか不明な時期がある。視覚による形の望診でも、脳のパターン認識の作用で意識に上らなくても過去のデータとすり合わせて、異常を感じることはあり得る。意識に上らない程度の微細な形態の変化について、パターン認識として無意識的に感じ、そのような姿勢の変化などから患部がわかったりすることがあるのである。これは厳密には自身では考えていないような気持ちにはなっているが、無意識に視覚情報をもとに考えているような状態であり、「気の望診」とは言えない。

　自身の能力が完全に「気の望診」であると判断できる状態は、「遠隔望診」ができる時である。本稿において「遠隔望診」とは、目の前にいない人について、頭の中で望診を行うこととする。リモートビューイングによる「気の望診」である。「遠隔望診」までできるようになると、「気の望診」の能力としてはある一定の段階を超えたということができる。「遠隔望診」ができると、

前述のように気として観察できることは介入することもできるので、そこに意識的に介入して異常個所を消すことで「遠隔治療」をすることができる。

ここで少し厄介なのは、さらに上達すると「遠隔望診」を間違っていても、「遠隔治療」で治ってしまうレベルに到達してしまうことである。例えば、本来は右側が患部なのに、「遠隔望診」で左側が患部だと勘違いしていて、それに対して「遠隔治療」を行っても治ることがある。この現象を説明する一つの事象として、頭の中で異常個所を「気の望診」として認識するときに、抽象度を変更することが可能だということがある。最初は頭の中で、人体の前面と後面をそれぞれ望診して、それに対して「遠隔治療」を行っていたが、慣れてくると人体を球体として認識して、前後に分けずに異常を感じ、それに介入して治療することもできるようになる。抽象化した状態では左右もあまり関係ない。左右という概念は任意の1次元に対してゼロを設定し、プラス象限を右と定義し、マイナス象限を左と定義するというような数的概念（数直線的概念）が含まれてくる。有川貞清は始原東洋医学において、「潜象界は数がない世界」と考えた。左右の概念が有川の言う数的概念と同じ意味であるならば、有川も左右が存在しない世界を認識していた可能性がある。

潜象界には数が存在しないが、それに基づく治療は肉体上の反応点に対する刺激や湯液など次元を下降（便宜上、抽象度の高い潜象界を上の階層とする）して治療することができるところから考えると、微分積分のように次元は変更できるようである。その際は刺激量などの数的概念も入ってきて、治療効果はその影響を受ける。次元が下降するとその階層の制約が発生するようである。そもそも、「遠隔望診」「遠隔治療」というもの自体、個人の頭の中のイメージを使っているため、現実の人体を対象に行うのに比べればそのフォーマット（異常を見つける上での人体のラフスケッチのようなもの）には差がある。それでも同じように治療効果があるということは、抽象度に関する自由度は高いと考えられる。任意に抽象度を変化させ、次元を変更することによって、潜象界に基づく異常を潜象界と肉体の間の階層にあると考えられる左右の概念がある階層で治療することもできるし、左右がない階層でも治療ができるのではないだろうか。

5. 東洋医学の治療法における身心技法

1）鍼灸における身心技法

『霊枢』九針十二原篇には鍼を扱う上での心の在り方が書かれている[3]。
小鍼之要．易陳而難入．粗守形．上守神．神乎．神客在門．

小鍼とは現在の毫鍼のような細い鍼である。「小鍼の要点は、陳（＝述）べやすくして入り難し。粗（未熟な者）は形を守り、上（上級者）は神を守る。神なるかな神客門に在り。」と読める。未熟な者は形、つまり身体技法を守るところから始めないといけない。上達すると神、つまり精神（心）の技法を守るようにしないといけないということである。『霊枢』は『針経』とも呼ばれ、鍼治療法についての本である。その最初の篇に、全体の技術の奥義となる身心技法について書かれているのである。やはり、初心者は型の稽古から入るということはすべての技芸に共通している。そして、型通りできるようになると「神を守る」段階に入る。

「神乎．神客在門．」の部分は「神乎神．客在門．」とも読める。『霊枢』小針解において、ここの部分を解説している部分に従えば、「神客者．正邪共會也．」とあり、「神と客は正気と邪気が共に会するなり」という意味なので、「神乎．神客在門．」の句点が正しいことになる。しかし、『素問』八正神明論篇では、「神乎神」という語句があり、句点上はこちらのほうが無理はない。『霊枢』小針解は、『霊枢』九針十二原よりも後に書かれているので、同じ作者が書いたものではない可能性がある。『霊枢』九針十二原については他の霊枢の篇より古いので、むしろ『霊枢』よりも成立年代の古い『素問』の内容と時代的に重なり、関連が深いとするならば、「神乎神．客在門．」の句点の可能性も十分ある。こちらの句点で解釈すれば、「神なるかな神、客して門に在り」となる。神の神秘性を強調した上で、神が賓客として降臨し、門の前に存在しているというような意味になる。では、神とは何か？　それについては『素問』八正神明論篇の「神乎神」の所に説明がある。

帝曰．何謂神．

岐伯曰．

請言神．神乎神．耳不聞．目明．心開而志先．慧然獨悟．口弗能言．倶視獨見．適若昏．昭然獨明．若風吹雲．故曰神．

「神なるかな神、耳に聞かざるも、目明らかに、心開きて志先んず。慧然として独り悟る。口言うこと能わず。倶に視て独り見る。適に昏きが若きも、昭然と独り明らかなること、風の雲を吹くが若し。」[4]

ここの部分を身心技法の観点から訳すと以下のようになる。

「（患者さんから）何も聞かないうちに目を明け、心を開くと、志が先に患者さんに至って、慧（瞬間的な智慧）として独り（＝観察者と対象者が一体となった感覚で）悟る。これは言葉では表現できないような感覚である。(現実の世界の画像と気の世界を認識した頭の中の画像を）ともに視て、それが合わさってこの世界に重なって一つになり、それを独り（＝観察者と対象者が一体となった感覚で）見る。その時、まさにぼんやりと判然としなかったようなものが、照らされるように独りとなって（＝観察者と対象者が一体となった感覚で）患者のことが自分のことのように明らかになる。それは、あたかも風が雲を吹きはらうような爽快感（※アハ体験のようなもの）がある。」

注目すべきは、「倶視獨見」の「視る」と「見る」を使い分けているところである。「視る」は示す偏があり、神と関係した神秘的な認識（幻視など）も含む感覚である。「見る」は、単純にこの世界を見ること、この世界に現れたものを見ることである。このようにインナービジョンのような画像と現実の画像を重ねて見る感覚は、始原東洋医学の望診の感覚に非常に近い。このような精神状態は変性意識状態であり、身体感覚としては外からひらめきが飛び込んでくるような感覚にも感じる。そのことを、『霊枢』九針十二原の「神乎神．客在門．」では、「神（という意識状態）は外から賓客のようにやってきて、感覚の門の前に至り、今まさに臨在している」と表現したのではないだろうか。

もう一つ、『霊枢』九針十二原には鍼の使い方（「持鍼之道」）が書かれている。

「持鍼之道．堅者爲寶．正指直刺．無鍼左右．神在秋毫．屬意病者．審視血脉者．刺之無殆．」

鍼の使い方とは、鍼を使う上での手技と意識であり、手技については堅さを宝とする（「堅者爲寶」）と表現されている。堅さを力強く持つと解釈する説もあるが[5]、堅実の意味でとるべきであろう。堅実な持ち方とは、精度が高く、ばらつき、ゆらぎが少ないということである。気功法では練習によって精度が高くなることを「功」と言うが、それに該当すると思われる。「無鍼

左右」というのも左右にぶれが少ないという精度に関する意味にとれ、堅実という訳を支持するものである。精度が高い手技は物理刺激として考えれば、安定した効果をもたらすが、それ以外にも精神への効果があるようである。気功などを実践していると気が付くが、身体の制御は心の制御につながる。東洋で心身一如といわれるようなことを実感する。

刺鍼時の意識の使い方については「神在秋毫」とあり、やはり「神」を重視している。微かな変化（秋毫）の中に、神に至るまたは神が至る秘訣があるとしている。これも、臨床的感覚でいえばその通りであり、五感の精度を高めて行おうと続けているうちに、いつの間にか五感を超えた感覚（気感）と治療技術（気の治療）が発生する。臨床以外でも、職人が技を究めていくうちに、神業のようなレベルに至るのも同様の現象であると思われる。美術史家アビ・ヴァールブルクの「神は細部に宿る」という言葉があるが、『霊枢』九針十二原の「神在秋毫」も同じことを示している。

2）『黄帝内経』における「神」の身心技法の核心

ここまで、『黄帝内経』における「神」の身心技法について述べてきたが、その技術は広く伝統医療に共通する部分が存在する。その特徴を整理すると、

①「神」にはひらめきのような外から降りてくる身心感覚がある。
②「神」はある種の変性意識状態であり、瞬間的・直観的にわかった感覚であり、アハ体験のような爽快感がある。
③「神」の状態では観察者と対象が一体化した感覚がある。
④身体技法の精度の高さにより「神」の状態が強められる。

このような精神状態は、スポーツなどで体験する「ゾーン」状態に近い。ゾーンについて、初めてその概念を提唱したＭ・チクセントミハイは『楽しみの社会学』の中で以下のように定義している「我々はこの特異でダイナミックな状態──全人的に行為に没入しているときに人が感ずる包括的感覚──をフロー（flow）と呼ぶことにする。フローの状態にある時、行為は行為者の意識的な仲介の必要がないかのように、内的な理論に従って次々に進んでいく。人はそれをある瞬間から次の瞬間への統一的な流れとして経験し、その中で自分の行為を統御しており、更にそこでは**自我と環境との間、刺激と反応の間、過去現在未来との間はほとんどない**」[6]（太字は筆者による。ここで言う「フロー」が「ゾーン」のことである）。また、同書の中でフローの状態についてのダンサーの言葉として次のようなものがある。「注意の集中が完全になるのです。迷ったりせず、ほかのことなど何も考えられません。自分のすべてが自分のしていることの中に包み込まれるのです。体は調子よく感じ、やわらかく、すっきりしており、固まったりこわばったりしているところがありません。エネルギーはなめらかに流れています。ゆったりと気持ちよく、しかも力に満ち満ちているように感じます」[7]。

ここで書かれていることと、上記の「神」の特徴を比較すると、①と②の爽快感のような変性意識については、ダンサーの言葉でも同様の心地よさを感じている。また、ダンサーはひらめきが降りてくる感覚の表現ではなく、自分が一つの流れ（フロー）の中で一体化する感覚として表現しているが、外的な力との一体感という点では本質的な部分は同じであろう。③の観察者と対象の一体化についても、太字部分「自我と環境の間はほとんどない」ということと同じである。④については同書において、「ある人々は、行為と意識が融合できるように刺激領域を限定する

など、フローに必要な状態に意識を合わせることだけで、フロー経験に入ることができる」[8]とあるように、練習により自由に、より深くフロー経験に入れるようになることは可能である。しかし、同書にあるように技能に対して挑戦が簡単すぎたり、難しすぎたりしても緊張や退屈、不安を生じてフロー状態を妨害する[9]。

このように比較すると、『黄帝内経』における「神」で表現される身心技法は、現代でいうところの「ゾーン体験」「フロー体験」と同じである可能性が高い。そうであれば、東洋医学では、技としてこの「ゾーン」状態を作り、臨床に用いるということが身心技法の中核になっていると考えられるのである。

6.「ゾーン=フロー」を技とする東洋医学の技術について

前述の『楽しみの社会学』のダンサーによるフローの説明は、「注意の集中が完全になる」「体は調子よく感じ、やわらかく、すっきりしており、固まったりこわばったりしているところがない」とあり、身体と心の状態を的確に表現している。ここからはフローの条件として、精神の集中と身体のリラックスが重要であるという仮説が導き出せる。そして、東洋医学の身心技法にもこの二つの要素を練習するものが存在する。

気功法では站椿功（流派によっては立禅とも言う）を基本修練法とするが、站椿功は、身体に負荷がかかっている状態でありながら、余分な力を抜いていくことが求められる。そして、長い時間できるように修練するが、理想としては時間の感覚がないくらいに集中して、気が付いたら長い時間が経っていたくらいの感じでできるとよい。これは、フローと同じ状態である。身体（筋肉）が緊張すると気が流れない、同じようなことを西洋ではフロー（流れ）が起こらないと表現しているのである。

精神の集中に関しては、行為に対する集中、「行為と一体化する集中」が必要である。M・チクセントミハイは前述書の中で、フロー経験はその特徴として従来「自我の喪失」「自我忘却」「自我意識の喪失」「個の超越」「世界との融合」と表現されてきた経験であるとする。そして、「ある活動が、その行為が必要とするものに人を完全に包み込んでしまう時、「利－己的」事柄は完全に見当違いなものになってしまう」とする[10]。つまり、行為と一体化することで、自我を忘却するほどの集中力が起こっている。そして自我忘却と身体感覚についても以下のように説明している。「自我忘却は、フローにおいて個人が自分自身の身体的現実との接触を失うことを意味しない。いくつかの、否おそらくほとんどのフロー活動において、人は内的プロセスを、むしろ強く意識するようになる。この種の意識の高揚は、明らかにヨーガや多くの祭祀にみられるものである。ロッククライマーは運動感覚の大幅な増加や、通常は意識しない筋肉の動きに対する意識の急激な増加を報告している」[11]。

站椿功において要求されるのは、身体の余分な力を抜くことと、ただ立ち続けることである。立禅の別名があるように、座禅と同様なにも考えないで、ただ続けることが好ましい。鍼灸の技術（経絡治療）においても、余分な力を抜き、手が勝手に動くようになるまで繰り返し練習しなさいと言ったりする。始原東洋医学の臨床においても、習熟していくと意識的に考えなくてもどう治療したらよいのか分かるようになる。共通するのは何も考えずに行為と一体化することであ

る。行為と一体化することによって、ロッククライマーが報告するような五感の拡大などが起こる。自身の経験でいえば、站椿功をしているときに身体が部屋全体に広がったような感覚になり、数メートル離れた背後の空間に人が触れるとあたかも自身の背中を触られたようであった。また、別の経験として、始原東洋医学的な治療を行っていると、しばしば治療する前からその治療のゴールがわかり、時間を超越してあるべき理想の未来から流れる流れ（フロー）に沿ってただ行為をしていけばいいような感覚になる。何も考えないことによって、空間と時間を超えた感覚が発生するのである。このことからわかるのは、何も考えないことで自我の力が弱くなること、そして普段いかに自我によって「私という感覚」意識が肉体に束縛されていたかということである。自我にとっては肉体こそが「私」という感覚の根拠なのである。よって、自我による束縛から自由になることで空間感覚や時間感覚に変容が起こり、フロー体験になっていく。

　すべての行為（身心技法）はその行為に一体化することによりフローになる可能性を秘めている。東洋では、それを「道」という（茶道、華道、書道、柔道 etc.）。ゆえに、すべての治療行為の身心技法も何も考えず、その行為に一体化することによって、フローとなる可能性を秘めている。しかし、それぞれの治療の特性として、何も考えないですることのやりやすさは異なるであろう。例えば、現代医学による治療は分類的思考に基づいているので、その分考えないで行うことは難しくなるだろう。一般的な湯液と鍼灸を比べても、湯液のほうが理論に基づく部分が多いかもしれない。それに対して、始原東洋医学は、理屈に基づいて治療せず、患者さんの身体の状態を感じたままに気になる反応点に治療することで効果をあげることを目的にしている。これはつまり、フローの感覚を練習により技とし、それに基づいて行っている治療法である。また、フローが無ければ成立しない治療法である。ゆえに、習得できた時には自由にフローを起こすことを技としてできるようになる。その技は自己の知覚を拡大するゆえに、医療にとどまらずその者の人生を豊かにする。

　すべての医療者は医療を通して、自らを成長させていくべきであり、それが伝統医療の身心技法の核心にある医療を通した「道」の追求という考えなのである。

❖引用文献

1) 東洋療法学校協会編・教科書検討小委員会著（2018）：新版東洋医学概論、pp.201-203、医道の日本社。
2) 伊藤武（1998）：身体にやさしいインド―神秘と科学の国の「生きる知恵」―、pp.171-177、講談社。
3) 南京中医薬大学編著（石田秀実・白杉悦雄監訳、1999）：現代語訳　黄帝内経霊枢（上巻）、pp.11-15、東洋学術出版社。
4) 南京中医学院（石田秀実監訳、1991）：現代語訳　黄帝内経素問（上巻）、pp.440-441、東洋学術出版社。
5) 南京中医薬大学編著（石田秀実・白杉悦雄監訳、1999）：現代語訳　黄帝内経霊枢（上巻）、pp.16-19、東洋学術出版社。
6) M・チクセントミハイ、（今村浩明訳、1979）：楽しみの社会学―不安と倦怠を越えて―、pp.65-92、思索社。
7) 前掲6）pp.70-71。
8) 前掲6）p.85。
9) 前掲6）pp.85-92。
10) 前掲6）p.75。
11) 前掲6）pp.75-76。

身心技法と健康 III

看護領域における身心技法

小山敦代・西山ゆかり・岡田朱民

> **ポイント**
> 1. 看護とは何か。看護の本質と特性
> 2. 看護領域における身心技法
> 3. 看護における触れる技と癒し
> 4. 全人的アプローチとしてのリラクセーション法

1. はじめに

小山敦代

　わが国においては、医療の高度化、保健医療福祉の充実などにより平均寿命が延伸し、健康寿命への関心も高まっているが、一方で、出生率が減少しており、団塊の世代が75歳以上となる2025年には、少子・超高齢・多死社会に突入することになる。こうした社会背景や地域包括ケアの多様な健康ニーズに対応していくためには、多職種からなる保健医療福祉チームにおいて、従来にもまして他職種の理解と連携・協働が必要である。しかし、どの職種もそれぞれの立場から対象者を中心に支援と協力・連携を行っていても、共通認識の基盤となるテキストがほとんどなかった。この度の多職種の専門家による"いのちと健康"をキーワードにした本書は、多方面からの広い視点と考え方が紹介されており、それぞれの役割の理解を深めることで、持続可能な医療・ケアの実践に繋がるであろう。

　看護職の立場からは、各論II「看護の哲学と倫理」（81頁）において、ナイチンゲールの看護論から看護の考え方・目的・役割および倫理について述べているので、身心技法と健康III「看護領域における心身技法」では、その考え方をニーズに対応した具現化につなげたい。

　最初に「**看護の本質と特性**」について述べ、次いで、その本質・特性をふまえた身心技法として、「**患者に触れる技と癒し**」、並びに「**全人的アプローチとしてのリラクセーション法**」について、考え方と実際を紹介する。

2. 看護の本質と特性
　　　　　　　　　　　　　　　　　　　　　　　　　　　　　　　　　　　　小山敦代

1）看護の本質と特性

　看護という字は、"看"と"護"から成り立っており、手と目を使いながらよく観察をして、ことばをかけつつ手を使って他者を護るという、実に看護の機能と本質をよくあらわしている。看護は人間生活において、家族や小集団の中での自然で自発的な行為として営まれてきたが、職業としての看護は、近代看護の祖と言われるナイチンゲール（Florence Nightingale, 1820-1910）による功績が大きく関与し、専門職として発展してきた。

　看護とは？　看護職とは何をする人？　と問うとき、ナイチンゲールはすでに『看護覚え書（Note on Nursing）：1860』において、次のように看護の定義・機能を述べている。

> 「看護とは、新鮮な空気や陽光、暖かさや清潔さや静かさを適正に保ち、食事を適切に選び管理する―すなわち、患者にとっての**生命力の消耗が最小**になるようにして、これらすべてを適切に行うことである」[1]
>
> 「看護がなすべきことというのは、自然が患者に働きかけるのに最も良い状態に患者を置くことなのです」[2]

　言いかえるならば、生命力の消耗が最少になるようにして、患者の自然治癒力を高める働きかけが看護であるというのである。

　ナイチンゲールの次年代の理論家、ヘンダーソン（Virginia Henderson, 1897-1996）は、『看護の基本となるもの：1960』において、看護の独自の機能と第一義的な責任を次のように説いている。

> 「看護師の独自の機能は、病人であれ、健康人であれ、各人が、健康あるいは健康の回復（あるいは平和な死）に資するような行動をするのを援助することである。その人々が必要なだけの体力と意思力と知識とをもっていれば、これらの行動は他者の援助を得なくても可能であろう。この援助は、その人ができるだけ早く自立できるようにしむけるやり方で行う」[3]
>
> 「看護の第一義的な責任は、患者が日常の生活のパターンを保つのを助けること、すなわち、ふつうは他者に助けてもらわなくてもできる呼吸、食事、排泄、休息、睡眠や活動、身体の清潔、体温の保持、適切に衣類を着ける、等々の行動を助けることである」[4]

　以降、100年を超えてなお、看護の本質と独自の機能は変わることはないが、医療業務が増える近年、看護独自の仕事の領域について行動と信念の葛藤もみられる。

　日本看護協会（Japanese Nursing Association：JNA）、および日本看護科学学会（Japan Journal of Nursing Science：JANS）は次のように看護を定義し、看護の特質と価値を明言している。

〈日本看護協会：2007〉「看護とは、広義には、人々の生活の中で営まれるケア、すなわち家庭や近隣における乳幼児、傷病者、高齢者や虐待者への世話などを含むものをいう。狭義には、保健師助産師看護師法に定められるところに則り、免許交付を受けた看護職による、保健医療福祉のさまざまな場で行われる実践をいう」とし、**看護の目的**は、「看護は、あらゆる年代の個人、家族、集団、地域社会を対象とし、**対象が本来もつ自然治癒力を発揮しやすい環境を整え、健康の保持増進、疾病の予防、健康の回復、苦痛の緩和を行い、生涯を通して、その人らしく生を全うすることができるように身体的・精神的・社会的に支援すること**」[5]

〈日本看護科学学会：2011〉「看護とは、個人、家族、集団、地域を対象として、その人々が本来もつ自然治癒力（健全さ、力）を発揮しやすいように環境を整え、健康の保持・増進、健康の回復、苦痛の緩和を図り、生涯を通してその人らしく人生を全うすることができることを目的として、専門的知識・技術を用いて身体的・精神的・社会的に支援する働きである。看護の特質は、看護の対象である人々の身近にあり、関心を寄せ関わることにより、苦痛や苦悩に気づき、人々の尊厳を守る人間的な配慮を行うことである。その人の尊厳を守り、その人らしく生きていくことを支えるという**看護の価値**は、人間性を重視する社会になくてはならない価値であり、社会の基盤を支える価値である」[6]

これらの定義が表している**看護の特性**[7,8]（特質と同義とする）を次のようにまとめてみた。

①人間、健康をとらえる視点が全人的で生活者を基盤としている

- 看護の対象は人間であり、身体的、精神的、社会的、スピリチュアルのいずれの側面をも融合された全人的存在（holistic）としてとらえる。
- 人間の健康は取り巻く環境や生活に強く影響されて変化するものであり、看護は人間を生活者としてとらえ、健康問題も生活の視点からとらえる。
- 看護は、すべての発達段階、多様な健康状態にある個人、家族、集団、地域の固有の健康や健康問題に対する人間の反応をとらえる。
- 健康に生きるために能動的にその人なりの健康を獲得する能力、健康を回復する潜在的な能力を持っている存在として人間をとらえる。

②看護援助の方法（アプローチ）に独自性をもつ

- 保健師助産師看護師法第5条の「療養上の世話」と「診療上の補助」を業とする看護師のアプローチは多様である。
- 看護は、対象者の身近にあり、関心を寄せて関わることにより、苦痛や苦悩に気づき、尊厳を守る人間的な配慮を行うというケアリングによるアプローチを行う。
- 看護は、自分自身を道具として、かかわりをもちながら健康から死に至るあらゆる健康の状態に応じ、心身にはたらきかける直接的な対人的援助活動というアプローチである。
- 看護の多くは、食事、睡眠、排泄、清潔、人との関係、環境など、その人の固有の生活をとらえ健康とのつながりの視点からのアプローチである。
- 看護は、その人が本来もつ自然治癒力を発揮しやすいように心身を調え、関わりの中で相互作用を生み、科学的基盤に立つサイエンスとしての側面とアートとしての両側面を持つアプローチである。
- メイヤロフが「ケアされる人が治癒にまた自己実現に向かうばかりでなく、ケアする人も変化

し成長をとげる」9)と述べ、広井が「ケアによってケア者が成長する」10)と述べているように相互作用を通して両者が学び合えるのは、対象者に身近な看護の特性であり、多職種連携アプローチのキーパーソンとなりうる。

こうした看護の特性は、人間の胎児期から生・老・病・死という一生のうちの重大な局面にかかわる頻度が高く、最も関心の高い"いのち"と"健康問題"にかかわる職種である。それ故、看護は、人間の尊厳と権利擁護を基盤にしたヒューマンケアの理念に基づき、人が人間としての尊厳を維持することを支え、その人らしい健康な生活をおくれるよう支援する役割を担う。

支援にあたっては、人間が本来持っている、自然治癒力、セルフケア能力を引き出し、健康の維持・増進・予防を志向する生活を構築できるようなかかわりであり、それは看護における身心技法・看護技術によって達成される。

2）看護領域における身心技法

ナイチンゲールは、看護について、1893年に「新しい**芸術**であり新しい**科学**でもあるものが、最近40年もの間に創造されてきた。そしてそれとともに新しい**専門職業**と呼ばれるもの——われわれは天職（calling）と呼んでいるのであるが——が生まれてきた。（中略）その芸術とは、病人を看護する芸術である。病気の看護ではなくて、病人の看護というところに注意してほしい。われわれはこの芸術を本来の看護（nursing proper）と呼ぼう」11)と120年以上も前に看護は「芸術」であり「科学」であり「専門職業」だと述べていることには感嘆せざるを得ない。

そして、「看護師は自分の仕事に、次の三重の関心、①その症例に対する**理性的な関心**、②病人に対する（もっと強い）**心のこもった関心**、③病人の世話と治療についての**技術的（実践的）な関心**を持たなければならない」12)と指摘しているのである。看護師のもつ知識・技術とともにその人間性が問われるということであり、それを具体的に展開するためには看護技術（身心技法）が不可欠である。

看護実践で用いられる看護技術（nursing art）について、日本看護科学学会（JANS）では、次のように定義している。

> 「看護技術（nursing art）とは、看護の問題を解決するために、看護の対象となる人々の**安全・安楽**を保証しながら、看護の専門的知識に基づいて提供される**技**であり、またその体系をさす。看護技術は、**目的と根拠**をもって提供されるものであり、根拠に基づく専門的知識は熟練・修練により修得され、伝達される。また、看護技術は、**個別性**をもった人間対人間の関わりの中で用いられるものであり、そのときの状況（context）の中で創造的に提供される」13)

つまり科学の応用という**サイエンス（science）**の側面をもちつつ、対象との相互作用という**アート（art）**の側面を重視している点が**看護技術の特徴**といえる。

2017年10月、文科省（大学における看護系人材養成の在り方に関する検討会）からの「看護学教育モデル・コア・カリキュラム」14)における「基本的な看護技術」において、看護技術は、看護の専門知識に基づいて、看護の対象となる人の**安全・安楽・自立**を目指した行為であるとし、「看

護実践に共通する看護基本技術」「日常生活の援助技術」「診断・治療に伴う援助技術」をあげている。「看護実践に共通する看護基本技術」としては、(1)観察・アセスメント、(2)安全を守る看護技術、(3)安楽を図る看護技術、(4)コミュニケーション技術であるが、(2)安楽を図る看護技術において、①基本体位を理解し、安楽を図ることができる、②精神的安寧を保つ工夫ができる、③**リラクセーション技術**を修得する、があげられた。それは、近年のストレス社会において健康生成の基本として、癒しやセルフケアが人々に欠かせないことが明らかになってきたからといえる。また、2015（平成27）年の労働安全衛生法の改正で、ストレスチェック制度が導入[15]されたことも無関係ではないといえる。

　川島は、人権と安全性、安楽性を踏まえたうえで、その人固有の**自然治癒力に働きかける**のが**看護の原点**であり、その具体的な手法の第一歩が看護師の**手を用いたケア**であり、その究極が手のケアである[16]として、触れる、癒やす、慰める、あいだをつなぐ手を看護の「TE-ARTE（て・あーて：「手当て」）学」を提唱している。

　こうした、自然治癒力・相互関係・触れる技・全体性・リラクセーションといった看護の特性を表現する身心技法についての考え方と実際を次の稿で述べる。

❖引用文献

1) Florence Nightingale（小林章夫・竹内喜訳、1998）：看護覚え書　対訳、p.5、うぶすな書院。
2) 前掲1）p.219。
3) ヴァージニア・ヘンダーソン（湯槇ます・小玉香津子訳、2006）：看護の基本となるもの　新装版、p.11、日本看護協会出版会。
4) 前掲3）p.14。
5) 日本看護協会における看護職に関する呼称等の定義プロジェクト（2007）：看護にかかわる主要な用語の解説　概念的定義・歴史的変遷・社会的文脈、pp.10-11、日本看護協会。https://www.nurse.or.jp/home/publication/pdf/2007/yougokaisetu.pdf（2018.11.12 アクセス）
6) 日本看護科学学会看護学学術用語検討委員会（第9・10期）（2011）：看護学を構成する重要な用語集、p.5、日本看護科学学会。
7) 日本学術会議　健康・生活科学委員会、看護学分科会（2017）：大学教育の分野別質保証のための教育課程編成上の参照基準　看護学分野、pp.2-7。
8) 前掲5）p.11。
9) ミルトン・メイヤロフ（田村真ほか訳、2006）：ケアの本質―生きることの意味―、p.13、ゆみる出版。
10) 広井良典（2000）：ケア学―越境するケアへ―、pp.16-17、医学書院。
11) 湯槇ます監修、薄井坦子編訳（1974）：ナイチンゲール著作集第2巻、p.125、現代社。
12) 前掲11）p.140。
13) 前掲6）p.8。
14) 大学における看護系人材養成の在り方に関する検討会　文部科学省（2017）：看護学教育モデル・コア・カリキュラム、p.36。
15) 厚生労働省：働く人のメンタルヘルス・ポータルサイト　こころの耳。http://kokoro.mhlw.go.jp/
16) 川島みどり（2011）：触れる・癒やす・あいだをつなぐ手― TE-ARTE 学入門―、看護の科学社。

3. 看護における触れる技と癒し

西山ゆかり

1）医療の中の看護

　看護師は健康問題に対する様々な人間の反応を明らかにし、看護介入して、患者の療養生活を整える、医師は健康問題（病気）を診断し、治療して患者を治す。ここにみる看護師は、医師とは違い、患者を全人的に捉え病気から起こってくる様々な人間的な反応が、日常生活行動にどのように影響しているのかを考え生活環境を整えることにあり、療養上の世話に対する看護の自律性が求められる。看護師は、誰の支配を受けるものでもなく、自分で患者のことを考え、自分で看護ケアを実行する責任ある専門職者[1]であり、看護ケアは医学的な営みとは峻別されるものである[2]。しかし、いつの間にか、医療の進歩と高度化に伴い、看護師は診療の補助に力を注ぎ、医療機器の操作や数値に注目する傾向があるように思う。本来看護師が考えなければならない患者の苦痛や悩みに対して、どう対処したらよいのか、どのような状況下でも看護として何ができるかを、対象者を中心に考え実践していかなければならないと感じることがある。

　看護には、人々を全人的に捉え、理解し、疾病や傷害に伴う痛みや不安などが緩和され、癒され、自らの自然治癒力が引き出されるように働きかけ、心とからだの調和を整えることが求められている[3]。その人がその人らしく生きるためには、人間が生命を維持するだけでなく、人間らしく豊かに生きたいという欲求をもち、それを実現しかつ持続することにより、内面的な充実をもって生きていくことが必要である。それには、看護師は患者が、できるだけ健康的に、日常性を損なわずに維持していくことを援助する。もしそれが自力で出来ない場合には、健康なときのやり方に近づけた方法で援助する[4]。この看護の自律性を忘れてはいけないと考える。そして、医師と看護師が協働することは、現代のチーム医療では必修のことではあるが、医師と看護師の関係は、お互いの専門性を尊重し、尊敬し合う協調関係であり、患者がよりよく生きるために、お互いの専門性を補う相補的な関係[5]でありつづけることが重要である。

　看護者の倫理綱領による「その人らしく生きる」とは、以下に示す。

看護者の倫理綱領　前文　　　　　　　　　　　　　　　2003年 日本看護協会[6]

　人々は、人間としての尊厳を維持し、健康で幸福であることを願っている。看護は、このような人間の普遍的なニーズに応え、人々の健康な生活の実現に貢献することを使命としている。

　看護は、あらゆる年代の個人、家族、集団、地域社会を対象とし、健康の保持増進、疾病の予防、健康の回復、苦痛の緩和を行い、生涯を通してその最期まで、その人らしく生を全うできるように援助を行うことを目的としている。

　看護者は、看護職の免許によって看護を実践する権限を与えられた者であり、その社会的な責務を果たすため、看護の実践にあたっては、人々の生きる権利、尊厳を保つ権利、敬意のこもった看護を受ける権利、平等な看護を受ける権利などの人権を尊重することが求められる。

　　　　　　　　　　　　https://www.nurse.or.jp/nursing/practice/rinri/rinri.html#p1

2）看護の技（art of nursing）

　医の技は art of medicine と呼ばれ、欧米の臨床医学では、ヒューマニティーや病む一人ひとりの命を大切に考える個別的アプローチをする art からスタートした。しかし、19世紀末から art の中に science が取り入れられるようになり、医学の進歩は目をみはるものになり、science が万能の考えに捉えられ、医の art が軽視されるようになった[7]。

　看護においては、病む人々を看護の技をもって支え、患者の回復過程において自然治癒力を引き出すケアをすることが看護の本質であり、看護は、science に支えられた art と言える。ナイチンゲールは、『看護覚え書』の中で、看護でなすべきことは、「健康の回復と維持のために自然の力が働くよう、その人を最も良い状態におくことである」[8]と述べ、看護ケアは回復過程において自然治癒力に働きかけ、患者の中に変化を起こし、**呼吸が安定する、よく眠れるようになる**など、その患者の心やからだの変化（症状の緩和など）を医学的・科学的知識を用いて、看護ケアの効果として示している。したがって看護における医学的・科学的な知識は、看護ケアの「原理」ではなく、看護ケアの「効果」に寄与するもの[9]として看護に取り入れられてきた。そして看護というものは単なる技術にとどまらず、ひとつの人格であり、（Nursing is not only an art but a character）、独立しうる資格を持っている[10]と言える。

　日野原は、「医学の高度技術的な進歩にならって、看護もまた知識と高度技術を学際的にとりあげることが必要であることは言うまでもないが、看護は本来の性質上、医学よりもっとアート志向でなければならない。看護師は医師よりも、もっと患者や家族の側に立ってものを考え、行動すべき専門職である」[11]と看護についての考えを約40年前に述べている。近年、人工知能（artificial intelligence：AI）が次々と医療の現場に導入され、介護職が増加し活躍する中で、対象者がその人らしく**生きる**ために「保健師助産師看護師法」に制定されている"業"としての療養上の世話や診療の補助が何なのか。チームの中で看護独自の機能をどう発揮するべきなのか、今一度問い直す時期にきているように思う。

保健師助産師看護師法
（昭和二十三年七月三十日法律第二百三号）
　第五条　この法律において「看護師」とは、厚生労働大臣の免許を受けて、傷病者若しくはじよく婦に対する療養上の世話又は診療の補助を行うことを業とする者をいう。

3）看護が生みだすもの

　看護師が、日常生活行動の援助として看護ケアを提供する際の看護技術には、安全と安楽を基盤として、対象者一人ひとりが、病気を患いながらも自立した日常生活が営めるように支援することにある。

　看護ケアにおける「技術」とは何か。野島は、看護における生産について、看護するという行為には、手順としての技能・コミュニケーションの技・看護師としての「私」が存在する術があると『人間看護学序説』[12]の中で述べている。特に、この看護師としての「私」を、患者のそ

ばにいかに存在させるのか、「私」の在りようを規定する術が、看護が単なる技術にとどまらず、患者－看護師間の関係性の中で看護ケアとして成立するかの鍵となる。

　技術は**生産する**もしくは**作る**という実践活動に深くかかわった概念である。技術は「形」のあるものを作り出したり、ある状態を変化させたりする。では、看護師は毎日の実践活動の中で何を作り出しているのか。看護師が生産してゆくものは、日々繰り返される患者の日常生活行動の援助の中で、自らのからだを道具として使い、手・声・まなざしによって患者に触れるという看護実践を通し、対象者自身が自己についての**新しい状態**を作り出してゆくのを助けるということになる[13]。言い換えれば、看護技術が生み出すものは、対象者の健康回復であり、健康の維持・増進であり、それは他者がよりよく生きることを助ける、他者実現をめざした技術である。この"新しい状態"には、対象者の心身を、「気持ちがいい」「ぐっすり眠れた」「気持ち良く目覚めた」「痛みがとれた」「安心した」「美味しく食べられた」など様々な心地よい状態に変化させ、対象となる人々が自立できるように、看護師が安全を守りつつ安楽な状態を生み出している。この看護師の手や声で触れる気持ち良いケアは、副交感神経を優位にし、免疫力を高めひいては自然治癒力を高めることに通じる[14]。この自然治癒力を高める看護の考え方は、ナイチンゲールのころより追求してきた概念であり、今、注目されている統合医療の基本理念である「全人的医療」「患者中心」「自然治癒力」「予防」と同じである[15]。そして、その人の自然治癒力を高めるアプローチのひとつとして補完代替医療／療法（Complementary and Alternative Medicine/Therapy：以下CAM/CAT）の技があり、従来の看護ケアと組み合わせて（併用）、ストレスや痛みの管理、精神的ケア、ホリスティックな人を中心とした癒しのための技術として[16]、マッサージやタッチング、呼吸療法、リラクセーション法などが看護ケアの中に取り入れられ始めている。

　人にとっての安楽な状態を以下に示す。

人にとっての安楽な状態とは[17]
　単に身体的な苦痛や精神的な不安がないということではなく、もっと積極的な意味を考えてみる必要がある。つまり、その人の生活習慣や生活様式を尊重し人間らしく生きることを保障するのが安楽の概念である。もろもろの営みを自力で行えることがもっとも安楽な状態であるといえよう。
　　　　　　　　　　　　　　　　　　　川島みどり『目でみる患者援助の基本』より抜粋

4）患者に触れる技と癒し

　看護師が患者に触れるという行為は、古来から行われていた**手当ての技**である。人と人の肌の接触により、心とからだをつなぐ方向性をもつ「技」であり、癒しの手段として[18]、看護ケアの中に日常的に組み込まれてきた。

　人には、この触れ－触れられるという身体感覚を通して感情が生まれてくる。人は快の感情が感じられた時には、**温かさ**や**優しさ**を感じ、お互いに引きつけられ信頼感を持とうとする。反対に、無機質な触れ方や汚い物のように触れられると、相手から**冷たさ**、**触られたくない**、**乱暴に扱われた**、という不快や嫌悪感といた感情が生まれ、その人を避けようとする。このように皮膚を通して快・不快の感情が無意識のうちに感じ取られ、触れ方ひとつで患者－看護師関係を一瞬

にして変えてしまう。

　看護師は、自らのからだを道具として使い、優しい手や声・温かい目差しで患者に触れることで患者が新しい状態を作り出してゆくのを助けている。看護ケアをする上で、看護師の手は、患者に触れる・触れられ、皮膚を介して患者との関係性を築き、看護師としての「私」を患者の傍に寄り添わせる。看護師の手は、思いやり・いたわり（compassion, compassionate）の手であり、看護ケアにおいて如何に大切な働きをしているかを教えてくれる[19]。

　手で触れることで痛みや苦しみが消えるわけではないが、看護において看護師の手が心地よく触れるケアは、患者の不安を取り除き、安心・癒し・ぬくもりを与える。患者の痛みや苦しみ、不安や恐怖は、看護師が、自分の痛みや苦しみに寄り添い、支えてくれていると思えたことで、楽になったと感じ、心が平穏になり癒される[20]。この触れる技には、触れる－触れられるというだけではなく、心の寄り添い方やその患者への向き合い方についても、"手を添える"、実際に触れていなくても、心に触れるという意味も含まれる[21]。その根底には、看護師の患者に対する深い関心や思いやりの態度、相手の身体（世界）に参入し人格的に触れる行為があり、患者が癒される[22]。そして看護師自身も患者のからだから心地よさを皮膚を通して感じ、癒されるという相互作用が起こる。

　看護者によって触れるケアは、手を当てる、さする、撫でるなどの方法を用いて行われるケアであり、ナーシングマッサージやタクティールケア、タッチケア、ヒーリングタッチなど多くの技法がある。

　人にとっての癒しとは、を以下に示す。

癒しの概念[23]

　癒しとは、単に部分的苦痛の治癒を意味しない、身体としての存在の「全体」にかかわる体験である。癒しとは必ず他者（時に物）との関係によって得られる体験（こと）であって、即時的なことを意味しない。他者との関係の中で起こる、自己へのある種の肯定的感情である。癒しとは単に気持ちのみでなく、身体としての「存在全体」として病気や心の痛手が治ったとき、苦痛、苦悩の解放にかかわる体験を表現している。身体全体で感じる快い開放感である。

鈴木正子『看護することの哲学』より抜粋

---

5) 触れる（タッチ）の効果

　この皮膚を通して感じる気持ち良さを決めるのは、触れるものの物質的性質で、柔らかさと滑らかさの二つであることが分かってきている。日本人は、さらさら、つるつる、べとべと、ざらざら、かさかさ、ごわごわ、ぬるぬる、ねばねば、ぷるぷるなど、オノマトペ（擬態語）で表されるように触覚に敏感な民族であるかもしれない。

　人にやみくもに触れても気持ちよさは感じない。気持ち良さを感じる触れ方には法則がある[24]。皮膚には、触れるときの最も反応するＣ触覚繊維があり、1秒に5cmの速度で触れる、このゆっくりとしたスピードが気持ち良いと感じ、それ以上でもそれ以下でもこの繊維は興奮しない。このＣ触覚繊維の細い神経線維を伝って、脳幹、感情に関わる扁桃体、自律神経やホルモンを司る視床下部など広い範囲の脳に届く。このＣ触覚繊維こそが触れることで心身を癒す効果をもたら

す。もう一つ、触れられることでオキシトシンが増大する。このオキシトシンは触れてすぐに分泌されるのではなく、5分ぐらい触れていると分泌し、触れるのをやめると10分程度で分泌は止まると言われているため、5分ぐらいのタッチを1日に数回繰り返すこと、血圧を下げストレスへの耐性を高めるといった健康を促す効果は、5日以上続ける必要がある[25,26,27]とも言われている。

このように、触れるケアは、対象者のホルモンや自律神経系などを通じて、気持ち良さ・痛みの緩和などの変化を起こし、対象の心とからだに自然治癒力を引出し、回復過程を整える。さらに、科学的にも効果が明らかにされ安全であり、看護師の温かい手が対象者に温もりを与える安楽な技術であり、患者を自立へと導くものである。

❖参考文献

1) 中木高夫（1998）：POSをナースに　第2版、pp.83-91、医学書院。
2) 堀江剛（1999）：〈変化〉に応答する〈視線〉、臨床哲学1、pp.20-31。http//hdl.handle.nel/11094/9243.
3) 野島良子・冨川孝子監訳（1999）：心とからだの調和を生むケア―看護に使う28の補助的／代替的療法―（Mariah Snyder,Ruth Lindquist: Complementary/alternative Therapies in Nursing rd Edition, 1998.）、へるす出版。
4) 川島みどり（1994）：看護技術の現在　看護の時代2、勁草書房。
5) 前掲1）p.85。
6) 日本看護協会（2003）：看護者の倫理綱領前文。https://www.nurse.or.jp/nursing/practice/rinri/rinri.html#p1（2018.11.5閲覧）。
7) 日野原重明（1987）：看護のアートⅠ（日野原重明名著集第3巻）、pp.7-10、中央法規出版。
8) Florence Nightingale（1860）（小林章夫・竹内喜訳、1998）：看護覚え書　対訳、p.5、うぶすな書院。
9) 前掲2）pp.20-31。
10) 前掲7）pp.7-10。
11) 前掲7）pp.7-10。
12) 野島良子（1976）：人間看護学序説、pp.8-10、医学書院。
13) 野島良子（1977）：看護技術論、pp.300-326、メヂカルフレンド社。
14) 川島みどり（2011）：触れる・癒やす・あいだをつなぐ手― TE-ARTE学入門―、pp.20-21、看護の科学社。
15) 広井良典（2013）：講座ケア　新たな人間 - 社会像に向けて1　ケアとは何だろうか―領域の壁を越えて―、川島みどり：第11章ケアと看護・統合医療―人間が人間をケアすることの意味―、pp.226-239 ミネルヴァ書房。
16) Trisha Dunning（2012）：Integrative medicine--a way to enhance nursing care?　Australian Nursing Journal, 19.8 p39(1).
17) 川島みどり（1985）：目でみる患者援助の基本、pp.13-15、医学書院。
18) 山口創（2012）：手の治癒力、pp.40-45、草思社。
19) 稲田八重子訳（1996）：新版・看護の本質―看護学翻訳論文集―、pp.1~10、現代社。
20) 前掲16）p.39。
21) 川島みどり（2010）：看護技術の基礎理論、p.138、ライフサポート社。
22) 鈴木正子（1996）：看護することの哲学―看護臨床の身体関係論―、pp.29-37、医学書院。
23) 前掲21）p.56。
24) 前掲18）pp.74-77。
25) 前掲18）pp.112-120。

26) 山口創（2010）：皮膚という「脳」―心をあやつる神秘の機能―、pp.117-166 東京書籍。
27) 山口創（2018）：皮膚感覚から生まれる幸福、pp.60-83、春秋社。

4. 全人的アプローチとしてのリラクセーション法

岡田朱民

1）ストレスと心身のバランス維持の仕組み

現代人の多くは、過剰なストレスに晒されながら生活を余儀なくされている。ストレスが蓄積され続けると慢性的な疲労が募り、次第に病的な状態が引き起こされることはよく知られたことである。

ストレスという言葉が使われるようになったのは、1936年に発表されたハンス・セリエ（Hans Selye）の論文によってである[1]。ハンス・セリエは、生体に何らかの刺激が与えられ、そのときに生じる生体側のひずみをストレスとし、生体にストレスを起こさせる刺激をストレッサーとした。そして、生体が外部からある刺激を受けて、緊張状態やひずみ状態を引き起こすと、ストレッサーに適応しようとするストレス反応が生体の内部に起こることを明らかにした[2]。一方、ウォルター・B・キャノン（W. B. Canon）は、1932年に私たちの身体は、自律神経系、内分泌系、免疫系の働き、すなわち生体機能調節系によって、自動的にちょうど良い健康な状態に保たれていることを明らかにし、恒常性維持（ホメオスタシス）の概念を確立させた。そして、身体にストレスが認知されると交感神経が活性化し、ノルアドレナリンが放出され、身体は「闘争か逃走」の反応が生じることを明らかにした[3]。いまから数万年前、私たちの祖先が狩猟で生活していたころ、どう猛な動物に出会った際には命がけで闘うか、もしくは必死で逃げるしかなかった。このような追い詰められた場面で発揮したのがストレス反応であった。ストレスによって引き起こされる反応は、心拍数、呼吸数、血圧、酸素消費量、血糖値の増加、さらに発汗や瞳孔の散大、筋緊張の高まりとして示され、不安や興奮状態として表れる。つまり、この反応は私たちの祖先が命をつなぐために進化させた大切な機能であった[4]といえる。私たちの身体は、生体機能調節系によって、自動的にちょうど良い健康な状態に保たれているが、ストレスがたまった状態が続くと、この微妙なバランスが崩れてしまい、自動的には立て直せない状態になる。セリエは、生体がストレスにさらされた際、その状況に適応しようとする仕組みを備えていること、生体がストレス状態に持続的にさらされた場合は、できるだけその状態で生体の恒常性を維持しようと抵抗すること、さらにストレス状態が慢性的に持続した場合、生体に生じていた抵抗反応が破綻をきたし、生体の適応が維持できなくなることを指摘している[5]。つまり、生体は本来ストレスに抵抗するための防御機構を有しているが、ストレスが過剰な場合には防御機構が破綻し、病的な状態に陥ることを示している。そのバランスが崩れた状態を自分の力で回復させ、さらにストレスに対する抵抗力を高めようとする方法がリラクセーション法である。

2）リラクセーションの概念とリラクセーション法

日本社会に浸透しているリラクセーションの概念は、一般に「心と体が一つに統合され、'あ

るがまま"でゆったりした自然状態」や「都会の喧騒や会社での激務を離れ、大自然の中にある温泉宿の温泉につかった時に味わうような感覚など[6]」としてとらえられていることが多い。広辞苑には「心身の緊張を解きほぐすこと」「リラックスすること」と定義され、また看護大辞典においては、神経、筋の緊張ならびに精神的緊張の緩和を促すこと」と定義されている。Relaxの語源は、ラテン語のrelaxareで「再び（re）緩める（laxare）」あるいは「ゆるんだ状態へ戻す」ことを意味する。このリラクセーションという言葉は、1908年にキャノンのもとで神経生理学の研究をしていたエドモンド・ジェイコブソン（Edmund Jacobson）によって臨床的意味づけがなされ、広く各国に認められるようになった。日本においては、生理学者の渡辺俊男によって1960〜1970年代に著書が出版され、成人病などが急激に増加する当時の日本社会において、その概念が少しずつ浸透した。一方、アメリカの内科医であるハーバート・ベンソン（Herbert Benson）らは、リラクセーション法によるリラクセーションの中にrelaxation response（弛緩反応）が起こることを発見し[7]、ストレスに晒された際に「人工的誘導によって生体が身体的に安らぐ状態」をリラクセーション反応と位置付けた[8]。不安や怒りなどの情動は、交感神経を興奮させ、心拍数や血圧値を増加させるが、リラクセーションはそれとは反対に副交感神経の活動を増加させ、自律神経系の活動を調節し、ホメオスタシスを維持するように作用する（表1）。つまり、リラクセーションとは、自らの力を使って生体機能調節系に働きかけ、心身の緊張を取り除き、自らの状態を調えること[9]を意味する。そして、自らの力を使って自らの状態を整えるための方法はリラクセーション法といわれている。Cochrane Libraryで評価されているリラクセーション法には、バイオフィードバック療法、筋弛緩法、認知療法、行動療法、自律訓練法、瞑想法、イメージ療法、呼吸法、ヨガの9つあり、これらの方法のエビデンスが認知されている[10]。ベンソンらは、1990代後半から瞑想法やヨガなど東洋的なリラクセーション手法全体に共通する生体変化を科学的に解明して臨床に応用してきた。既にアメリカでは、うつ症状のある患者や循環器疾患の予防のために、リラクセーション反応の練習を中心に、ストレス対処法、認知のゆがみの修正、栄養指導など行動医学的な治療法を複合的に取り入れてリラクセーション法が実施されている[11]。

表1 ストレス反応とリラクセーション反応の比較

ストレス反応	生理的指標	リラクセーション反応
増加	呼吸数	減少
増加	脈拍数	減少
上昇	血圧	低下
上昇	酸素消費量	低下
増加	筋緊張	減少

3）看護におけるリラクセーション法に関する研究

看護界においてもアメリカでは1970年代から、わが国では1980年代からリラクセーション法の研究結果が報告され、がんや慢性的な痛みや不安、不眠、手術を受ける患者、妊婦や褥婦に対して適用され、ストレスマネジメントの有効な介入法として活用されている。ギフト（Gift）ら[12]

は、慢性閉塞性呼吸器疾患（Chronic Obstructive Pulmonary Disease：以下COPDとする）患者26名に対し、無作為に実験群、対照群に分け、実験群にテープによる漸進的筋弛緩法（Prigressive Muscle Relaxation: 以下PMRとする）を4週間実施して不安と呼吸困難の軽減を試みた。その結果、不安、呼吸困難、気道の閉塞感が軽減し、COPD患者にリラクセーション法の指導を実践レベルで考慮する必要があることを示唆している。ヒー（Hee）ら[13]は、吐き気、嘔吐のある肺がん患者20名に対し、PMRとイメージ法を組み合わせて6週間指導を行った。その結果、コントロール群よりも吐き気、嘔吐が有意に減少することを明らかにしている。一方、国内におけるリラクセーション法の基礎研究としては、小板橋と大野[14]が、PMRによるバイタルサインの変化に関する研究において、初回練習時の前後比較で、介入終了時と終了10分後まで脈拍の減少、皮膚血流量と指先表面温の上昇が見られたことを報告している。さらに皮膚血流量及び表面温、主観的な筋弛緩尺度得点が1週間の練習後に有意に増加し、PMRによる高血圧患者の血圧管理の有効性を示唆している。また、小板橋ら[15]は健康な女性6名に対し、PMRを実施し、脳波および心拍変動解析と認知・身体感覚的反応の評価を行い、リラクセーション効果について検証している。その結果、PMRの実施時にα波およびθ波に顕著な増加、平均心拍数および平均RR間隔の延長、身体感覚尺度得点の増加が見られ、リラクセーション反応が得られることを明らかにしている。さらに、柳ら[16]は健康女性79名に対し、呼吸法を実施する群と安静のみの群に分け、バイタルサインと脳波の変化について検証している。その結果、対照群に比べ実験群で実験後に脈拍数が有意に減少し、α波含有率が有意に増加したことから、意識的に横隔膜を使った呼吸法によってリラックス反応が得られることを明らかにしている。一方臨床研究においては、荒川（Arakawa）[17]が化学療法を受けているがん患者40名を対象に、患者に適した方法を選択して20名にPMR、20名に誘導イメージ法を実施している。その結果、両群とも介入前よりも介入後にSTAI（State-Trait Anxiety Inventory）状態－特性不安得点が低下したことを明らかにしている。国内・外において、リラクセーション法に関する基礎研究、臨床研究など多くの研究が報告され、その有効性が示されている。

4）全人的アプローチとしてのリラクセーション法とその効果

リラクセーション法は、こころの状態を調えることによって、人の身体が本来持っている自動調節システムをスムーズに働かせるように方向づけることができる方法である。1回のリラクセーション法によりリラクセーション反応は得られるが、ストレスによって慢性的な心身の緊張状態があり、生体機能調節系が失調して、臓器の機能的・器質的な異常につながっているような場合は、持続的・継続的に訓練することが効果的である[18]。荒川と小板橋は[19]、看護において主に実施されている基本的なリラクセーション法を表2のように挙げ、また、リラクセーション法の訓練による一般的効果について以下の点を挙げている。

①ストレスの軽減や解消
②痛みや不眠などの多くの身体的・精神的症状の軽減
③免疫機能を高め自然治癒力の向上
④ストレス疾患の予防だけでなく健康の維持増進
⑤肯定的な病気の受け止め方や人生に対する考え方、対処方法の改善

表2 看護において実施されている主なリラクセーション法

呼吸法	呼気を意識した腹式呼吸とともに気持ちを集中させ身体の力を抜いていく方法。
漸進的筋弛緩法（Progressive Muscle Relaxation：PMR）	アメリカの生理学者ジェイコブソンによって開発された。緊張─弛緩という身体動作を通して得られる筋感覚に基づいて、系統的かつ漸進的に全身の骨格筋群を弛緩させていく方法。
イメージ法	リラックスした気分の中で生じてきた微妙な感覚や気分に注意を向けることで、自由なイメージを思い浮かべる方法。
自律訓練法	決められた言語公式を頭の中で繰り返すことで、自己暗示と受動的注意集中を高め、心身を緊張状態から弛緩状態へ誘導することを目的とした技法。
瞑想法	自己が理想とする心身の状態を導出するための注意を集中する意図的試み[20]。

　対象は、リラクセーション反応が得られた状態において、自身の内面に目を向けるきっかけになり、気持ちが落ち着き、緊張が和らいで癒しの感覚を味わうようになる。がんで回復が見込めないようなときや、不快な思いに煩い不眠に陥るような場合にも、リラクセーション法を自分自身の拠り所とし、苦痛やストレスから自身の身を守ることができるようになり、確かな変化が認められる。この訓練による変化は、対象の個別の状況によって表れてくる時期は異なるが、セルフコントロールが可能となるまでは身体の生理学的機能や疾病の成り立ちと回復過程についての専門的知識を身に着けた専門職者が、傍にいて生活を調えるという視点で指導することが重要である。その指導は、看護の対象を精神・身体・スピリットの統合体（holistic）としてとらえ[21]、ナイチンゲールのいう「病人の生命力の消耗を最小にするように助けること[22]」を実践する看護師にこそ、自分自身を資源として自律的に判断し実施することが求められる。そして、リラクセーション法を使った看護介入は、苦痛や不快、病気や予後による不安を軽減し、医薬品や医療機器のみに依存しない看護師の身体ツールを使った全人的なアプローチ法になりうる。すなわち、そこにあるすべてを受け止め、全体性をそのままとらえるという考え方、つまりホリスティックな視点でとらえ、対象が本来持つ自然治癒力を最大限に発揮できるアプローチといえる。

5）リラクセーション法の基本となる呼吸法[23]

　呼吸は、生まれた瞬間から始まり無意識に繰り返されている。しかし、自然に繰り返される呼吸を意識的に行うことにより、副交感神経の活動を優位にし、心身をリラックスした状態に導くことができる。ここでは、リラクセーション法の基本となる呼吸法について紹介する。

呼吸法のポイント

1. 息を吸うのが緊張、吐くのがリラックス。
   リラックスしたいときは、吸う息よりも吐く息を長めにゆっくりと、細長く吐く。
   呼吸の長さは、自分のペースで調整。目安は8秒で吐き、4秒で吸う。
2. 吐くときにお腹がしぼみ、息を吸うときにお腹が膨らむようにすると効果的。
3. 息を吐くときに「日頃の緊張や疲れ、不安や不満などの嫌な感情が、気持ちよく吐き出される」のをイメージする。

①静かな落ち着いた場所で、イスに深く腰を掛けて軽く目を閉じる。

前かがみにならないように気をつける

気持ちを下腹部に向ける

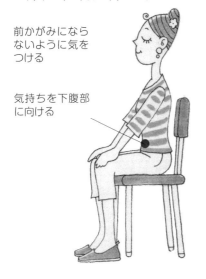

②口先から軽く息を吐き出す。続いて、鼻から息をゆっくり吸い込む。

息を吸いながら、背筋・頸筋・頭のてっぺんに天井から引き上げられているように伸ばしていく

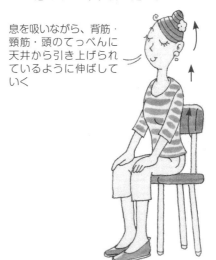

③口元をすぼめ加減にして、細く長く吐き出す。

目の前のロウソクの火を吹き消さないような気持ちで

気持ちを下腹部からさらに下に向ける

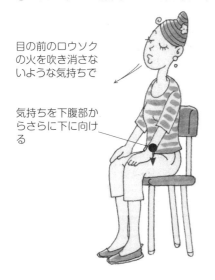

④体の力が抜けた（緩んだ）感じを確かめる。

体を緩めて

リラックス

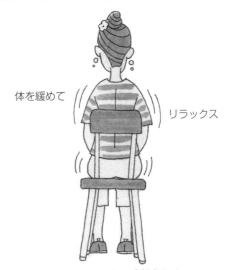

イラスト © 木村襄之（George Kimura）

⑤心を込めて①〜④を5分くらい繰り返しながら、気持ちを調える。

小板橋喜久代・荒川唱子：リラクセーション法入門、日本看護協会出版会、p.55、2013 を参考に作成。

　呼吸法は、他のリラクセーション法に比べて習得がしやすく、短時間で実施できることから、最も活用しやすいリラクセーション法といわれ、すべてのリラクセーション法の基本になっている。そして、身心のリラックスが得られることにより、疼痛の緩和や精神的な緊張を和らげる効果が期待できる。

❖参考文献

1) Hans Selye (1936): A syndrome produced by diverse nocuous agents, Nature, 138, p.32.
2) Hans Selye: The Stress of Life, McGraw-Hill. 杉靖三郎訳（1988）：現代社会とストレス、pp.67-89、法政大学出版局。
3) Walter B. Cannon: The wisdom of the body, W. W. Norton, 1963. 舘鄰・舘澄江訳（2015）：からだの知恵―この不思議なはたらき―、pp.240-245、講談社学術文庫。
4) NHKスペシャル取材班（2017）：キラーストレス―心とからだをどう守るか―、pp.25-28、NHK出版新書。
5) Hans Selye: In vivo -the case for supramolecular biology. 細谷東一郎訳（1997）：生命とストレス―超分子生物学のための事例―、pp.42-47、工作舎。
6) 日本リラクセーション協会編（1994）：リラクセーションビジネス、pp.32-33、中央経済社。
7) Herbert Benson, John F. Beary, Mark P. Carol (1974): The relaxation response, PSYCHIATRY, Vol.37(1), pp.37-46.
8) Herbert Benson, Miriam Z. Klipper: The relaxation Response, Harper Tor. 中尾睦宏・熊野宏昭・久保木富房訳（2001）：リラクセーション反応、p.9、星和書店。
9) 小板橋喜久代・荒川唱子編集（2013）：リラクセーション法入門―セルフケアから臨床実践へとつなげるホリスティックナーシング―、p.6、日本看護協会出版会。
10) 中尾睦宏（2010）：産業保健の現場で役立つ心身医学 第1回：心身医学とは―基礎知識の整理―、産業衛生学雑誌、第52巻1号、pp.45-50。
11) 中尾睦宏（2005）：ハーバード大学における心身医学の展開：Mind/Body Medical Instituteでの活動を中心に、心身医学、第45巻 第7号、pp.488-494。
12) Gift AG, Moore T, Soeken K(1992): Relaxation to reduce dyspna and anxiety in COPD patients, Nusing Research, 41(4), pp.242-246.
13) Hee J. Yoo, Se H. Ahn, Sung B. Kim et al.(2005): Efficacy of progressive muscle relaxation traning and guided imagery in reducing chemotherapy side effects in patients with breast cancer and in improving their quality of life, Supportive Care in Cancer, 13, pp.826-833, 2005.
14) 小板橋喜久代・大野夏代（1997）：リラクセーション法の指導によるバイタルサインの変化、日本看護研究学会、20(4), p.98。
15) 小板橋喜久代・柳奈津子・酒井保治郎・菱沼典子（1999）：健康女性を対象とした漸進的筋弛緩法によるリラックス反応の評価―生理的・感覚認知的指標による―、群馬保健学紀要、19, pp.81-89。
16) 柳奈津子・小池弘人・小板橋喜久代（2003）：健康女性に対する呼吸法によるリラックス反応の評価、北関東医学、53巻1号、pp.29-35。
17) Arakawa S(1997): Relaxation to reduce nausea, vomiting, and anxiety induce by chemotherapy in Japanese patients, Cancer Nurs, 20 (5), pp.342-349.
18) 熊野宏昭（2007）：ストレスに負けない生活―心・身体・脳のセルフケア―、pp.117-119、ちくま新書。
19) 荒川唱子・小板橋喜久代編（2001）：看護にいかすリラクセーション技法―ホリスティックアプローチ―、p.12、医学書院。
20) 中村昭之（1992）：禅的瞑想によるセルフコントロール、催眠学研究、36(1), pp.40-43。
21) 前掲19) pp.4-5。
22) Florence Nightingale：Notes on Nursing 湯槇ます・薄井坦子・小玉香津子他訳（2017）：看護覚え書き―看護であること看護でないこと―（改訳第7版）、p.15、現代社。
23) 前掲9) pp.51-57。

身心技法と健康 Ⅳ

ヨーガにおける身心技法

松原恵美

ポイント

ハタ・ヨーガとは？
チャクラ、プラーナ、気道
身体法、調気法・呼吸法
瞑想、笑いヨーガ
タントラとしてのハタ・ヨーガ
著者のヨーガとの出会いからの変化・変容

---

1. ハタ・ヨーガとは？

　ヨーガには目的により様々な流派があるが、身心を健康に保つ技術はハタ・ヨーガの行法である。
　ハタ・ヨーガ（HATA・YOGA）とは、
　HA＝太陽、TA＝月　YOGA＝つなぐ、結合。
　身心の病はHAとTAのバランスが崩れた時に起こる。
　陰と陽をバランスよく調和することが目的。「力」という意味合いもある。
　ハタ・ヨーガは13世紀頃から始まり、16世紀になってスヴァートマーラーマが『ハタ・ヨーガ・プラディーピカー』を著し、ハタ・ヨーガの行法体系が確立された。
　プラディーピカーとは灯、小さなランプの意味。
　書物に記されているハタ・ヨーガの行法は、主に4つある。
　①アーサナ（身体法、弛緩法、坐法）
　②プラーナヤーマ（調気法、呼吸、浄化法）
　③ムドラー（手印や身体内部の操作）
　④ラージャ・ヨーガ（瞑想）

これらを行う時に知っておくべきこととして、チャクラ、プラーナ、ナーディー（気道）がある。

2. チャクラ

チャクラとは、サンスクリットで「車輪、円、回転するもの」の意味。
身体のエネルギー通路の中枢であり、身体に7カ所あるとされている。
チャクラが活性化すると、各チャクラに応じて、様々な力が生じるという。
身体法（アーサナ）は、このチャクラを活性化する行でもある。

表1　7つのチャクラの性質

名　称	色	身体の場所	性　質
第7チャクラ　サハスラーラ	紫	頭頂の少し上	神聖　光　宇宙　自己を超えた
第6チャクラ　アージュニャー	藍	眉間	第三の眼　直観　超越　静粛　見守る
第5チャクラ　ヴィシュッダ	水色	喉	清々しい　滞りない　なめらか
第4チャクラ　アナーハタ	緑	胸	調和　愛　思いやり　開放
第3チャクラ　マニプーラ	黄	腰	集中　意欲　無駄のない
第2チャクラ　スワディシュターナ	橙	下腹	意欲　情熱　圧力　熱
第1チャクラ　ムーラダーラ	赤	骨盤底	安定感　根　自身　力強さ

表2　7つのチャクラの身心への作用

	身体面への作用	精神面への作用
第7チャクラ	突き抜けるような頭部の軽さを作る	自分を超越した視点
第6チャクラ	頭の中をクリアに保つ	物事を客観的に見る視点
第5チャクラ	首や喉をすっきりと伸ばして頭を支える	コミュニケーション能力
第4チャクラ	呼吸を開放し、胸、肩、背中の緊張をほぐす	周りと調和する心
第3チャクラ	背筋をまっすぐに伸ばし、体を効率良く動かす	集中力が高まり、意志が強くなる
第2チャクラ	腹が座り全身に力がみなぎる	活力、意欲や情熱の源
第1チャクラ	土台を安定させ姿勢づくりのベースとなす	安定感と落ち着きを与える

また、7つのチャクラの内、1～5までのチャクラは五感と相関関係がある。
第1チャクラ…鼻と嗅覚
第2チャクラ…舌と味覚
第3チャクラ…目と視覚
第4チャクラ…手と触覚
第5チャクラ…耳と聴覚

3. プラーナ

プラーナとは、宇宙にみなぎる生命エネルギーのこと。
空気よりも微細で精妙で、根源的なものを指す。
また、プラーナは、主生気・副生気のそれぞれ5つに分類されている。

1) 主生気

(1) アパーナ　おへそ～足の裏　外に出す下向きの力
　　大腸、腎臓、肛門、生殖器などにエネルギーを供給する。
　　便などの排泄、精液、月経の流れを支配するエネルギー。
　　5つの中で最も重く、絶えず下へ下へと流れ出る、
　　この下へ流れやすいアパーナを引き上げる技法が第1チャクラを締めるムーラ・バンダ。

(2) サマーナ　心臓～おへそ　分解、再結合の力
　　肝臓、腸、膵臓などの消化器官を活発にし、コントロールする。また、心臓や循環機能も活発にする。
　　食べたものを消化、栄養分などを全身へ分配する働き。
　　サマーナを刺激する技法が第2チャクラを締めるウディヤーナ・バンダ。

(3) プラーナ　喉～横隔膜の上部　上向きの力
　　このプラーナは広い意味でのプラーナではなく、5つのプラーナの中の1つ。
　　呼吸器官、喉、発声などに関係した神経や筋肉を活発にする。
　　このプラーナは軽く、上へ上へと向かう傾向がある。
　　これを引き戻す技法が、第5チャクラを締めるジャーランダラ・バンダ。

(4) ウダーナ　喉～頭頂　逆流、上向きに逆転させる力
　　目、耳、鼻などの感覚器官を活発にする。
　　考えたり、意識するエネルギー。
　　死の際に心や感覚が肉体から外に出る力。
　　この力を瞑想などにより収めると、意志によって自在に心や感覚を制御できるという。

(5) ヴィヤーナ　全身　循環　巡る力
　　全身に巡り、身体のあらゆる働きを整え、他の4つのプラーナの働きを助ける。
　　手足の筋肉、神経、靭帯、関節などを整え活性化する。
　　知覚神経の働きを助け、血液を循環させる。

5つのプラーナの働きのなかで、呼吸だけが唯一意志によって流れをコントロールすることが

できる。

　呼吸を通して身体と心を整えるのが、調気法・呼吸法（プラーナヤーマ）で、ヨーガの大事な技法である。

2）副生気

(1) デヴァダッタ（鼻の中）…くしゃみなどの働き
(2) クリカル（喉）…あくびが出たり空腹や渇きを感じさせる
(3) クールマ（まぶた）…まばたきや眼を閉じたりする働き
(4) ナーガ（口）…げっぷやしゃっくりが出る働き
(5) ダナンジャヤ（全身）…肉体を膨張させる働き　死後まで身体を離れない

4. 気道（ナーディー）

　生命体には、プラーナの通り道、気道（ナーディー）が72000本あると考えられており、中でも重要なのが3つある。

3つの重要な気道（ナーディー）

(1) **イダ**…左の鼻孔から脊柱（スシュムナー）を交差しながら会陰部に流れる。
　陰、月、静、女性性、冷たいなどの性質で象徴的に表される。
　この流れが優位な時は、右の脳の働きが活発で、内面に向きあうような静かな作業が向いている。

(2) **ピンガラ**…右の鼻孔から脊柱（スシュムナー）を交差しながら、会陰部に流れる。
　陽、太陽、動、男性性、温かいなどのイダと相反する性質で象徴的に表される。
　この流れが優位な時は、左の脳が活発で、活動的な作業が向いている。
　ヨーガの呼吸法で片鼻ずつ呼吸してみるとわかるが、どちらかがよく詰まっていたり、偏っていることが多い。
　左右の呼吸の流れの優劣は、60～90分おきに変化すると言われている。

(3) **スシュムナー**…脊柱に沿って流れる。数あるナーディーの中で最も重要。
　スシュムナーをこの宇宙の普遍の意識「ブラフマンの通り道」と言っている。
　ハタ・ヨーガでは、普段あまり動かない腹部のクンダリーニ（霊的エネルギー）が、覚醒するとスシュムナーを上昇していくとしている。
　身体法も呼吸法も、全身の気道が滞りなく流れるように整えていく行になる。

表3　3つの気道の性質

イダ	ピンガラ	スシュムナー
女性性	男性性	両性
左	右	中央
月	太陽	宇宙的光
潜在意識	顕在意識	無意識
内向的	外交的	調和
副交感神経	交感神経	中枢神経
AUMマントラの　U	A	M

5. 身体法（アーサナ）

　心身の健康と無病、手足の軽快さを得るためには、アーサナを行じるのが良いとしている。
　アーサナは3種類あり、瞑想用の坐法、リラックス・弛緩のための身体法、身体をつくるポーズに分けられる。
　すべてのアーサナは、**ゆっくりとした呼吸**とともに行う。
　反動をつけて身体を動かしたりしない。
　日常生活であまり使わない動き、例えば後ろに身体をそらせる動き（後屈）や、逆立ちのように頭を下に足を上に動かすポーズなどで**全身のバランス**をとる。
　ほとんどのアーサナが、各チャクラに対応しているので、対応するチャクラに意識を向け、集中する。
　動きで身体にとって心地よい緊張を造り出し、動きの後に休んで全身で弛緩を体験する。
　緊張と弛緩を繰り返す。
　動いている時も、動いた後くつろぐ時も、身体の変化を意識化する。
　無意識の意識化から→**意識化範囲の拡大**へと発展していく。
　これにより、気づきや観察力も深まり、身心のわずかな変化にも気づくようになる。
　病気の初期段階で対処できるようになってくる。

1）具体的なアーサナの行法

　身体のほぐし（スークシュマ・ヴィヤーヤーマ）
　まず、坐法を整えてから各関節を呼吸とともにゆっくりと動かし、身心の調和を造り出す。
　関節は気が滞りやすく、邪気がたまると考えられているので、関節をしっかりほぐす。
　身体の毒素、老廃物を排出できる状態にする。
　足先、足首、膝、股関節、腰、肘、手首、手のひら、手の指、肩、首など。
　動きとして、右、左、前、後ろ、右回り、左回りに動かす。+、∞の動きになる。
　身体の動きはゆっくりと行うので、それにつれて心身の動きがリラックスし、その動きも意識化しやすくなる。

身体の動きに自分の意識を集中するため、慣れてきたらできるだけ目を閉じて行う。
動きに必要な筋肉だけ緊張させ、残りの筋肉はリラックスさせておくようにする。
2、3種類の動きを行ったら、目を閉じてリラックスした姿勢で自分の呼吸と、いま動かしたばかりの身体から生じてくる感覚を捉えるようにする。

身体をつくるポーズ
様々なポーズがあるが、効果として、身体の気道（ナーディー）をスムーズに流し、チャクラを活性化するようになっている。
主な動きは以下の通り。
伸ばす…身体の前または後ろ、身体の側面などを伸ばす。
ねじる…右から、左からの両サイドからねじる。
バランスをとる…ポーズを整えて静止する。
これらの動きで、骨と関節の動きを滑らかにし、凝りをほぐし、身体の癖や偏りを整え、体幹を鍛えることで身体の安定感と心のリラックスを導き出す。
エネルギー状態が自然に上虚下実となり心身のバランスが整う。
ポーズを静止する時は、視点の焦点化＝視点を一点に定める（ドリシティ）。
ポーズによって視点を一点に定める位置が決まっており、あごを引く時は臍下丹田（第2チャクラ）へ、あごを上げる時は眉間（第6チャクラ）、瞑想の時などは鼻頭を見る。
これにより、姿勢、骨格、チャクラの気道を整える。

ポーズの例
下向き犬のポーズと上向き犬のポーズ

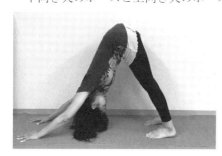

写真1　下向き犬のポーズ

身体の背面を伸ばす
目線は臍下丹田に（第6チャクラ）

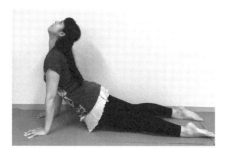

写真2　上向き犬のポーズ

身体の前面を伸ばす
目線は眉間に（第2チャクラ）

前と後ろとセットで行うのが望ましい。

日常生活で前屈の動作が多く、後屈の動作が少ないため、後屈、身体の全面を伸ばすポーズを意識的に取り入れると身体の癖やゆがみなどのバランスがとれてくる。

ねじるポーズ（マッチェンドラー・アーサナ）

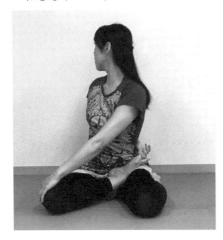

写真3　ねじりのポーズ

右からと左から、必ず両方向からねじる
内臓を強くし、骨格整え、体幹を養う
腹部をねじることにより、第3チャクラを活性化する

身体をつくるポーズを何種類か行った後に、リラックス用のポーズも行い、**緊張と弛緩の流れを生み出していく。**

その後、瞑想用のアーサナ（坐法）では、身体を動かさないで数分間（あるいはそれ以上）同じ姿勢を保ちながらゆっくりとした呼吸で瞑想を行う。

動的なアーサナと静的なアーサナを組み合わせ、身心の調和を作り出していく。

2）ヨーガを行うのに最適な環境と時間帯

普段生活している部屋で一畳くらいのスペースがあれば十分。
マットやラグなどをひいて、床の硬さを軽減させて行う。
リラックスできる静かな環境を作る工夫をする。
時間帯は、早朝や就寝前がベスト。
早朝は特に4～6時頃。脳波が切り替わる時間帯であり、潮の満ち引きとも関係あると言われている。
就寝前に行うと、質の良い睡眠となる。
空腹時に行う。できれば食後3～4時間後くらい。食後は避ける。
注意事項として、伸縮性のある服装で、体の締め付けが少ないもので行う。
筋肉や関節に気持ちよく感じられる以上の無理な緊張を生じさせない。
終了後30分程度は、吸収しやすくなるので食事を避ける。
体調が悪い時は行わない。

6. バンダ

アーサナを行う時に、チャクラを操作してエネルギーをコントロールする「バンダ」という技法がある。
バンダとは、鍵錠・束縛・一緒につなぎ合わせること等の意味。
身体のある器官、あるいは身体のある部分を収縮し、コントロールする姿勢のことも意味する。
3つのバンダがあり、これにより、姿勢が安定しエネルギーを体内に封じこめていく。

(1) ムーラ・バンダ（第1チャクラ）
アパーナ気をコントロールし、それによりクンダリーニと呼ばれる霊的エネルギーを目覚めさせる技法。
肛門と会陰部の間にある骨盤底を固く締め、身体の内部へ上方へと引き込みます。

(2) ウディヤーナ・バンダ（第2チャクラ）
横隔膜を引き上げることにより、腹部臓器を背骨のほうに向けて引き込む技法。
息をすべて吐き切り、肺を完全に空にしてから、腹部を内部へさらに上方へ引き上げる。

(3) ジャーランダラ・バンダ（第5チャクラ）
喉仏の部分から気管を曲げてあごを強く胸部に押し付け喉元を締める技法。息を吸い終わった時に行う。

7. プラーナヤーマ・調気法・呼吸法

プラーナヤーマの定義は、呼吸の制御を通じてプラーナの働きをコントロールすること。
プラーナ（生命エネルギー）とアーヤーマの2つの言葉からなる。
アーヤーマとは、「停止・広げる・留める」の意味。
ただ呼吸をするのではなく、プラーナという生命エネルギー・宇宙に遍満しているエネルギーをどのように蓄え、活用するか呼吸を通して学んでいく。
ハタ・ヨーガ・プラディーピカーには、下記の記述がある。
・プラーナヤーマを適切に行じれば、すべての病はなくなる。しかし、不適切に行ずると、あらゆる病が生じてくる。
・ナーディー（体内の気道）が浄化されると、その外部に現れる兆候として肉体が細くなり、輝きを増すようになる。
・ナーディーが浄化されると、楽々と気を保留できるようになり、消化の火も強く燃えさかるようになり、無病が保証される。

(1) 3つの呼吸

ヨーガでは、呼吸は3つと捉える。

吸息（プーラカ）・呼息（レーチャカ）・止息（クンバカ） の3つである。

この3つの呼吸を無意識ではなく、意識的に行いコントロールしていく。

特に、普段は無意識になっている止息（クンバカ）をうまく取り入れ、身体中をプラーナで満たしていく。

3つのバンダを使いながら、止息（クンバカ）を行う。

(2) 6種類の浄化法（シャットクリアー）

プラーナヤーマを行じる前の準備段階として、身体の内部までを浄化させることを目的とするヨーガ行法が6種類ある。

①トラータカ…視力に関する浄化法、炎を見ることで浄化する
②ネティ…喉から鼻までの気道上部を浄化
③カパーラバーディ…喉から肺までの気道下部を浄化
④ダウティ…胃までの消火器を浄化
⑤ナウリ…腹筋と内臓の浄化
⑥バスティ…下部消火器でも特に直腸を浄化

(3) プラーナヤーマの種類

①部分別呼吸法（セクシャルブリージング）
　　複式呼吸（肺の上部）胸式呼吸（肺の中部）肩式呼吸（肺の上部）
②完全式呼吸法（プールナ・シュヴァーサ）
　　肺の下部・中部・上部すべてをフルに使う呼吸法。
③アヌロマ・ヴィロマ調気法
　　左右両方の鼻、片方の鼻だけ、左右交互に（左→右、右→左）呼吸する。
④ナーディ・シュッディ調気法
　　左右の鼻を交互に使い、最も心地よく感じる1：2の割合で吸って吐く。
　　慣れてきたら、吸って、止めて、吐く1：2：4などの割合で呼吸していく。
　　鼻の通りを良くするだけでなく、左右の鼻に関係する気道（ナーディー）がバランス良く働くようになる。
⑤ウジャイ・調気法（勝利の呼吸）
　　胸式呼吸の一つで、鼻から入った空気が通る喉の気管を細くするイメージで、摩擦音を立てて呼吸し、その音に意識を集中する。
⑥身体を冷やすプラーナヤーマ呼吸法
　　冷たい空気を吸って、温かい空気を鼻から排出し、体内を冷却する。
　　シータリー呼吸法（舌をくちばし状にする）
　　サダンダ呼吸法（歯をかみ合わせる）
⑦プラーマリー呼吸法（蜂の羽音の調気法）
　　蜂の羽音のような「ブーン」という音を出しながら、鼻から息を吐く。

眉間に意識を集中して、頭全体に音を響かせるように行う。
音を使ったリラクセーションにもなる。

(4) ヨーガの呼吸法の効果

意識的に深くゆっくりとした呼吸をすることで副交感神経が優位になり、心身ともにリラックスする。酸素を多く含んだ血液が体内を元気よく巡ることで、代謝を上げ、汗を出し、老廃物を取り除いていく。

プラーナが自由に流れるようになると、病気に対する抵抗力も強くなる。

また、呼吸をする時に作用する呼吸器筋群は姿勢を保持する筋肉とほぼ相関関係があるので、呼吸をしっかりと行い、呼吸器筋群を活性化することで、同時に姿勢もよくなっていく。

8. ムドラー（手印）

ムドラーとは両手で行うジェスチャー（ポーズ）。
いくつか種類があるが、それぞれ精神的な意味や考えを象徴的に表している。
また、体内のエネルギーを封印するという意味もある。
主に、瞑想やアーサナで用いるムドラーは2つ。

(1) アンジャリ・ムドラー（合掌）
胸の前で合掌するムドラー。インドでは挨拶や敬意を表す時も使用する。
心臓の前で左右の掌を軽く合わせ、合わさった親指が軽く胸に当たるようにする。これにより、右脳と左脳、男性的と女性的エネルギーが調和されると考えられており、本来の自分へ戻るという働きがある。

(2) チン・ムドラー
人差し指と親指の先が触れるようにして輪を作るか、人差し指の爪の上に親指を乗せるようにして輪を作る。残りの3本（中指・薬指・小指）はまっすぐに伸ばす。

人差し指は個人の意識の象徴、親指は神聖な力を象徴している。これによって、個人と宇宙が調和されると考えられている。

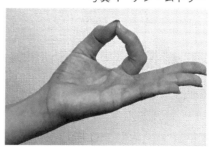

写真4　チン・ムドラー

9. 瞑想（ラージャ・ヨーガ）

ヨーガでは、身体法も呼吸法も瞑想を深めるための行になっており、究極の目的は瞑想により

三昧（サマディー）・悟り・解脱の境地へと目指すものである。

通常、人体の生命エネルギーは外部世界に向かって流れ、もっぱら感覚世界を働かせるために消費されている。

そして、生命力が外部、感覚的世界に向かってのみ働くことにより、感覚対象を実在のごとく錯覚させている。

これが、この世・観られるもの（マーヤー、幻術世界）に囚われるからくり。

ヨーガではこの流れを逆転して、生命力を超意識が発動する脊髄のエネルギー（スシュムナー）に導き、瞑想により深い三昧へ入っていく。

三昧（サマディー）に恵まれたヨーガ行者は、死・時間によって食われず、行為（カルマ）によって縛られず、誰からも抑圧されないと説いている。

瞑想には、サマタ瞑想とヴィッパサナー瞑想がある。

(1) サマタ瞑想

一点集中型の瞑想で反復される言葉やイメージなどの瞑想対象に意識を集中し、最終的にはその対象と合一してしまうほどの深い統一状態を目指していく。

(2) ジャパ瞑想　AUMマントラ

サマタ瞑想の一つで、マントラ（聖音）を繰り返し唱える瞑想をジャパ瞑想という。

ジャは打ち勝つ、パは過去の不徳の意味。

AUMという一つの音に、一点集中する瞑想。

AUM（聖音）は、この世界の原初の音といい、3つの音で3つの次元を表している。

A…起きている世界　U…夢の世界　M…熟睡している状態

口を開けた「あ」の音から始まり、口を閉じた「ん」の音で終わる。

AUMの音の間に世界の全てが入っているという。

(3) ヴィッパサナー瞑想

ブッダが悟りを開いた時に最終的に拠りどころにした瞑想法。

現在の瞬間の事実に気づくことでありのままを観察し、一切の思考を挟まずに、見たものを「見た」、聞いたものを「聞いた」、感じたものを「感じた」と1つ1つ言葉で確認（ラベリング）しながら、純粋に事実だけに気づいていく。この作業を「サティ」と言い、サティの訓練を中心に進めていく。

一瞬一瞬のありのままの事実に気づくことによって、妄想を捨てていく。

10. 笑いヨーガ（ラフター・ヨーガ）

誰でも簡単にでき、取り入れやすいヨーガとして笑いヨーガがある。

笑いヨーガは1995年インドのムンバイで医師のマダン・カタリアが5人で始めたもので、今では世界約100カ国に広がっている。誰でも理由なしに笑える健康法。

体操としての笑いでも、おかしくて笑っても、身体は区別がつかず、健康への効果はまったく同じであるという、科学的根拠に基づいた方法。

笑い体操とヨーガの呼吸法を組み合わせていることから、笑いヨーガと名付けられている。

酸素がたくさん取り入れられ、健康と活力を実感する。

はじめは体操として笑い、皆で集まって笑うと、笑いが伝染していき、だんだん無理なく笑えるようになる。笑うために冗談・ユーモア・コメディなどは使わない。

笑いヨーガ4つのステップ
1. 手拍子…ツボを刺激、リズムを加えエネルギーの向上、踊るような楽しい感覚、アイコンタクト。
2. 深呼吸…身体的、精神的なリラックス状態。
3. 子供に返るおまじない…理由なく笑う子ども心を育む。
4. 笑いの体操…抑制や恥ずかしい気持ちを軽減し、作り笑いから本当の笑いへ変えるのに役立つ。

笑いヨーガの利点
笑いの量の確保…日常生活においては、健康効果が得られるほどの笑いの量の確保が難しい。

大笑いできる場の確保…笑いヨーガのセッションという場なら大声が出せる。

笑いの機会の提供…おかしさを感じる機会を持つ必要がない。

11. タントラとしてのハタ・ヨーガ

ハタ・ヨーガはタントラの流れを汲んでいる。

タントラとは、元来はヒンズー教のシヴァ派の中のシャクティ派（女神派）を信仰する経典の名前だったが、後に様々な宗教理念を指すようになった。

仏教の密教やハタ・ヨーガに大きな影響を与えた。

タントラの目指すものは、**男性原理と女性原理の相反するエネルギーの結合の結果、精神的至福を得て、霊性を開く**ことにある。

ハタ・ヨーガでは、男性原理を頭頂にいるシヴァ神に例え、女性原理を会陰部にいるシヴァ神の妃シャクティ（またはクンダリーニ）として、この2つの結合を目指す。

クンダリーニは、人間ならば誰でもが持っている潜在的なエネルギーで、第1チャクラのところに3巻半のとぐろを巻いて眠っていて、脊柱（スシュムナー・ブラフマンの王道）の入り口をふさいでいるという。

タントラとしてのハタ・ヨーガは、チャクラを締めるバンダや呼吸などの特別な技法を用いてシャクティ（クンダリーニ）を刺激し、クンダリーニ覚醒を起こし、霊性を開いて解脱していくことが目的である。

タンとは、「伸ばす、広げる、増す」、トラは「維持する」。

意識や脳を拡大するのがタントラの語源になっている。

12. あとがき

あとがきとして、著者のヨーガとの出会いからの変化、体験談を書かせていただく。

ヨーガとの出会い、クンダリーニ覚醒、神道との出会い、現実創造の4つのパートに分けている。

(1) ヨーガとの出会い

私がヨーガに出会ったのは、今から10年前だった。

その時の私は、これまでの人生で経験したことのないほどのストレスを感じていた。

環境が様変わりしたことによる戸惑い、これまでの自分の能力では太刀打ちできないような状況で、精神的に最も苦しんでいた時期だった。

その時ふと目にしたヨーガ教室の広告、自宅から近かったこともあり参加してみたところ、体験してみてびっくりした。

身体を動かしているのだが、身体だけではない効果、変化をはっきりと感じた。

身体がほぐれると心もほぐれる。

それだけにとどまらず、身体や心と認識している以外の何か、気のような微細なものが身体を通り、活発に動いているのを感じた。

それまでの私は、身体を動かすことは好きで、ジムに行ったり、ランニングをしたりしていたが、**身体を動かした後の感覚、変化を感じる、意識化する**、ということはヨーガ以外ではやっていなかった。

ヨーガに何か奥深いものを感じ「これは一生やることになる！」と確信した。

そこから本格的に学び、実践することを決め、ヨーガの身体法や呼吸法などを日々の生活に取り入れた。

その時の状況は相変わらずストレスで苦しんでいる自分がいるのだが、同時に「それを観ているもの」がはっきり立ち現れてきた。

周りに翻弄され、うまくいかない状況にもがいている自分、こんなに苦しんでいるのに、それが自分の全てではなく「それを観ている存在」は、苦しみもしない、傷つくこともない、揺らぎようのない存在としてはっきりとそこに在る。

まぎれもなく、これが本当の私の真実だった。

そこに気づいた後、あることが起こった。

自分の中に溜め込んでいた、たまりにたまった積年の怒りが大噴火した。

何時間も激しい怒りが出続けた。

その翌日には、悲しみの洪水が押し寄せてきた。自分の経験してきたものだけではないような、まるで集合的無意識から沸き出たような、深い悲しみが押し寄せてきた。

それらが全て出尽くしたあとは、気を失ったように倒れ込んだ。

この一連の流れは、ヨーガの気道でいうところの浄化である。

激しい怒りは、下腹部の浄化、第1、第2チャクラ、クンダリーニの活性化。

深い悲しみが出てくるのは、みぞおち、胸のつまりをとる、第3、4、5チャクラの活性化。

両方で、脊柱（スシュムナー）の気道の浄化になっていた。

(2) クンダリーニ覚醒
この感情が大爆発した1カ月後、クンダリーニ覚醒が起こった。
仰向けの状態で寝ようとした瞬間、左右の足の土踏まずから、グルグルと回転しながら上昇してくる何らかのエネルギーが骨盤まで達し、仙骨で1つに合わさり、仙骨から背骨へ、のどを通過して眉間のところから光が飛び出してきた。
まぶしく、白い透明な無数の丸いものが眉間から飛び出して、ぐるぐると回ってスッと消えていった。
一瞬の出来事だったが、その瞬間に、自分というものが風船がパンッと割れるようにはじけ飛んだ。
自分が生きているのではなかった。
命が私を生きていた。
全て自作自演の脳内劇場で苦しみを作り出していた。
自分もいない。
他人もいない。
この世界も何もない。
本当に何もない。
そして、**そこから全てが生じている。**
様々に展開している。
全ては波で、波は形を作る、波形、波動。
何と何が結合するのか、粒、粒子。
いろいろなものが観えはじめた。
身体のどこを、どのようにエネルギーが通過していくのか。
生命は流れている、流れは変化している、刻一刻と。
ゆく河の流れは絶えずして、しかも元の水にあらず。ひと時も同じではない。
身体は流体だ。そして、生命は巡っている。万物流転。
生命のダイナミックな脈動と、それを観ている変化しない存在。静と動。
命そのもので生きる歓びを全身全霊で感じる。
自我が解放されて、新しい幕開けとなった。

(3) 神道との出会い
その後、神道の教えを学ぶ機会があり、公に生きる惟神（かんながら）、現実創造に目覚めた。
神道とヨーガの共通点がたくさんある。
神道は、祓い、鎮魂、言霊が基本である。
祓いは、4つの祓いがある。
1. 三種祓…先祖の祓い
2. 身禊祓…場の清め
3. 大祓…あらゆるもの、地球全部の祓い

4　一二三祓…創造の祝詞

祓いは正式に奏上すると30分位かかる。

1音1音を長く発生する。吐く息が長くなければ奏上できないが、これはヨーガの気道の浄化、調気法、呼吸法、全身のチャクラの活性化につながる。

長寿を表す言葉の翁は、元々はオキナガ、息が長いことを表していた。

鎮魂は、一般的な死者の鎮魂（レクイエム）の意味ではなく、自分の魂を1つにまとめる意味で鎮魂帰神という。具体的には、1点を数分間から30分ほど見つめる。

これはヨーガのサマタ瞑想と同じ行になる。

この後の言霊は、ヨーガのAUMの「音の持つ無限の潜在力」と共通している。

(4) 現実創造

神道の祓い・鎮魂帰神で、仏教の「空」の状態になった時に創造の意志を発動する。これが言霊。その時発した言葉は言霊となり、現象を引き起こす力を持つ。

ヨーガでは、明確な実感と深い精神集中をもって語られた言葉は、あらゆる原子エネルギーの背後にある宇宙原音（万物を創造する根源的波動エネルギー）「AUM」の働きにより、その言葉を現実化する力を持つとしている。

深い精神集中とは、意識が心、思考、感情にとらわれていない、身体の感覚が消えている状態。個人、個体に縛られていない状態、空の状態での意志の発動。

創造意志の発動が、神道の5階層の神の階層であり、**意志エネルギーの活用が現実創造**である。

アメリカにヨーガを広め、大きな影響を与えたパラマハンサ・ヨガナンダもこのように述べている。

「**人間の意志 Will power は存在の原動力**。意志とは思考をエネルギーに変えるもの」

思考ではない、意思ではない、意志　Will power

実際に身体から言葉が出る瞬間にわかる。

これは現実に現れる創造となるか、ならないか。

違う、という時は感覚でズレていることがわかる。

現れる時はズレがないので、確信となる。

現実創造は、公・全体の意識とともに進化・発展していく。

ヨーガは、我々を自我意識や肉体から解放する技法を体系的に示してくれている。

それは、ヨーガ数千年の歴史の中で、何百人、何千人の賢者たちが、「人間とは何か？」「人はどうすれば苦しみから解放されるのか？」人生をかけて考え抜き、実践を通して開いた叡智である。

先人達の知の結晶を生かしていただけたら幸いである。

❖参考文献

成瀬貴良（2015、16）：ハタ・ヨーガ・プラディーピカー（前編・後編）、アンダーザライト
　ヨガスクール　YOGA BOOKS。

パラマハンサ・ヨガナンダ（2018）：あるヨギの自叙伝、森北出版。

おわりに

広井良典

　本書の最後に、やや哲学的な内容となるが、「いのち」をめぐるテーマに関する私自身の現時点での結論として、「生成する無」という把握について述べてみたい。

　若干個人的な流れにそくして記すと、私は30代の頃、死生観をめぐることがらについていろいろと悩むことが多く、人生の中でもかなり精神的に厳しい状況にあった。そうした中で、あれこれ考えていった末にいったん到達した結論が、死とは「有でも無でもない何か」であるという考えだった。

　「有でも無でもない何か」とは少々わかりにくく聞こえると思うが、それはさほど難しいことではない。考えてみれば、私たちが認識しているこの世界のすべてのものは、何らかの意味で"相対的な有"と"相対的な無"と言えるものである。それでは、もしも"絶対的な有"というものがあるとすれば、それは一切の属性や規定を超えた、いわば"純粋な有"とも呼べるものであり、ということは、実はそれは"純粋な無"と言ってもよいものではないか。言い換えれば、有と無は、その極限までを突き止めていくと一致するものではないか。そして「死」とはそうした有と無の究極の根源にあるものではないか、という理解である（広井（1997）、同（2001））。

　「有でも無でもない何か」とは、以上のような内容を指している。こうした考えに至ったのは30代の後半の時期で、自分は模索の結果ひとつの結論に達したと当時いったんは思ったのだが、しかし他方でそれでもなお、根本のところでこの「生」のよりどころとなるものをつかんだという実感がもてなかった。

　議論を急ぐことになるが、私自身の中でのそうした模索がさしあたり最終的に納得できる形に至ったのは、それから数年後に「自然のスピリチュアリティ」と呼べる考えに到達した時だった。それは簡単に記せば、「自然」そのものの中に、有と無を超えた何かが含まれているという把握であり、日本人にとって身近な表現を使うならば、"八百万の神様"といった見方に通じるような自然観ないし世界観である（広井（2003／2015））。ちなみにこれは、総論Ⅱの「ケア」のところで言及した図6において、「自然／生命」とその根底にある「スピリチュアリティ」を一体のものとして把握する見方ということができる。

　ささやかながら私はこれによって、私が生きているこの世界や自然と、無や死が深い次元でつながっていることを実感として感じ、またそうした把握を通じて、無や死までも含めて、この世界で生きることの「よりどころ」になるものをさしあたり見つけることができたのである。40歳を少し過ぎた頃のことである。

「いのち」あるいは生と死の根源にあるもの

　ところで、2〜3世紀頃に大乗仏教を理論的に大成させ、特に「空」についての理解を深化させた著名な人物として龍樹（ナーガルジュナ）という仏教者がおり、彼がまさに先ほどの「有でも無でもない何か」ということを論じていることを私は後になって（遅ればせながら）知った。

龍樹はたとえば「ニルヴァーナ（涅槃）は有でも無でもない」と言っており、それは「非有非無」の思想と呼ばれる（中村（2002））。自分が模索の中で考えていたようなことを、はるか2000年近く前にすでに考えていた人物がいるということは私にとっては新鮮な驚きであった。

しかし同時に、先ほどの記述からわかるように、私はこの「有でも無でもない何か」という（仏教的な）把握には何か足りないものを感じていた。それは、「有」や「無」、あるいは生や死に関する把握がどこか静的（スタティック）あるいは形式的に見えることである。有と無がそれぞれあり、その両者をさらに超えたところにより根源的な何かがあるという理解は、私自身もまさにそうした内容を考えたのではあるが、どこか概念的な把握にとどまっている。

そして、そうした点を乗り越える原理として最近になって思い至ったのが、「生成する無」というコンセプトである。これは、言葉で説明するのがやや難しいが、有と無、あるいは生と死というものをもっとダイナミックにとらえ、"無から有がわきおこる"、その動的な動きに目を向けるような把握である。

読者の方は気づかれたかもしれないが、これは本書の総論Ⅱの「無の科学」のところで言及した現代物理学での「無のエネルギー」といった把握とつながるものと思われる。また、もう少し具体的なイメージにそくして言えば、それは先ほど「自然のスピリチュアリティ」とか"八百万の神様"という言葉に関して述べた内容と重なっているだろうし、また同じく総論Ⅱで芭蕉の句にそくして言及した"生と死の究極的な融合"という点や、「岩のエネルギー」ということに関して論じた点ともつながるだろう。

そして最後に、こうした「生成する無」という把握が、実は先に言及した大乗仏教での龍樹の時代よりもはるかに古い時代に、仏教の源流をなす『リグ・ヴェーダ』と呼ばれる神話的聖典に示されていることを確認しておきたい。

すなわち、アーリア人と呼ばれるインド・ヨーロッパ語族の民族が歴史上存在し、彼らはもともと中央アジア近辺で遊牧生活を営んでいたが、紀元前1500年頃にその一部はインド北西部に入った。そしてガンジス川流域へと東進し、そこで深い「森」と出会う中で作られ編集されていったのが、ヴェーダと呼ばれる文献群であり、その中で神々に対する賛歌をまとめたのが『リグ・ヴェーダ』である。

『リグ・ヴェーダ』は全体としては多神教の人格的な神々をうたった賛歌だが、その中の（おそらく最終的に到達した）部分に、「宇宙開闢の歌」と呼ばれる、世界の創造に関する印象的な文章がある。私がこの内容を知ったのは最近のことだが、その内容に驚嘆せざるを得なかった。それは以下のようなものである。

「その時、無もなく、有もなかった。……その時、死もなく、不死もなかった。夜と昼との標識もなかった。……太初において、暗黒は暗黒におおわれていた。この一切は光明なき水波であった。空虚におおわれて顕れつつあったかの唯一者は、熱の力によって出生した。……詩人たちは熱慮して、有の縁者（起源）を無に見出した。」

「誰が正しく知る者であるか。誰がここに宣言し得る者か。この創造は何処から生じ、何処から来たのか。神々の創造はこの創造より後である。さすれば、創造が何処から起こったか知る者は誰か？」（上村（2003））

これはいま述べている「生成する無」とそのまま重なるような世界観ないし生命観と言えるだ

ろう。ちなみに、時代が下ってそこからさらに生まれたのが仏教の源流をなす「ウパニシャッド」の哲学――その中心は自己と生命・宇宙の一体化という思想――であり、誤解をおそれず記せば、仏教はその起源において"森の宗教"という側面をもっている。そして近年関心の高い「マインドフルネス」も、そのルーツは森の瞑想に行き着く。

　これらは、死や無をも包み込むような「いのち」の根源と、それとのつながりに関する内容と言えるだろう。

　いずれにしても、こうした根源的な生命観や宇宙観を再発見しつつ、それを本書で論じられてきた医療をめぐる現代的な課題群や思考軸と結びつけながら、新たな展望を開いていくことが今求められている。

❖参考文献
上村勝彦（2003）：インド神話―マハーバーラタの神々―、ちくま学芸文庫。
中村元（2002）：龍樹、講談社学術文庫。
広井良典（1997）：ケアを問いなおす―〈深層の時間〉と高齢化社会―、ちくま新書。
広井良典（2001）：死生観を問いなおす、ちくま新書。
広井良典（2003/2015）：生命の政治学―福祉国家・エコロジー・生命倫理―、岩波書店（2015年に岩波現代文庫として再刊行）。

索引

【A】

Activity　　24
AI　　39, 41, 164
applied science　　68
art　　81, 86, 87, 161, 164
artificial intelligence　　164
art of medicine　　164
art of nursing　　164
autonomy　　78
AYUSH　　50, 51, 63
AYUSH省　　50

【B】

Battlefield Acupuncture　　48
biomedical model　　35
biomedical research　　30
biomedicine　　72

【C】

calling　　87, 161
CAM/CAT　　165
Canon　　168
CBD　　56, 59
CDC　　45
Centers for Disease Control and Prevention　　45
compassion　　166
compassionate　　166
Complementary and Alternative Medicine　　44, 45, 46, 62, 63
Complementary and Alternative Medicine/Therapy　　165
Consultorio　　52
《CORE》medicine & health　　14

【D】

Departamento de Medicina Natural y Tradicional　　51, 64
dignity　　78
Disease of Affluence　　34

【E】

EBM　　14, 26, 66, 69, 70, 71, 72, 79, 80
Eco-health care　　57
Eco-medicine　　57
enhancement　　77
Evidence Based Medicine　　14, 26
evolutionary medicine　　36

【F】

FAO　　56
flow　　155
focus attention　　38

【G】

giftedness of life　　77
Gulf War Syndrome　　48

【H】

health care　　57, 63
Henderson　　159
holistic　　160, 171

【I】

Individualization　　24
informed choice　　77
Integrative Medicine　　44, 46, 63
integrity　　78

【L】

LBM　　14, 27
Life Based Medicine　　14, 27

【M】

Mind and Body Practices　　47
Modern Western Medicine　　44

【N】

Narrative Based Medicine　　14, 26
National Center for Complementary and Alternative Medicine　　45, 62
National Center for Complementary and Integrative Health　　47, 62, 63
National Institute of Health　　45
Natural Products　　47, 64

NBM　　14, 26, 79
NCCAM　　45, 46, 47, 62
NCCIH　　47, 63
Nightingale　　81, 84, 85, 86, 87, 88, 159, 162, 167, 173
NIH　　45, 62
nursing art　　161

【O】

OAM　　45
Objekt　　67
Office of Alternative Medicine　　45
Official Medicine　　55, 58
open monitoring　　38

【P】

palliative care　　73
paternalism　　76
pathogenesis　　25
patient values　　69
philosophy of medicine　　66
philosophy of science　　66
Posttraumatic Stress Disorder　　48
PTSD　　48

【Q】

QOL　　61, 74
Quality of Life　　74

【R】

Randamised Control Trial　　70
RBM　　148
RCT　　70, 71, 72
Regularity Based Medicine　　140, 148
Relax　　169
relaxation response　　169, 173
reparative process　　83

【S】

salutogenesis　　25
School Medicine　　55, 58
science　　81, 86, 87, 161, 164
SDGs　　57, 61, 64

Selye　　168, 173
shared decision making　　77
social determinants of health　　32
social epidemiology　　32, 36
Subjekt　　67
superstring theory　　20
Sustainable Development Goals　　57, 64

【T】

TE-ARTE　　162, 167
total pain　　74
Traditional Medicine　　44, 64
TRIPs　　56

【U】

UNEP　　56
UNESCO　　56

【V】

vulnerability　　78

【W】

welfare　　90
WHO　　54, 56, 57, 59
Will power　　188
WIPO　　56

【あ】

アーキタイプ　　111
アーサナ　　133, 174, 175, 178, 180, 181, 183
アートマン　　123, 125
アーナンダ・マヤ・コーシャ　　127
アーユルヴェーダ　　47, 49, 50, 58, 99
アニミズム　　110, 113, 115, 117, 120
有川貞清　　18, 20, 29, 121, 145, 149, 153
暗質　　125, 126
アンジャリ・ムドラー　　183
アンナ・マヤ・コーシャ　　126
安楽　　84, 161, 162, 164, 165, 167

【い】

醫　　24, 25
毉　　24, 25
䝿　　24, 25
医学概論　　23, 29, 66, 67, 68, 76, 80, 149, 157
医学知識　　68
医学哲学　　66, 67, 68, 71, 72, 79, 80
医学モデル　　72, 94, 95
医学倫理　　68
医学論　　67, 68
生き方　　24, 26, 91, 97, 98, 99, 101, 105, 108, 124, 130, 136
生き抜く力　　89, 91
意志エネルギーの活用　　188
医師患者関係　　76
意識化範囲の拡大　　178
意識 即 意志　　21, 26
意識の不死　　39
意思鞘　　127, 133
医師の職業倫理指針　　76
医心方　　114, 119
イ ダ　　177, 178
いたわり　　81, 166
一元的医療制度　　55
一元論　　120, 123
1 次医療　　51
1 次元認識　　14, 15, 16, 21, 26, 27, 28
1・2・3 次元認識　　14
一気留滞説　　120
5 つの鞘　　126, 127
一点集中　　27, 184
医　道　　67, 68, 103
稲福　薫　　18, 29
医の art　　164
医の国際倫理綱領　　76, 80
いのち学道　　14, 17, 27
命が私を生きていた　　187
いのちに基づいた医療　　14, 24, 27
《いのち》の玄点　　20, 23, 27, 28
いのちの玄点　　14
「いのち」の根源　　191
いのちの根源　　15
いのちの次元　　82
いのちの場　　81, 85, 86, 87
医は仁術　　106
医療技術　　34, 63, 68, 77, 102, 119
医療原論　　20, 23, 24, 27, 149
医療資源　　44, 49, 50, 56, 59, 78
医療制度　　55, 58, 59, 68, 76, 78, 79
医療の費用対効果　　33
医療費　　31, 33, 34, 44, 54, 58, 63, 78
医療費の規模　　30, 33
医療モデル　　35, 51, 57, 59, 61, 62
医療倫理　　66, 76, 77, 78, 79, 80
医療論　　100
入れ子構造　　14, 21, 23, 24, 103
因果時間　　18, 21, 22, 24
引　性　　19, 20, 22, 23
印知感覚　　16, 20, 145
インフォームド・コンセント　　77, 78
インフォームド・チョイス　　77
陰陽二元論　　120

【う】

ヴィッパサナー瞑想　　184
有種子三昧　　134, 135
有想三昧　　134, 135
宇宙開闢の歌　　190
宇野多美恵　　116
ウパニシャッド　　127, 129, 130, 136, 191

【え】

瑛　　16, 17, 19, 22, 23, 24, 25, 26
永　遠　　15, 19, 21, 23, 24, 28, 39, 40, 84, 87
永遠なるものの本質　　87
エーテル　　108
エコ・メディスン　　57
エコロジカル・モデル　　35, 36, 39, 95
エネルギー系　　17, 19, 22, 23, 25
エリアーデ　　111
円　　99, 100, 101, 102, 104, 105, 107, 175
エンゲル　　72, 73
援　助　　26, 27, 87, 159, 160, 162, 163, 164, 165, 167
エンテレキー　　93

【え】

円（天）	103
エントロピー	93, 94
エンハンスメント	77, 80

【お】

応用科学	68, 80
公で生きる惟神	187
オキシトシン	167
オキナガ	188
オノマトペ	111, 113, 166
思いやり	92, 166, 175
澤瀉久敬	18, 23, 25, 29, 66, 80
折口信夫	111, 114, 120, 121

【か】

カーラナ・シャリーラ	127
開弦	18, 21, 22
介護	35, 40
蓋天説	102
回復過程	164, 167, 171
解放	38, 40, 122, 123, 132, 136, 166, 187, 188
開放系	94, 108
科学革命	32, 93
科学観	81, 82
科学哲学	66
科学論	66, 67, 68
格差社会	32, 42
核力	18, 21, 22
過剰による病	34
カタカムナ	116, 121
神の法則	82
神・霊・魂・情・体	23
カルマアーシャヤ	132
カルマ・ヨーガ	129
川島みどり	162, 165, 167
歓喜鞘	127, 133
間客観	15, 21
看護覚え書	88, 159, 162, 164, 167, 173
看護技術	161, 162, 164, 165, 167
看護師としての「私」	164, 166
看護の科学	87, 88, 162, 167
看護の価値	160
看護の芸術	87
看護の原点	162
看護の特質	159, 160
看護の特性	160, 161, 162
看護の「場」	85
看護の法則	84, 85
看護の方法	83, 85, 86
看護の目的	83, 85, 86, 160
看護の目標	84
看護の倫理	83, 87
観察者	14, 17, 19, 20, 23, 28, 154, 155
観察の力	85
観察瞑想	38
管子	98, 99, 101, 109
患者医療者関係	76
患者中心	165
患者の価値観	69, 78, 79
完全性	84, 119
緩和ケア	73, 74, 80

【き】

氣	16, 17, 19, 22, 23, 24, 25, 112
気一元論	98
機械論	71, 93, 94, 95
気功	37, 38, 47, 58, 113, 117, 150, 155
気功法	150, 154, 156
魏志倭人伝	117, 121
傷つきやすさ	78
規則性	146, 147, 148
基礎研究	67, 70, 170
気遣い	35
気づきの共育	26
ギデンズ	90, 97
気道	170, 174, 175, 177, 178, 179, 181, 182, 186, 187, 188
気の思想	98, 106
気の切診	151
気の聞診	151
気の望診	150, 152, 153
気の問診	151
客体・物	67
キャノン	168, 169
究極世界	14, 15, 16, 17, 18, 20, 21, 22, 23, 24, 25, 26, 27, 28
究極の「存在」	41
吸息	182
キューバ	44, 45, 51, 52, 53, 54, 55, 57, 59, 61, 64
共感・共育・共創	27
ギリシャ医学	58, 99
近代医学	25, 72
緊張と弛緩	178, 180

【く】

空間感覚	157
空間論	14, 18, 20, 21
グナ	125
国際連合	56, 57
クレーシャ	132
クンダリーニ	177, 181, 185, 186, 187
クンバカ	182

【け】

ケア	30, 35, 36, 37, 38, 39, 41, 42, 48, 50, 51, 52, 53, 57, 64, 74, 95, 97, 140, 141, 142, 143, 144, 145, 146, 147, 148, 158, 160, 161, 162, 163, 164, 165, 166, 167, 173, 189, 191
ケアの意味	35
芸術	86, 87, 98, 161
経脈	99, 100, 101, 102, 104, 105, 107, 119
経脈論	105
解脱	40, 122, 123, 127, 128, 129, 130, 131, 132, 133, 135, 136, 184, 185
結合エネルギー	22, 23, 127
欠乏による病	34
原因体	127
元氣	25
玄氣	16, 17, 19, 22, 23, 24, 28
元型	111
顕現の相	125
健康維持	15, 25, 51, 91
健康観	83
健康管理の法則	84, 85
健康水準	32, 34
健康生成論	25, 85
健康増進	25, 49, 51, 53, 54, 58, 59, 61
健康の社会的決定要因	32
原始信号系	17, 19, 22, 23, 25
現実創造	28, 186, 187, 188
現象界	19, 20, 22, 23
玄点	14, 15, 16, 19, 20, 23, 27, 28

【こ】

業遺存	132

公共性　　　38, 43
恒常性維持　　　168
黄帝外経　　　99
「黄帝」思想　　　99
黄帝内経　　　56, 98, 99, 100, 101,
　　　102, 103, 104, 105, 107, 108,
　　　109, 112, 155, 156
黄帝内経素問　　　99, 109, 112,
　　　120, 157
黄帝内経太素　　　107
黄帝内経霊枢　　　99, 109, 157
黄老思想　　　99, 101, 103, 106
5感科学　　　146
呼吸する　　　123, 182
国際連合環境計画　　　56
国際連合教育科学文化機関
　　　56
国際連合食料農業機関　　　56
個性　　　24, 25, 114, 146
個性化　　　24
呼息　　　182
後藤艮山　　　120
孤独死　　　41
言霊　　　121, 187, 188
個別性　　　87, 161
コミュニケーション　　　87, 151,
　　　162, 164, 175
コミュニティ　　　32, 35, 36, 37,
　　　38, 42, 52, 61, 92
魂　　　19, 22, 23, 24, 108, 111,
　　　120, 127, 131, 136, 150, 188
根拠に基づいた医療　　　14, 26
根源的自然　　　82, 83, 84, 85, 86,
　　　87, 88
根源的な「現在」　　　38
根源的な「生命」　　　41
根源的な生命　　　191
根源は1つ　　　124

【さ】

サイエンス　　　30, 35, 160, 161
再生医療　　　39
最善の理念　　　87
細胞病理学　　　25, 72
座禅　　　156
サット　　　124
サットヴァ　　　125
悟り　　　26, 101, 118, 128, 130,
　　　184
サマタ瞑想　　　184, 188
サマディー　　　132, 133, 184
散逸構造　　　94

3次医療　　　51
3次元認識　　　14, 16, 25, 27, 28
三重の関心　　　161
山川草木悉有仏性　　　118
残存印象　　　131, 132
産婆術　　　26
三昧　　　129, 131, 132, 133, 134,
　　　135, 136, 184

【し】

慈愛　　　84, 106, 108
シェアード・ディシジョン・メイキング
　　　77
支援チーム　　　52
自我　　　14, 15, 16, 17, 19, 21,
　　　22, 24, 27, 28, 124, 128, 152,
　　　155, 156, 157, 187
自我意識　　　15, 132, 134, 156,
　　　188
自覚　　　16, 17, 20, 24, 25, 26,
　　　27, 78, 79, 83, 87, 88, 143,
　　　144
自覚的存在　　　23, 27, 28
自感　　　16, 20, 26, 27
時間感覚　　　157
自感・自覚・自証　　　20, 27
弛緩反応　　　47, 169
時間論　　　14, 18, 20, 21
始原東洋医学　　　20, 29, 116, 121,
　　　145, 149, 150, 152, 153, 154,
　　　156, 157
自己決定権　　　77, 78
自己組織性　　　94, 95
自己治癒力　　　15, 27
自己認識　　　83, 87, 88
自証　　　16, 20, 26, 27
システム　　　77
死生観　　　20, 21, 22, 30, 41, 42,
　　　43, 101, 102, 108, 121, 189,
　　　191
自然科学　　　15, 20, 21, 25, 35,
　　　82, 89
自然観　　　81, 82, 94, 116, 189
自然欠乏障害　　　37
自然治癒力　　　27, 61, 84, 99, 101,
　　　102, 149, 159, 160, 161, 162,
　　　163, 164, 165, 167, 170, 171
自然・伝統医学局　　　51, 52, 64
自然のスピリチュアリティ　　　189,
　　　190
自然法則　　　68, 84, 85
自然法則（摂理）　　　84

止息　　　182
持続可能な医療　　　30, 33, 34,
　　　42, 43, 51, 57, 59, 158
持続可能な開発目標　　　57
持続可能な社会　　　34, 45, 57, 59
自他一如　　　14, 19, 20, 22, 28
実在　　　14, 15, 16, 17, 23, 24,
　　　27, 114, 130, 134, 184
実証性　　　147
実践主体の自覚　　　88
実践哲学　　　17, 18
実存　　　124
シッダ　　　49, 50, 51
ジニャーニャ・マヤ・コーシャ
　　　127
ジニャーニャ・ヨーガ　　　129
自分自身の創造者　　　84
死亡急増時代　　　41
社会疫学　　　32, 33, 36
社会福祉学　　　89, 93, 97
社会福祉学の哲学　　　89, 94
社会福祉学の倫理　　　95
シャットクリアー　　　182
ジャパ瞑想　　　184
儒医　　　106
自由意志　　　23, 28
集合的無意識　　　21, 111, 186
重畳構造　　　21
集中瞑想　　　38
修復過程　　　81, 83, 84
主観　　　15
主客一如　　　14, 17, 19, 20, 22,
　　　28
主客関係　　　14
主客逆転　　　14, 17, 20
主客分離　　　14, 17
主体・意識　　　67
主体性　　　89, 95, 96
シュタイナー　　　86
周藤丞治　　　19, 20, 29
瞬間　　　21, 26, 124, 146, 147,
　　　148, 150, 154, 155, 171, 184,
　　　187, 188
純粋な無　　　189
純粋な有　　　189
純性　　　125
小我　　　14, 17
浄化　　　181, 182, 186, 187, 188
浄化法　　　174, 182
上虚下実　　　105, 179
少子　　　44, 62, 158
症状の管理　　　47, 58
情動エネルギー　　　22, 23, 127

情報科学 39, 41	スタティック 190	生命は流れている 187
情報系 17, 19, 22, 23, 25	ストゥーラ・シャリーラ 127	生命力 25, 84, 85, 87, 101, 102, 107, 108, 117, 159, 171, 184
縄文 110, 111, 112, 113, 114, 115, 116, 117, 118, 119, 120	図のいのち 19, 22, 23, 28	
	スピリチュアリティ 36, 64, 80, 189, 190	生命倫理の4原則 78
縄文時代 110, 111, 113, 115, 116	スピリチュアルペイン 74	生命論 67, 99
	スローフード 57	生理学 67, 70, 105, 169, 171
生老病死 14, 27, 61	スローライフ 57	世界知的所有権機関 56
食物鞘 126, 127		世界保健機関 56, 59
助産師 160, 164	【せ】	切診 149, 151
所産的自然 82	生活者 14, 20, 23, 27, 28, 61, 160	絶対 15, 16, 19, 24, 28, 76, 86, 119, 124, 131, 189
女性原理 136, 185		
自律 78, 81, 82	生活習慣病 49, 50	絶対静 即 絶対動 21, 26
自立 159, 161, 164, 165, 167	生活の質 50, 61, 74, 93	絶対的な有 189
自律尊重原則 78	生活モデル 35, 95	絶対・無限・永遠 15, 19, 23, 28
神 19, 22, 23, 24, 26, 28, 101, 110, 114, 150, 153, 154, 155, 156	正義原則 78	
	生気鞘 126, 127	絶対無 即 絶対有 21, 26
	生気論 93, 94, 95	セリエ 168
仁 106, 108	精神エネルギー 22, 23, 127	セルフケア 48, 140, 141, 142, 143, 144, 145, 146, 147, 148, 161, 162, 173
真我 123, 128, 131, 132	精神（こころ） 14, 16, 25	
進化医学 36, 42	精神世界 14, 17, 18, 19, 20, 21, 22, 23, 24, 25, 26, 111	
神気 150		ゼロ・エミッション 57
シンギュラリティ 39	精神的至福 136, 185	ゼロ感 140, 143, 144, 145, 146, 147
仁義礼智信 102	生成する無 21, 189, 190	
真空のエネルギー 42	静的 190	ゼロ感覚 140, 143, 144, 145, 146
人工知能 164	静的なアーサナ 180	
仁術 67, 106	生と死 30, 39, 40, 41, 42, 190	ゼロ次元 142, 143, 146, 148
心情 106	生と死の究極的な融合 190	0次元認識 14, 15, 16, 17, 28
心情（こころ） 25	生と死のグラデーション 40, 41	0の世界 22
身心一如 17	生と死の根源 189	世話 35, 160, 161, 163, 164
身心脱落 17	静と動 187	全一意識 14, 16, 17, 22, 28
心身療法 47	生の被贈与性 77	全一我 14, 15, 16, 17, 19, 28
神聖性 84	生物医学 71, 72, 75	全一学 25
人生の意味 40, 74, 79	生物心理社会モデル 72, 73	全一体感覚 16, 28
身体（からだ） 25	生物多様性条約 56, 59	善行原則 78
身体性 37, 38	正方形 101, 102, 104, 107	潜象界 19, 20, 22, 23, 29, 116, 121, 149, 153
身体の不死 39	正方形（地） 103	
診断治療論 105	生命エネルギー 22, 23, 101, 102, 127, 176, 181, 184	全人的医療 165
心的外傷後ストレス障害 48		漸進的筋弛緩法 47, 170, 171, 173
神道 22, 23, 24, 117, 127, 186, 187, 188	生命科学 39	
	生命科学研究 30, 32, 33, 35	全人的苦痛 73, 74
シンメトリー 114	生命観 35, 83, 89, 93, 94, 95, 190, 191	全人的存在 160
真理 88, 135, 147		全体性 84, 85, 162, 171
心理モデル 35	生命感覚 16	専門職業 81, 161
神を守る 153	生命時間 18, 21, 22, 26	
	生命世界 14, 17, 18, 19, 20, 21, 22, 23, 24, 25, 26, 27	【そ】
【す】		荘子 98, 101, 102, 109
随機制宜 25	《生命》の進化 24	創造エネルギー 22, 23
垂直時間 21, 22	生命の進化 24, 93	創造者 14, 17, 19, 20, 23, 27, 28, 84
スークシュマ・シャリーラ 127	生命のダイナミックな脈動 187	
スシュムナー 177, 178, 184, 185, 187	生命の発生 24	創造的自然の仕事 87
	生命の法則 82, 84, 85	相対 16
鈴木正子 166, 167		相対性理論 20, 25

相対的な無　189
相対的な有　189
相対・有限・時間　15, 19, 23, 28
臓腑　102, 104, 105, 107
臓腑論　105
相補・代替医療　44, 45, 46, 47, 48, 51, 52, 53, 54, 55, 56, 57, 58, 59, 61
相補・代替医療事務局　45
草木国土悉皆成仏　118, 119
ソーシャルワーク　92, 95
ゾーン　155, 156
ゾーン体験　156
ソクラテス　15
素問　101, 102, 103, 104, 105, 106, 107, 109, 112, 154
素領域理論　20
尊厳　61, 78, 160, 161, 163
尊厳死　77
存在者　14, 20, 23
存在の原動力　188
存在を賭けた応答　83

【た】

体液　24, 25
大我　14
太極　14, 16, 19, 20, 21, 23, 27, 28
太極而無極　20
第三の道　90, 97
対称性　114
大乗仏教　118, 119, 189, 190
大同類聚方　117, 118
ダイナミック　79, 124, 155, 187, 190
第六感　146
多因子疾患　49
多資源投入型医療　34
多死社会　158
他者理解　83, 85, 86
脱落身心　17
タマキハル　111, 116
タマス　125, 126
男性原理　136, 185
站椿功　150, 156, 157
タントラ　174, 185

【ち】

地域包括ケア　97, 158
チクセントミハイ　155, 156, 157

治身治国　106, 107
知性　16, 17, 39, 42, 124, 126, 129, 135, 140, 147
治未病　101
チャクラ　174, 175, 176, 178, 179, 180, 181, 185, 186, 188
中医学　47, 48, 49, 56, 99, 109, 120, 157
中医薬法　48
中核・CORE　26
中観　21, 26, 27
中極　14, 16, 19, 20, 21, 23, 26, 27, 28
中心点　103, 107
中心点（ひと）　103
中西医結合　48, 49, 55, 63
中道　21, 26, 27
中立　21, 26, 27
超越性　38
超弦理論　18, 19, 20, 26
チ楽　140, 141, 142, 144, 145, 146, 147, 148
鎮魂　187, 188
鎮魂帰神　188
チン・ムドラー　183

【つ】

角田忠信　113, 120

【て】

て・あーて　162
手当て　47, 162, 165
鍉鍼　150, 152
テーラーメイド　25
知的所有権の貿易関連の側面に関する協定　56
哲学の転換　96
手を用いたケア　162
点　18, 19, 20, 21, 124, 127
テン　52, 68, 69, 169
点（インスタント・素）　21
電磁力の世界　21
天職　161
天人合一　99, 102, 103, 105, 109
天数　103, 104, 112
天台本覚思想　118
恬淡虚無　101
天地万物一体の仁　106, 108
天道　100, 101, 104, 105, 107
伝統医学　44, 45, 47, 48, 49, 50, 51, 52, 53, 54, 55, 56, 57, 58, 59, 61, 64

伝統医療　51, 52, 58, 62, 64, 98, 99, 100, 102, 103, 104, 106, 107, 108, 109, 110, 120, 149, 152, 155, 157
天然物　47, 56

【と】

東医宝鑑　56
動的な動き　190
道元　17, 118
統合医療　44, 45, 46, 47, 48, 49, 52, 53, 54, 55, 56, 57, 58, 59, 61, 62, 63, 64, 89, 93, 96, 97, 165, 167
統合性　78
動質　125, 126
動的なアーサナ　180
特定病因論　32, 35
ドリーシュ　93

【な】

ナーガルジュナ　189
ナーディー　175, 177, 179, 181, 182
内観療法　79, 80
ナイチンゲール　81, 82, 83, 84, 85, 86, 87, 158, 159, 161, 162, 164, 165, 171
ナイチンゲール看護論　82, 83, 88
内発性　89, 90, 95, 96
中村元　119, 121, 191
ナチュロパシー　47, 49, 50
楢崎皐月　116
ナラティブ・ベイスト・メディシン　79
汝自身を知れ　15, 28

【に】

肉体（からだ）　16
二元的医療制度　55
2次医療　51
ニュルンベルク綱領　76
ニルヴァーナ　190
人間科学　15
人間観　14, 19, 20, 23, 66, 68, 71, 72, 73, 74, 75, 76, 79, 80, 83, 95
人間の健康の持続性　57
認識（見るもの）と世界（見られ

　　　　　るもの）　　14, 18, 20

【ね】
熱意　　87, 88
涅槃　　118, 119, 190

【の】
能産的自然　　82

【は】
バーチャルの連続化　　41
ハイブリッドな医療体系　　55
配慮　　35, 66, 92, 160
バクティ・ヨーガ　　129
場鍼　　48
パターナリズム　　76
ハタ・ヨーガ　　129, 136, 137, 174, 177, 181, 185, 188
8支則　　130, 132, 133, 150
波動性　　17
場の絶対性　　119
祓い　　187, 188
パラダイム　　32, 82, 94, 99
バンダ　　176, 181, 182, 185

【ひ】
ピーク・オイル　　45, 57
光の一点　　27
ひきこもり　　38
非言語的コミュニケーション　　151
微細体　　127
非体験的アプローチ　　15
ヒポクラテスの誓い　　76, 78
非有非無　　190
病気　　23, 25, 26, 27, 28, 32, 33, 34, 36, 42, 47, 58, 66, 68, 69, 72, 73, 79, 82, 83, 84, 85, 88, 90, 91, 94, 95, 99, 100, 101, 103, 108, 119, 161, 163, 164, 166, 170, 171, 178, 183
病気生成論　　25
病気の予防・治療　　47, 58
病理学　　25, 43, 72, 85, 99, 105
非連続時間　　21, 23, 24
非連続の刹那時間　　21, 22
ピンガラ　　177, 178

【ふ】
ファミリードクター　　51
フィンガーケア　　140, 141, 142, 143, 145
プーラカ　　182
"複雑系"としての病　　32
複雑系としての病　　35
福祉　　35, 57, 58, 59, 61, 64, 89, 90, 91, 92, 93, 94, 95, 96, 97, 106
物質世界　　14, 17, 18, 19, 20, 21, 22, 23, 24, 25, 26, 135, 151
プネウマ　　98
普遍性　　87, 147
プラーナ　　98, 127, 133, 174, 175, 176, 177, 181, 182, 183
プラーナ・マヤ・コーシャ　　126
プラーナヤーマ　　127, 133, 174, 177, 181, 182
プラス次元　　17, 22, 27, 28
ブラフマン　　123, 125, 177, 185
フランクル　　79, 80
プリゴジン　　94, 95
不老長生　　99, 101
不老不死　　39, 40
フロー　　152, 155, 156, 157
フロー経験　　156
フロー体験　　156, 157
分割　　16, 17, 93, 103
文化的な遺伝子　　115
分子生物学　　66, 68, 69, 71, 72, 76, 79, 173
分離　　14, 15, 16, 17, 20, 22, 23, 24, 25, 28, 55, 58
分離意識　　14, 17, 22, 27
分離我　　14, 15, 16, 17, 19, 27, 28

【へ】
平均寿命　　30, 31, 33, 158
閉弦　　18, 21, 22
米国立衛生研究所　　45
米国立相補・代替医療センター　　45
米国立補完統合衛生センター　　47
ヘルシンキ宣言　　76, 80
ベルタランフィ　　94, 95, 97
ヘンダーソン　　159

【ほ】
方向性　　17, 22, 25, 87, 134, 165
望診　　149, 150, 152, 153, 154
補完代替医療／療法　　165
保健師　　160, 164
ポジティブ・ウェルフェア　　89, 90, 91, 92, 96
ポジティブ心理学　　89, 90, 91, 92, 96, 97
ポジティブな無　　89, 96
ホメオスタシス　　27, 168, 169
ホメオパシー　　47, 50, 51
ポリクリニコ　　51
ホリスティック　　82, 83, 94, 165, 171, 173
梵　　123
梵我一如　　123
本道　　58
煩悩　　132, 136

【ま】
マイナス1次元認識　　14, 15, 16, 21, 26, 27, 28
マインドフルネス　　38, 42, 47, 191
マスターキイポイント　　142, 143, 144, 145, 147
マナ　　113, 117
マナイズム　　113
マノー・マヤ・コーシャ　　127
万病一毒説　　120

【み】
ミーム　　115
御園意斎　　119
3つの質　　124, 125
3つの質（グナ）　　125
観ている変化しない存在　　187
看取り　　41
未病　　25
未病治　　49
観るもの　　122, 123, 124, 125, 128
民族医学　　48, 49

【む】
無意識の意識化　　178
無為自然　　102
無我　　14, 17, 19, 22, 23, 28
無から有がわきおこる　　190
無危害原則　　78
無極　　14, 16, 19, 20, 21, 23, 27, 28

無限　　　16, 24, 26, 40, 96, 97, 109, 188
無限次元　　　18, 20, 21, 22, 23, 26, 27
無限次元空間　　　23
「無限」の次元　　　97
無作為化比較試験　　　70
無始無終　　　27
無種子三昧　　　134, 135
無想三昧　　　134, 135
ムドラー　　　174, 183
胸の感覚　　　152
無のエネルギー　　　42, 190
無の科学　　　41, 190

【も】

目的時間　　　18, 21, 22, 24
モノ　　　45, 111, 113, 115, 116
物語に基づいた医療　　　14, 26
森の宗教　　　191
森の瞑想　　　191
聞診　　　149, 151
問診　　　149, 151

【や】

八百万の神　　　189, 190
柳田國男　　　114, 119, 120, 121
弥生時代　　　116, 117

【ゆ】

唯物論的死生観　　　21
有限　　　16
有でも無でもない何か　　　189, 190
有と無　　　36, 41, 189, 190
有と無の究極の根源　　　189
豊かさの病　　　34
ユナニ　　　49, 50, 51, 58
ユング　　　111

【よ】

養生　　　25, 108
養生論　　　108
ヨーガ　　　47, 48, 49, 50, 51, 122, 123, 124, 126, 127, 128, 129, 130, 131, 132, 133, 134, 135, 136, 150, 156, 174, 177, 180, 182, 183, 184, 186, 187, 188
ヨーガ・スートラ　　　128, 129, 130, 131, 134, 136
ヨーガの呼吸法　　　177, 183, 185

抑圧的側面　　　38
吉野信子　　　116, 121
吉益東洞　　　120
予防医学　　　49, 50, 58, 68
予防・環境モデル　　　35

【ら】

ラージャ・ヨーガ　　　129, 130, 174, 183
ラジャス　　　125, 126
ラフター・ヨーガ　　　184

【り】

リアル　　　41, 148
リグ・ヴェーダ　　　190
理性　　　118, 127, 142, 146, 147, 152, 161
立禅　　　156
龍樹　　　189, 190, 191
量子力学　　　20, 25
両親　　　27, 40
良心　　　17
呂氏春秋　　　99, 100, 106, 109
リラクセーション　　　162, 168, 169, 183
リラクセーション技術　　　162
リラクセーション反応　　　169, 170, 171, 173
リラクセーション法　　　47, 158, 165, 168, 169, 170, 171, 172, 173
臨床疫学　　　66, 69, 70, 71, 72, 76, 79
臨床研究　　　69, 70, 170
輪廻転生　　　22, 40, 131
倫理　　　17, 18, 57, 66, 76, 79, 80, 81, 87, 89, 90, 92, 95, 96, 98, 106, 122, 158
倫理観　　　68, 76
倫理性　　　81, 83, 87, 88

【る】

ルネッサンス　　　24, 25

【れ】

霊・結合エネルギー　　　23
霊枢　　　101, 102, 103, 104, 107, 153, 154, 155
霊性　　　24, 185
レーチャカ　　　182
連続時間　　　21, 22, 23, 24, 26

【ろ】

『老子』思想　　　99
ロゴセラピー　　　79, 80
6感科学　　　146

【わ】

わたし　　　14, 15, 17, 19, 24, 27, 28
　　──の観点・立場　　　17
　　──の非体験　　　15
《わたし》の認識　　　23
わたしの認識　　　16
わたし（全一我）　　　15, 16, 17
わたし（認識的側面）　　　17
私　　　14, 15, 16, 17, 19, 27, 28
　　──の観点・立場　　　17
　　──の非体験　　　16
「私」という感覚　　　157
私という感覚　　　157
笑い体操　　　185
笑いヨーガ　　　174, 184, 185
湾岸戦争症候群　　　48

【執筆者プロフィール】　　　　　　　　　　　　　　　　　　　　　　　　　　　　　　（執筆順）

渡邉勝之（わたなべ・かつゆき）
1964年生まれ。明治鍼灸大学（現・明治国際医療大学）卒業。同大学附属病院研修鍼灸師を経て、同大学・大学院の教員を27年間務める。専門は東洋医学・医療概論。鍼灸学博士。2018年5月から、一般社団法人いのちクリエイション理事、いのちアカデミー主宰、東洋医学治療院天龍・院長、人体科学会副会長、身の医療研究会理事。プロジェクトいのち事務局、いのちの医療実践会事務局ほか。著書に『医療原論―いのち・自然治癒力』『医学・医療原論―いのち学＆セルフケア』ほかがある。

広井良典（ひろい・よしのり）
1961年岡山市生まれ。東京大学教養学部卒業（科学史・科学哲学専攻）、同大学院修士課程修了。厚生省勤務、千葉大学教授をへて2016年より京都大学こころの未来研究センター教授。この間、2001－02年MIT（マサチューセッツ工科大学）客員研究員。専攻は公共政策及び科学哲学。社会保障、医療・福祉、都市・地域等に関する政策研究から、ケア、死生観等に関する哲学的考察まで幅広い活動を行っている。『日本の社会保障』でエコノミスト賞、『コミュニティを問いなおす』で大佛次郎論壇賞受賞。他の著書に『定常型社会』『ポスト資本主義―科学・人間・社会の未来』など多数。

小野直哉（おの・なおや）
明治鍼灸大学（現・明治国際医療大学）卒業後、明治鍼灸大学附属病院卒後研修生、東京医科歯科大学大学院医歯学総合研究科修士課程を経て、京都大学大学院医学研究科社会健康医学系専攻博士後期課程在籍中に、（一財）医療経済研究機構リサーチ・レジデント及び協力研究員、（公財）先端医療振興財団クラスター推進センター科学技術コーディネーター等に従事。現在、（公財）未来工学研究所主任研究員、明治国際医療大学非常勤講師、日本未来学会理事、日本統合医療学会業務執行理事、全日本鍼灸学会諮問委員、エビデンスに基づく統合医療研究会理事、（特非）フラガールズ甲子園理事。

杉岡良彦（すぎおか・よしひこ）
1966年生まれ。1990年、京都大学農学部（農学原論講座）卒業。1998年、京都府立医科大学卒業。精神神経科研修医を経て、2004年、東海大学大学院医学研究科博士課程修了。2005年より旭川医科大学医学部健康科学講座（現・社会医学講座）助手・講師を経て、2018年より上野病院診療部勤務（精神科）。医師、日本医師会認定産業医、医学博士。著書に『哲学としての医学概論―方法論・人間観・スピリチュアリティ』（単著）『脳科学は宗教を解明できるか』（共著）等。訳書に『神は妄想か』『自然を神学する』『スピリチュアリティは健康をもたらすか』等。2015年、日本医学哲学倫理学会学会賞受賞、湯浅泰雄著作賞受賞。

守屋治代（もりや・はるよ）
1959年生。千葉大学看護学部卒業。大阪府立大学人間社会学研究科博士後期課程修了。博士（人間科学）。看護師・保健師。現在、東京女子医科大学看護学部教授（基礎看護学）。ハンセン病療養所で看護の原点を学ぶ。ケア・看護の根源にある自然や宗教性に関心をもち、日本ホリスティック教育／ケア学会、人体科学会などで活動中。R・シュタイナーの人智学にも関心をもっている。著書『「看護人間学」を拓く―ナイチンゲール看護論を再考して』、編著『ホリスティック・ケア―新たなつながりの中の看護・福祉・教育』。

松葉ひろ美（まつば・ひろみ）
千葉大学大学院人文社会科学研究科博士課程修了（学術博士）。社会福祉士。京都大学附置研究センター特定研究員を経て2019年より千葉大学大学院人文公共学府学術支援員、非常勤講師。主な論文に「地域と福祉の考え方」（『医療なくして子育てできず―地域医療と少子化対策』所収）、「ポジティブに社会保障を考える」「幸福と福祉」などがある。

松田博公（まつだ・ひろきみ）
1945年、神戸市生まれ。国際基督教大学卒業。東洋鍼灸専門学校卒業。明治国際医療大学大学院鍼灸学専攻修了。元共同通信社編集委員。全国約80人の鍼灸師のルポ『鍼灸の挑戦―自然治癒力を生かす』で、第19回間中賞（医道の日本社主催）を受賞。『日本鍼灸へのまなざし』で日本伝統鍼灸学会創立40周年記念賞を受賞。その他、対談集『日本鍼灸を求めてⅠ、Ⅱ』、編著『柳谷素霊に還れ』、論文「『素問』宝命全形論篇の「治神」解釈と臨床像について」などがある。

内田匠治（うちだ・たくじ）
2002年明治鍼灸大学（現・明治国際医療大学）博士課程前期修了（鍼灸学修士）。神戸東洋医学院専任教員、病院勤務、鍼灸院開業、新宿医療専門学校専任教員を経て、2013年より九州看護福祉大学鍼灸スポーツ学科、同大学院健康支援科学専攻兼任、専任講師。一般社団法人日本鍼灸療術医学会理事。南日本気功協会指導員（2008年〜）。2002年より故有川貞清先生の始原東洋医学の指導を受けその技術をベースに気功の技術、テン医療を融合させた臨床を行っている。「鍼灸（東洋医学）の境界領域へ向けて —人間の能力と東洋医学の臨床」人体科学（単著）。

松原恵美（まつばら・えみ）
2009年よりヨーガを始め、すぐに本格的にヨーガ哲学や身体技法を学ぶためヨーガ指導者養成講座を受講。2010年ヨーガインストラクターの資格を取得以降、ヨーガスタジオやスポーツジム、カルチャーセンターなどでヨーガクラスを担当。2013年にハタ・ヨーガのクンダリーニ覚醒を体験する。2016年から全国各地でヨーガ哲学の講義、クンダリーニ覚醒のワークショップを開催している。

山野 隆（やまの・たかし）
1981年、鹿児島大学第三内科に入局し、故井形昭弘教授（スモン病の原因解明）、納光弘教授（HTLV-1関連脊髄症発見、原因解明）の薫陶を受け、神経内科専門医として研究、臨床を行う。1994年から故有川貞清先生に気滞を望診する"始原東洋医学"の指導を受け、1998年から鹿児島市に山野医院を開業し、印知感覚より広範囲の［ゼロ感］（五感以外の感覚の総称）を利用した独自の診療法に着手。気の流れを極め、無の点［テン］を体内に発見し、セルフケア、テン医療を開発し、6感科学［チ楽：チラク］を提唱。［チ楽院］を創成し、関西、関東で毎月、養成講座等を開催し、短期間の伝達に成功している。

小山敦代（こやま・あつよ）
弘前大学大学院教育学研究科修了。国立病院看護師・附属看護学校教員・教育主事、福井県立大学看護短期大学部助教授、青森県立保健大学看護学科教授、明治国際医療大学看護学部教授を経て、2015年聖泉大学看護学部・大学院教授、2018年度より理事長・学長。日本統合医療学会（監事）、エビデンスに基づく統合医療研究会(理事)、日本ホリスティックナーシング研究会（監事）、日本看護教育学会（査読委員）、日本看護技術学会（査読委員）。主書籍『看護学概論―看護追及へのアプローチ』（編著）『アセスメントに使える疾患と看護の知識』（偏）『看護継続教育論』（共著）ほか。

西山ゆかり（にしやま・ゆかり）
滋賀医科大学医学系研究科修了。臨床看護師として勤務した後、滋賀医科大学医学部看護学科、明治国際医療大学看護学部、天理医療大学医療学部、四條畷学園大学、2019年より聖泉大学教授として勤務。研究テーマは、看護独自の介入として注目されている補完代替医療／療法と看護技術と看護教育に関する研究。現在「看護における補完代替療法／医療の概念化に関する研究」に取り組んでいる。

岡田朱民（おかだ・あけみ）
立命館大学大学院社会学研究科修了。臨床看護師、看護専門学校教員、明治国際医療大学看護学部基礎看護学講座、京都学園大学健康医療学部看護学科基礎看護学領域を経て、佛教大学保健医療技術学部看護学科基礎看護学領域に勤務。リラクセーション看護講座（運営委員）、ホリスティックナーシング研究会（役員）。著書に『看護学概論―看護追及へのアプローチ』（共著）『アセスメントに使える疾患と看護の知識』（共著）がある。

執筆者

渡邉勝之
広井良典
小野直哉
杉岡良彦
守屋治代
松葉ひろ美
松田博公
内田匠治
松原恵美
山野 隆
小山敦代
西山ゆかり
岡田朱民

医学・看護・福祉原論
―いのちに基づいた医療&健康―

2019年5月26日 初版第1刷発行

編著者　　渡邉勝之・広井良典
発行者　　野村敏晴
発行所　　株式会社 ビイング・ネット・プレス
〒252-0303 神奈川県相模原市南区相模大野8-2-12-202
電話 042(702)9213
FAX 042(702)9218
装幀　　山田孝之
印刷・製本　　中央精版印刷株式会社

ISBN 978-4-908055-20-1 C0047